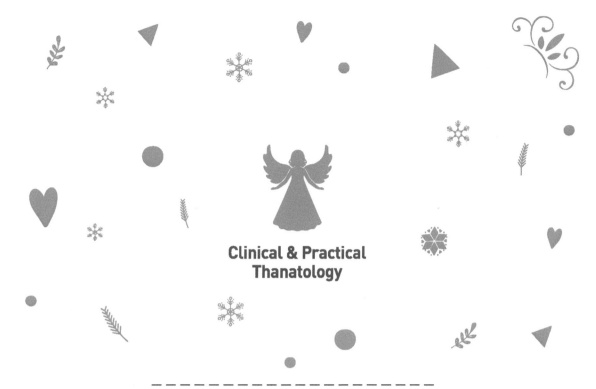

Clinical & Practical
Thanatology

우리가 꼭 알아야 할
죽음에 관한 모든 것

보건의료·복지현장에서의 임상 생사학

이무식 · 장주동 · 이동준 편저

_들어가는 글

이 책은 병·의원 등의 보건의료와 요양시설 등의 사회복지 현장에서의 죽음의학, 즉 생사학(生死學, thanatology)을 편저한 책이다.

필자가 생사학에 관심을 갖게 된 것은 우연한 기회였다. 2013년부터 한국연구재단의 학제간 융합연구지원사업연구의 수행을 위해 건양대학교 웰다잉 융합연구회에 참여하면서부터였다. 이 연구팀은 주로 의료인문학에 기반을 둔 죽음 교육 프로그램의 개발에 중점을 두고 있었다. 이에 필자는 주로 보건의료 영역, 특히 의학 및 보건의료 부문의 죽음관련 교육프로그램과, 논문 발표, 저역서 발간, 각종 교육 및 학술 활동 등에 참여하였다.

그런 중에 우리나라의 의학, 간호학, 복지학 등 보건의료복지 분야의 학부 및 대학원생과 종사자, 전문인들에게 필요한 교재를 찾게 되었다.

우리나라의 생사학은 주로 인문사회 분야가 주를 이루고 있고, 교재 또는 교양서조차도 그러한 경향이 대부분이다. 우리나라의 보건의료 분야에서의 임상생사학 교재는 전무한 실정이다. 2009년 이른바 '김 할머니 사건'으로 알려진 첫 존엄사 논란 이후 품위 있는 죽음에 대한 사회적 논의 끝에 2018년부터 '호스피스·완화의료 및 임종과정에 있는 환자의 연명의료결정에 관란 법률'이 시행되기 시작하였다.

이러한 사회적인 변화와 더불어 의과대학을 비롯한 많은 보건의료 관련학과에서 임상생사학에 대한 교육을 시작하고 있는 시점에 있다.

방송 등 언론에서는 연일 베이비붐 세대들의 은퇴와 삶의 질, 노후 생활계획과 웰빙, 나아가 웰다잉에 이르는 많은 이야기가 봇물 터지듯 쏟아진다. 그만큼 우리나라는 고령사회의 도래가 현실이 되고 있는 것이다. 이에 따라 생사학, 즉 삶과 죽음에 대한 준비가 심각한 사회문제가 되고 있음을 반증하는 것이라 생각된다.

또한 생사학을 바라보는 시각은 동서양이 많이 다르고 세계 각국마다 다른 것이 사실이다. 동양의 사회문화와 전통에 맞고 산업화와 인구구조의 변화 등 사회전반적인 추이가 반영되어야 한다.

이 책은 이러한 맥락에서 편저하게 되었다. 많은 양은 아니지만 잘 요약되었고, 현실적인 내용으로 정리되었다. 짧은 시간 내에 독파할 수 있는 좋은 교재로 생각된다. 다만, 법 등의 상황이 일본의 것이라 우리나라의 현행법과 제도 등을 반드시 확인하였으면 하는 바람이 있다.

의사나 간호사뿐 아니라 모든 의료진, 사회복지 인력들이 죽음에 대한 공통의 지식, 이념, 인식을 가지고 환자를 대하지 않으면 안 된다. 이 책은 의료 현장에서 치료(삶)와 돌봄에 전념하고 있는 많은 의료진과 사회복지 인력들에게 도움이 되는 "죽음에 대한 전문가가 되는 것"를 목적으로 기획, 편집, 집필된 것이다. 죽음에 대해 생각하면서 복지, 간호, 재택의료, 노후건강 시설까지 넘보고 죽음을 배워야 한다.

임상과 복지 실천 현장에서는 일반적으로 죽음으로부터의 삶에 대한 의학·의료·복지를 실시하고 있다. 삶으로부터의 죽음 의학은 필요 없을 것이라 생각할지도 모르지만, 죽어 가는 환자에게, 그리고 죽음을 접해야 하는 의료진 및 사회복지 실천가에게 죽음이란 무엇이고 죽음에 대해 무엇이 필요한지 그리고 누가 죽음을 정할 것인지를 의료 현장의 실정에 맞게 생각하면서 '죽음'에 대해서 배울 수 있는 서적도 필요할 것이다.

실제로 이 책은 가족이나 친구, 기타 누군가의 죽음을 접한 관계자들에게 죽음에 대한 의학과 의료, 보건의료복지인들의 희망과 기대를 두고 구성하고자 하였다.

이 책을 정리하는 데 꽤 많은 시간과 노력이 필요했다. 2017년 봄부터 더운 여름에 이르기까지 초안번역을 해준 장주동 박사, 교정과 수정, 내용보완 등을 맡아준 이동준 군에게 고맙다는 말을 전하고, 오탈자 교정에 괴롭힘(?)을 당했던 건양의대 예방의학교실 이태준 조교 선생에게도 감사의 말을 전한다.

그럼에도 불구하고 오역된 부분이 많으리라 생각된다. 독자 분들의 많은 이해와 격려를 부탁드린다. 모쪼록 이 책으로 인해 임상생사학이 우리나라에 뿌리내리는 계기가 되고, 다가오는 고령시대를 준비하기 위해 다양한 분야의 사람들이 관심을 가졌으면 하는 바람이다.

모두 모두 감사드립니다.

2018년 5월 초
건양대학교 대전캠퍼스에서
대표 편저자 이무식 씀

_차례

PART 03 복지학적 측면 _185

의학적 측면

PART

01

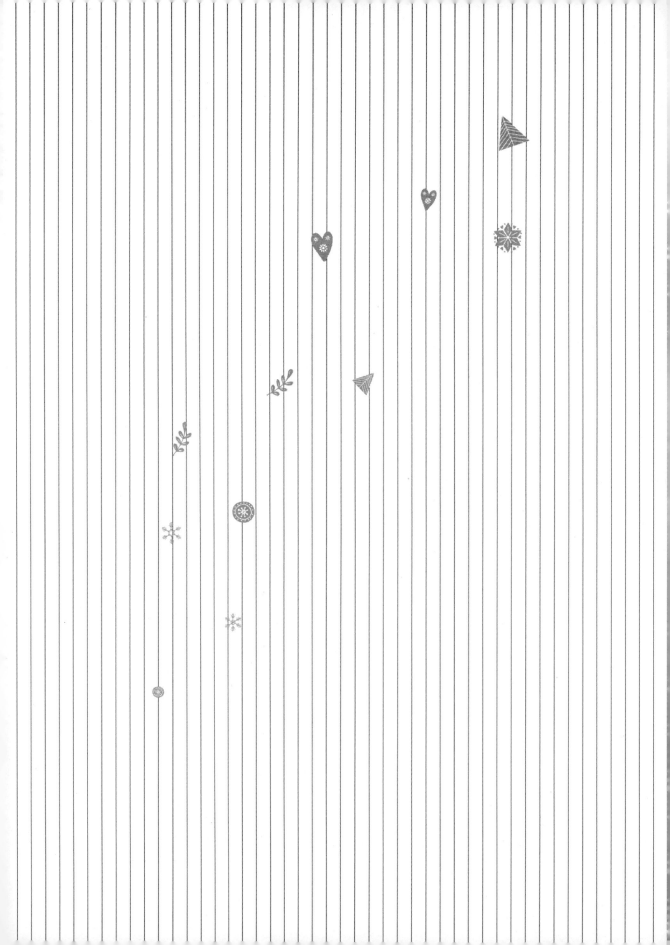

PART 01 의학적 측면

    지금까지 임상의학은 죽음과 관련된 의학교육은 도외시 해왔다. 즉, 살아있는 동안의 삶만 중요시하며 정성을 쏟았었다. 하지만, 최근에는 죽음을 어떻게 받아들여야 하고, 죽음을 받아들이는 과정 또한 삶의 연속성으로 간주되면서 죽음의 중요성이 강조되고 있다. 인간의 존엄은 삶이 끝나가는 그 순간까지도 엄숙하기 때문에 삶의 끝자락에 있는 환자의 고통을 최소화하기 위해 어떻게 하면 고통없이 편안한 마음으로 죽음을 받아들이게 할 수 있는지가 의료계의 큰 테마로 자리 잡았다. 이렇게 의료계의 관심이 증가하면서 말기 암환자의 고통을 줄일 수 있는 완화의학의 연구도 활발해지고 있다. 환자에게도 스스로 마음을 평안하게 다스리고 주변정리를 할 수 있도록 유도하고 환자의 가족과 의견을 나누면서 존엄하고 평온한 죽음을 맞이하게 할 수 있도록 도와주는 것이 의료인으로서 중요한 업무가 되었다. 따라서 의료인은 관련된 법률이나 죽음에 대한 체계적인 교육과 관리가 필요하게 되었다.

    의료인의 관점에서는 이러한 현상이 암환자의 고통을 줄여주는 완화의학에 국한된 것일 뿐만 아니라 다른 만성질환의 환자에서도 발생하는 문제이기에 현시점에서 죽음과 관련된 문제를 진지하게 논의해야 한다. 살아가다가 자연스럽게 죽음에 이르게 되는 의학으로서 생사학을 모든 의료인이, 임상현장에서 체계적으로 교육받고 관심을 기울여야 하는 시대가 된 것이다. 또한 인간의 존엄성이란 무엇인지, 죽음을 맞이하여 개인의 의사를 존중하여 존엄하게 죽을 수 있는 존엄사의 권리나 방식을 필수적인 임상의학의 영역으로 확대하여 지금의 의학과 의료계에 종사하는 모든 의료인이 고민하고 연구를 해야 한다.

급성기의 의료에서도 장기간 인공호흡기를 장착한 상태를 유지하는 환자의 죽음을 어떻게 바라볼 것인지, 또 고령사회가 도래하면서 고령자의 의료에서 삶과 죽음을 어떤 관점에 기초하여 생각해야 하는지는 현시점의 의료계의 현장에서도 사회적으로도 중요한 문제로 대두되고 있는 실정이다. 따라서 급성기의 의료에서 죽음에 대한 의학을 의료의 한분야로 인정하고 그에 따른 적절한 의학 교육이 제대로 이루어져야 한다고 생각한다.

제1부에서는 주로 긴급 의료 현장에서 문제가 된 죽음, 죽음이 발생하고 난 후 조처해야 하는 사망진단서, 사체검안서 쓰는 법, 심지어 CPAOA(cardiopulmonary arrest on arrival, 내원 시 심폐 정지), OHCA(out of hospital cardiac arrest, 병원외 심정지), DNAR(do not attempt resuscitation, 소생거부) 등에 대해서도 응급의학의 관점에서 서술하고자 한다.

지금까지 의학·의료는 항상 삶을 중심으로 영위할 수 있는 방법을 주로 말해왔다. 삶만큼 중요한 의학·의료의 주제인 죽음에 대한 의학 교육은 기초의학, 응용의학이나 법의학에서 다루기는 했지만 의대생 및 수련의사가 죽음의학에 대한 임상의학 교육을 진로로 선택하지는 않는다. 그러나 최근에는 임상현장에서 뇌사나 존엄사 등의 문제가 사회적으로 논의가 활발해지면서 임상의사들도 죽음과 연관된 의학적인 방법들과 법률로서 제도화된 것을 숙지하여 현장에서 올바르게 대응할 수 있어야 한다. 따라서 의사는 죽음에 대한 의학과 의사들이 조치해야 할 의료를 제대로 파악하고, 의대생, 수련 의사에게 죽음이란 무엇인가, 죽음에 있어서 어떤 법적 대응해야 하는지를 임상현장에서 가르치고 죽음의 의학 교육을 실시해야 한다.

과거에는 사망진단은 심박동의 정지, 호흡의 정지, 동공의 산대 등을 죽음의 세 징후로 판단했다. 하지만 심장이 정지된 상태로 내원해도 AED(automated external defibrillator, 자동 체외식 제세동기)를 비롯하여 상병자에게 적절한 응급소생술(심폐소생술)이 이루어져 심장 박동이 재개되면서 회생(사회 복귀)도 가능할 수 있다는 것이 실증되고 있다. 한편, "장기 이식에 관한 법률"이 제정되면서 심장이 뛰고 있어도 법적 뇌사 판정을 하면 그것은 사람의 개체사로 정해진 사례도 있고, 임상현장(특히 응급부, 집중치료실, 응급실 등)에서 일하는 의사, 간호사에게 죽음이 뭔지, 어느 시점에 사망을 판정·판단해야 좋을지도 의료상의 큰 문제가 되고 있다.

의사나 의료진 입장에서도 관련 법률을 제대로 알고 대응하지 않을 경우 죽음에 대처한 치료행위가 법에 위반된다는 이유로 종종 환자나 환자가족으로부터 민원을 당하거나 심지어 고소 고발로 이어져 처벌이 되는 경우도 발생한다.

이러한 점을 참조하여 제1부에서는 의사뿐만 아니라 간호사, 복지 관계자 등 의료 관계자에게 임상현장에서 발생한 사례들을 경험삼아 도움이 될 수 있는 죽음과 관련된 내용을 정리하였다.

구체적으로 사망진단서는 어떤 법률 조항에 따라서 어떻게 쓰는지, 법적 뇌사에 이르는 과정에 있는 임상적 뇌사(뇌사로 될 수 있는 상태)를 어떻게 다루는지, 이상사(異狀死) 죽음은 무엇인지, 존엄사는 무엇인지, 고령자가 심폐 정지된 경우 어떻게 대응하는 지를 현재의 응급의학, 의료법학의 영역의 범위에서 대응할 수 있는 방법들을 살펴보았다.

특히, 응급의료 현장에서는 심폐소생술이 진일보하고 있다. 현재 AED는 응급시 사용할 수 있도록 병원외에도 사람이 많이 다니는 공공장소, 거리, 공원 등 다양한 곳에 배치되어 있다. 병원에서는 저체온요법, PCPS(percutaneous cardiopulmonary support, 경피적 심폐보조장치) 등으로 인공호흡을 할 수 있도록 ICU나 응급실에서는 지속적으로 신기술장비들을 도입하고 있으며, 죽음에 대비하여 회생할 수 있는 의료기기와 의료기술이 점점 발전하고 있다. 한편, 장기 이식에 관한 법률이 제정·시행됨에 따라 심장이 움직이고 있어도 법적 뇌사 판정을 하면 그것은 사람의 개체사가 있다고 규정하면서 환자의 바닥적 뇌사(뇌사로 될 수 있는 상태)의 단계에서 의사의 판단에 의해 죽음으로 인정할 수 있는가도 논란이 되고 있다.

이것은 종말기 의료의 존엄사·안락사 문제와 관련하여 의학·의료에서의 죽음을 판정하고 진단하는 것을 더 복잡하고 어렵게 만들고 있다. 즉, 병원에서는 죽음을 판정하고 진단하는 기준을 죽음의 세 징후만으로는 쉽게 정하지 못한다. 의원이라면 몰라도 병원의 의료 관계자는 의학적으로도 사회적으로도 또 법적으로도 죽음을 충분히 이해하고 환자가 납득할 수 있도록 설명하지 않으면 안된다. 이것은 의료 관계자가 죽음에 대한 충분한 지식과 관련 법률을 바탕으로 환자에게 설명하고 대응해야 한다는 것을 의미한다.

따라서 이와 관련하여 의료계 종사사로서 반드시 알아야 할 법률을 메모로 표시하여 이해하기 쉽도록 구성하였다. 이 책은 의료현장에서 발생한 죽음과 관련된 내용들을 조금 더 신속하게 판단하기 위해 집필한 의학서이다. 하지만 실제로 의료현장에서는 법률가나 경험많은 의학자들에게 물어보아도 판단하기 어려운 죽음의 상황이 많이 발생하고 있다. 이러한 문제는 의료적인 측면에서 적절한 조치를 취했는지가 확실해야 하고, 법적으로도 문제의 소지가 없도록 대처해야 한다. 그렇지 않으면 환자나 환자의 가족이 의사를 불신하고 법적조치를 취하는 경우 잘못하면 범죄자로 재판을 받을 수 있기 때문이다. 의료현장에서 종종 발생하는 문제이기도 하니 추후 다시 다루도록 하겠다.

1998년 일본 카와사키협동병원(川崎協同病院) 사건(메모 2)을 소재로 한 「마지막 신탁(終の信託)」이라는 영화에 나오는 내용이다. 천식 환자를 외래에서 진찰하던 의사는 이 환자가 평소에 "만일 자신이 심폐 정지가 와서 살아날 확률이 없다고 판단되면 살리기 위해 무리한 치료를 하지 말고 빨리 죽여달라"고 요청을 하였다. 왜냐하면 자신이 아내를 너무 고생시켜 더 이상 폐를 끼치고 싶지 않기 때문이라는 것이었다. (이 대화는 진료카드에 기록되지는 않았지만 환자가 여러 번 의사에게 요청을 하였다). 어느 날 이 환자가 심각한 천식증세로 심폐 정지를 일으켜 내원을 하였다. 응급소생법으로 심장은 움직였지만 뇌파가 평탄했고, CT에서도 뇌가 불어 뇌사가 진행된 상태로 예후가 불량하다고 판단한 의사는 환자의 가족들에게 환자의 상태를 설명하고 양해를 얻은 후 기관내삽관을 제거하는 조치를 취했다. 그 후 환자가 갑자기 발작을 일으켜 당황하여 진정제를 투여했지만 발작이 지속되어 마취제를 투약한 후, 근육이완제를 투여하였다. 그러자 환자가 심장정지를 일으키면서 사망하게 된 사례이다. 그러나 의사는 응급시 무리한 처치를 하지 말라는 환자의 평상시 의견을 환자가 원했다는 물증이 없고, 가족도 이런 결과가 나올 수 있다는 양해를 받지 않았다는 이유로 살인죄로 구속 기소되었다.

담당의사는 환자와 가족이 원해서 기관내삽관을 제거했는데 이러한 의료행위가 법적으로 보호될 수 있는 근거를 마련하지 않았다고 간주해 의사가 유죄가 된 영화였다. 이 영화는 의사가 뇌사와 식물 상태(식물인간)의 차이를 충분히 이해하지 않은 것과 진료기록에 기술하지 않고 구술로 이루어진 것은 어떤 법적 증거가 되지 않는다는 것을 이해하지 못했기 때문이었다. 의사는 죽음에 대한 의학 지식을 제대로 알고 있어야 하고, 죽음과 관련된 법률에 대해서도 충분한 지식을 갖고 있어야 한다는 것을 확인시키는 영화였다.

의료법에 따르면 의사는 환자의 인생의 마지막 단계에서 사망진단이나 시체 검안을 하는 위치이다. 의사는 모든 의료진 가운데, 가장 정확하게 죽음을 이해하고 있지 않으면 안 되는 위치에 있다. 따라서 임상현장에서 의사로서 알아야 하는 사항이 얼마나 중요한지를 제대로 인지하고 있어야 했다.

다만, 앞서 언급했듯이 어떻게 해석해야 하는지는 정답이 없다. 전문법률가에게 물어본다고 해도 해결하지 못하는 경우가 비일비재하다. 따라서 죽음을 결정하기 어려운 경우는 두 사람 이상의 의사와 상담하고, 법률가를 포함한 병원위원회에서도 논의를 하고, 마지막으로는 환자 본인이나 가족과도 충분히 대화하고, 합의한 후에 사망을 진단하는 것이 가장 바람직하다.

제1부에서는 임상현장의 죽음과 법의학적 내용을 다루었다. 어쨌든 죽음과 관련된 문제는 의료행위의 법률적인 검토가 필요하다. 의사는 의학적 지식과 의료관련 치료에는 전문가이지만, 법률적인 측면은 매우 부족한 것이 사실이다. 따라서 의료 분쟁이 생겼을 때 대응하는 방법을 잘 알지 못해 두려움을 안고 있기도 한다. 따라서 앞으로 임상현장에서 죽음의 논의가 활발하게 논의가 된다면 새로운 법의 해석도 같이 논의되어야 할 것으로 생각한다.

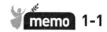 **memo** 1-1

한국 장기등 이식에 관한 법률(발췌)
(2014년 1월 31일 시행, 2013년 7월 30일 법률 제11976호, 일부 개정)

제1조 (목적)

이 법은 장기등의 기증에 관한 사항과 사람의 장기등을 다른 사람의 장기등의 기능회복을 위하여 적출(摘出)하고 이식(移植)하는 데에 필요한 사항을 규정하여 장기등의 적출 및 이식을 적정하게 하고 국민보건을 향상시키는 데에 이바지하는 것을 목적으로 한다.

제2조 (기본이념)

① 장기등의 적출 및 이식은 인도적 정신에 따라 이루어져야 한다.

② 장기등을 기증하려는 사람이 자신의 장기등의 기증에 관하여 표시한 의사는 존중되어야 한다. 이 경우 장기등을 기증하려는 사람의 의사는 자발적인 것이어야 한다.

③ 장기등을 이식받을 기회는 장기등의 이식이 필요한 모든 사람에게 공평하게 주어져야 한다.

④ 장기등의 적출 및 이식은 윤리적으로 타당하고 의학적으로 인정된 방법으로 이루어져야 한다.

제3조 (장기등기증자의 존중)

① 장기등기증자의 이웃 사랑과 희생정신은 언제나 존중되어야 한다.

② 누구든지 장기등 기증을 이유로 장기등기증자를 차별대우하여서는 아니 된다.

③ 국가 또는 지방자치단체는 제2항을 위반하여 장기등기증자에게 불이익을 주거나 차별대우를 한 것으로 인정되는 자에 대하여 시정을 요구할 수 있다.

제4조 (정의)

이 법에서 사용하는 용어의 뜻은 다음과 같다.

1. "장기등"이란 사람의 내장이나 그 밖에 손상되거나 정지된 기능을 회복하기 위하여 이식이 필요한 조직으로서 다음 각 목의 어느 하나에 해당하는 것을 말한다.

   가. 신장·간장·췌장·심장·폐

   나. 골수·안구

   다. 그 밖에 사람의 내장 또는 조직 중 기능회복을 위하여 적출·이식할 수 있는 것으로서 대통령령으로 정하는 것

2. "장기등기증자"란 다른 사람의 장기등의 기능회복을 위하여 대가 없이 자신의 특정한 장기등을 제공하는 사람으로서 제14조에 따라 등록한 사람을 말한다.

3. "장기등기증희망자"란 본인이 장래에 뇌사 또는 사망할 때 장기등을 기증하겠다는 의사표시를 한 사람으로서 제15조에 따라 등록한 사람을 말한다.

4. "장기등이식대기자"란 자신의 장기등의 기능회복을 목적으로 다른 사람의 장기등을 이식받기 위하여 제14조에 따라 등록한 사람을 말한다.

5. "살아있는 사람"이란 사람 중에서 뇌사자를 제외한 사람을 말하고, "뇌사자"란 이 법에 따른 뇌사판정기준 및 뇌사판정절차에 따라 뇌 전체의 기능이 되살아날 수 없는 상태로 정지되었다고 판정된 사람을 말한다.

6. "가족" 또는 "유족"이란 살아있는 사람·뇌사자 또는 사망한 자의 다음 각 목의 어느 하나에 해당하는 사람을 말한다. 다만, 14세 미만인 사람은 제외한다.

　가. 배우자

　나. 직계비속

　다. 직계존속

　라. 형제자매

　마. 가목부터 라목까지에 해당하는 가족 또는 유족이 없는 경우에는 4촌 이내의 친족

제5조 (적용범위)

이 법은 다른 사람의 장기등의 기능회복을 위하여 이식할 목적으로 살아있는 사람 등으로부터 적출·이식되는 장기등에 적용한다.

제6조 (국가 및 지방자치단체의 의무)

① 국가와 지방자치단체는 장기등의 이식이 필요한 모든 사람에게 이식받을 기회를 공평하게 보장하여야 하고, 장기등의 적출·이식이 적정하게 이루어지도록 하여야 한다.

② 국가와 지방자치단체는 장기등의 기증·이식을 활성화하기 위하여 예산의 범위에서 다음 각 호의 사업을 하여야 한다. 〈개정 2013.7.30.〉

1. 운전면허증 등 국가와 지방자치단체가 발행하는 증명서에 장기등기증희망자임을 표시(제15조에 따라 장기등기증희망자로 등록한 사람 중 원하는 사람에 한정한다)

2. 장기등의 기증 및 이식에 대한 각종 홍보 및 홍보사업에 대한 지원

3. 장기등기증자에 대한 지원정책의 마련 및 추진

4. 의료인 및 의료기관 종사자를 대상으로 한 장기등의 기증·이식 관련 교육

제6조의 2 (생명나눔 주간 지점 및 공원 조성 등)

① 장기등기증자의 이웃사랑과 희생정신을 기리고, 생명나눔문화를 확산하기 위하여 매년 9월 중 두 번째 월요일부터 1주간을 생명나눔 주간으로 한다.

② 국가와 지방자치단체는 생명나눔 주간의 취지에 적합한 기념행사를 실시할 수 있다.

③ 국가와 지방자치단체는 장기등기증자의 이웃사랑과 희생정신을 기리고, 생명나눔문화 확산을 위한 교육의 장으로 활용하기 위하여 공원을 조성하거나 조형물을 건립할 수 있다.

[본조신설 2017.10.24.] [시행일 : 2018.4.25.] 제6조의2

제7조 (장기등의 매매행위 등 금지)

① 누구든지 금전 또는 재산상의 이익, 그 밖의 반대급부를 주고받거나 주고받을 것을 약속하고 다음 각 호의 어느 하나에 해당하는 행위를 하여서는 아니 된다.

  1. 다른 사람의 장기등을 제3자에게 주거나 제3자에게 주기 위하여 받는 행위 또는 이를 약속하는 행위

  2. 자신의 장기등을 다른 사람에게 주거나 다른 사람의 장기등을 자신에게 이식하기 위하여 받는 행위 또는 이를 약속하는 행위

  3. 제1호 또는 제2호의 행위를 교사·알선·방조하는 행위

② 누구든지 제1항제1호 또는 제2호의 행위를 교사·알선·방조하여서는 아니 된다.

③ 누구든지 제1항 또는 제2항을 위반하는 행위가 있음을 알게 된 경우에는 그 행위와 관련되는 장기등을 적출하거나 이식하여서는 아니 된다.

제8조 (장기등이식윤리위원회)

① 장기등의 적출 및 이식과 뇌사판정 등에 관한 보건복지부장관의 자문에 응하게 하기 위하여 보건복지부에 장기등이식윤리위원회(이하 "위원회"라 한다)를 둔다.

② 위원회는 다음 각 호의 사항을 심의한다.

  1. 뇌사판정 기준에 관한 사항

  2. 장기등을 이식받을 사람(이하 "이식대상자"라 한다)의 선정기준에 관한 사항

  3. 제13조제1항에 따른 장기이식등록기관, 제19조제1항에 따른 뇌사판정대상자관리전문기관, 제20조제1항에 따른 장기구득기관 및 제25조제1항에 따른 장기이식의료기관의 지정기준에 관한 사항

  4. 그 밖에 장기등의 적출 및 이식 등에 관하여 보건복지부장관이 회의에 부치는 사항

제9조 (위원회의 구성과 운영)

① 위원회는 위원장을 포함한 15명 이상 20명 이하의 위원으로 구성하고, 위원은 의사 또는 변호사 자격을 가진 사람, 판사, 검사, 공무원, 그 밖에 학식과 사회적 덕망이 풍부한 사람 중에서 보건복지부장관이 임명하거나 위촉한다.

② 위원장은 위원 중에서 호선한다.

③ 위원회는 위원회를 효율적으로 운영하기 위하여 분야별로 전문위원회를 둘 수 있다.

④ 위원회와 전문위원회의 구성 및 운영 등에 관하여 필요한 사항은 대통령령으로 정한다.

제10조 (국립장기이식관리기관)

① 장기등의 이식에 관한 사항을 적정하게 관리하기 위하여 장기이식관리기관(이하 "국립장기이식관리기관"이라 한다)을 두되, 국립장기이식관리기관은 보건복지부 소속 기관 중에서 보건복지부령으로 정하는 기관으로 한다.

② 국립장기이식관리기관의 업무는 다음 각 호와 같다.

　1. 이식대상자의 선정

　2. 장기등기증희망자의 등록 및 관리, 장기등기증자 및 장기등이식대기자의 인적사항과 신체검사결과에 관한 자료의 관리

　3. 제13조에 따른 장기이식등록기관, 제16조에 따른 뇌사판정기관, 제19조에 따른 뇌사판정대상자관리전문기관, 제20조에 따른 장기구득기관 및 제25조에 따른 장기이식의료기관에 대한 지도 · 감독

　4. 장기등의 적출 및 이식에 관한 조사 · 연구, 정보 · 통계의 관리 및 홍보

　5. 그 밖에 장기등의 적출 및 이식에 관하여 대통령령으로 정하는 업무

③ 국립장기이식관리기관의 운영 등에 필요한 사항은 대통령령으로 정한다.

제11조 (장기등의 적출·이식의 금지 등)

① 다음 각 호의 어느 하나에 해당하는 장기등은 이를 적출하거나 이식하여서는 아니 된다.

　1. 장기등을 이식하기에 적합하지 아니한 감염성병원체에 감염된 장기등

　2. 암세포가 침범한 장기등

　3. 그 밖에 이식대상자의 생명 · 신체에 위해를 가할 우려가 있는 것으로서 대통령령으로 정하는 장기등

② 이식대상자가 정하여지지 아니한 경우에는 장기등을 적출하여서는 아니 된다. 다만, 안구 등 상당한 기간이 지난 후에도 이식이 가능한 장기등으로서 대통령령으로 정하

는 장기등의 경우에는 그러하지 아니하다.

③ 살아있는 사람으로서 다음 각 호의 어느 하나에 해당하는 사람의 장기등은 적출하여서 는 아니 된다. 다만, 제1호에 해당하는 사람의 경우에는 골수에 한정하여 적출할 수 있다. 〈개정 2011.8.4.〉

1. 16세 미만인 사람

2. 임신한 여성 또는 해산한 날부터 3개월이 지나지 아니한 사람

3. 정신질환자 · 지적(知的)장애인. 다만, 정신건강의학과전문의가 본인 동의 능력을 갖 춘 것으로 인정하는 사람은 그러하지 아니하다.

4. 마약 · 대마 또는 향정신성 의약품에 중독된 사람

④ 살아있는 사람으로서 16세 이상인 미성년자의 장기등(골수는 제외한다)은 배우자 · 직계 존비속 · 형제자매 또는 4촌 이내의 친족에게 이식하는 경우가 아니면 적출할 수 없다.

⑤ 살아있는 사람으로부터 적출할 수 있는 장기등은 다음 각 호의 것에 한정한다.

1. 신장은 정상인 것 2개 중 1개

2. 간장 · 골수 및 대통령령으로 정하는 장기등은 의학적으로 인정되는 범위에서 그 일부

제12조 (장기등의 기증에 관한 동의)

① 이 법에 따른 장기등기증자 · 장기등기증희망자 본인 및 가족 · 유족의 장기등의 기증 에 관한 동의는 다음 각 호에 따른 것이어야 한다.

1. 본인의 동의: 본인이 서명한 문서에 의한 동의 또는 「민법」의 유언에 관한 규정에 따른 유언의 방식으로 한 동의

2. 가족 또는 유족의 동의: 제4조제6호 각 목에 따른 가족 또는 유족의 순서에 따른 선순위자 1명의 서면 동의. 다만, 선순위자 1명이 미성년자이면 그 미성년자와 미성 년자가 아닌 다음 순서의 가족 또는 유족 1명이 함께 동의한 것이어야 하고, 선순위 자가 행방불명이거나 그 밖에 대통령령으로 정하는 부득이한 사유로 동의를 할 수 없으면 그 다음 순위자가 동의할 수 있다.

② 제22조제3항제1호 단서에 따른 뇌사자 또는 사망한 자의 장기등의 적출에 관한 그 가족 또는 유족의 거부의 의사표시는 제4조제6호 각 목에 따른 가족 또는 유족의 순 위에 따른 선순위자 1명이 하여야 한다.

③ 제1항제2호 및 제2항에 따른 선순위자 1명을 확정할 때 선순위자에 포함되는 사람이 2명 이상이면 그중 촌수 · 연장자순(촌수가 우선한다)에 따른 1명으로 한다.

제13조 **(장기이식등록기관)**

① 장기등기증자, 장기등기증희망자, 장기등이식대기자의 등록에 관한 업무를 수행하려는 자는 대통령령으로 정하는 시설·인력 등을 갖추고 보건복지부장관으로부터 장기이식등록기관(이하 "등록기관"이라 한다)으로 지정받아야 한다. 이 경우 보건복지부장관은 대통령령으로 정하는 바에 따라 해당 등록기관이 등록받을 수 있는 장기등의 종류를 정하여 지정할 수 있다.

② 등록기관으로 지정받을 수 있는 자는 다음 각 호와 같다.

  1. 국가 또는 지방자치단체

  2. 「대한적십자사 조직법」에 따라 설립된 대한적십자사

  3. 「의료법」 제3조에 따른 의료기관(이하 "의료기관"이라 한다)

  4. 장기등의 기증 및 이식에 관련된 사업을 주된 목적으로 설립한 비영리법인

  5. 「공공기관의 운영에 관한 법률」 제4조에 따른 공공기관(이하 "공공기관"이라 한다)

③ 등록기관의 업무는 다음 각 호와 같다. 다만, 장기등이식대기자의 등록에 관한 업무는 제25조에 따른 이식의료기관에서 수행한다. 〈개정 2017.10.24.〉

  1. 장기등기증희망자·장기등기증자 또는 장기등이식대기자의 접수 및 등록에 관한 업무

  2. 장기등기증자 또는 장기등이식대기자로 등록하려는 사람의 신체검사에 관한 업무

  3. 장기등기증희망자·장기등기증자 또는 장기등이식대기자의 접수·등록 결과를 국립장기이식관리기관에 통보하는 업무

  4. 장기등의 기증 활성화를 위한 홍보 및 상담

  5. 그 밖에 제1항에 따른 접수·등록에 관하여 대통령령으로 정하는 업무

④ 등록에 관한 서식 및 보존에 관한 사항은 보건복지부령으로 정한다.

  [시행일 : 2018.4.25.] 제13조

제14조 **(장기등기증자 등의 등록)**

① 장기등기증자 또는 장기등이식대기자로 등록하려는 사람은 보건복지부령으로 정하는 바에 따라 등록기관에 등록을 신청하여야 한다. 다만, 장기등기증자가 뇌사자 또는 사망한 자의 경우에는 그 가족 또는 유족 중 1명이 등록을 신청할 수 있다.

② 등록기관의 장은 제1항에 따른 신청을 받으면 다음 각 호의 기준에 따라 등록 여부를 결정하여야 한다.

1. 장기등기증자의 경우: 제12조 및 제22조에 따른 본인이나 가족 또는 유족의 동의 여부와 등록기관의 장이 실시하는 신체검사(등록기관이 의료기관이 아닌 경우에는 등록기관의 장이 지정하는 의료기관에서 실시하는 신체검사를 말한다. 이하 같다) 결과 장기등기증자로 적합한지 여부. 다만, 장기등기증자로 적합한지 확인할 수 있는 신체검사 결과가 있으면 신체검사를 생략할 수 있다.

2. 장기등이식대기자의 경우: 등록기관의 장이 실시하는 신체검사 결과 장기등이식대기자로 적합한지 여부

③ 등록기관의 장은 제2항에 따라 등록을 결정하면 그 등록을 하고, 지체 없이 그 결과를 신청인 및 국립장기이식관리기관의 장에게 알려야 한다.

④ 제2항에 따른 신체검사의 항목 및 방법, 그 밖에 신체검사의 실시에 관하여 필요한 사항은 국립장기이식관리기관의 장이 보건복지부장관의 승인을 받아 정한다.

⑤ 등록기관의 장은 등록한 사람이 장기등의 기증 등에 관한 의사표시를 철회하면 즉시 그 등록을 말소하여야 한다.

제15조 **(장기등기증희망자의 등록)**

① 본인이 뇌사 또는 사망할 때 장기등을 기증하려는 사람은 보건복지부령으로 정하는 바에 따라 등록기관에 장기등기증희망등록신청을 할 수 있다.

② 등록기관의 장은 제1항에 따라 장기등기증희망등록신청을 받은 경우에는 본인 동의 여부를 확인한 후 그 등록을 하고 지체 없이 그 결과를 신청인 및 국립장기이식관리기관의 장에게 알려야 한다.

③ 등록기관 중 국가, 지방자치단체 또는 공공기관은 보건복지부령으로 정하는 바에 따라 장기등기증희망자 등록에 관한 신청만을 접수하고, 그 밖의 장기등기증희망자 등록 및 사후관리 등에 관한 업무는 국립장기이식관리기관의 장이 수행하도록 할 수 있다.

④ 제3항에 따라 국립장기이식관리기관의 장이 장기등기증희망자의 등록 및 사후관리 등에 관한 업무를 수행하도록 하려는 경우 국가, 지방자치단체 및 공공기관은 신청 접수 결과를 보건복지부령으로 정하는 바에 따라 국립장기이식관리기관의 장에게 알려야 한다.

⑤ 국립장기이식관리기관의 장은 제4항에 따라 접수 결과를 통보받고 그 등록을 한 경우에는 지체 없이 등록 결과를 신청인에게 알려야 한다.

⑥ 등록기관 또는 국립장기이식관리기관의 장은 제2항 및 제5항에 따라 등록한 사람이 장기등기증희망등록에 관한 의사표시를 철회하면 즉시 그 등록을 말소하여야 한다.

제16조 **(뇌사판정의료기관 및 뇌사판정위원회)**

① 장기등의 적출 및 이식을 위한 뇌사판정업무를 하려는 의료기관은 보건복지부령으로 정하는 바에 따라 국립장기이식관리기관의 장에게 알려야 한다.

② 뇌사판정업무를 하려는 의료기관은 제1항에 따른 통보 전까지 보건복지부령으로 정하는 시설·장비·인력 등을 갖추고, 해당 의료기관에 뇌사판정위원회를 설치하여야 한다.

③ 제2항에 따른 뇌사판정위원회는 대통령령으로 정하는 바에 따라 전문의사 2명 이상과 「의료법」 제2조제1항에 따른 의료인(이하 "의료인"이라 한다)이 아닌 위원 1명 이상을 포함한 4명 이상 6명 이하의 위원으로 구성한다.

④ 제1항에 따라 통보한 의료기관(이하 "뇌사판정기관"이라 한다)이 아니면 장기등의 적출 및 이식을 위한 뇌사판정업무를 할 수 없다. 다만, 뇌사판정기관이 아닌 의료기관에서 뇌사판정을 수행하고자 할 때는 제2항에 따른 뇌사판정위원회를 활용하여 업무를 수행할 수 있다.

⑤ 제4항 단서에 따라 뇌사판정기관이 아닌 의료기관에서 뇌사판정을 수행하기 위하여 제2항에 따른 뇌사판정위원회를 활용하는 경우 뇌사조사서 작성 및 뇌사판정서, 회의록 제출 등 뇌사판정 절차에 관한 구체적 사항은 대통령령으로 정한다.

⑥ 뇌사판정위원회의 운영 등에 관하여 필요한 사항은 대통령령으로 정한다.

제17조 **(뇌사추정자의 신고 및 뇌사판정의 신청)**

① 뇌사로 추정되는 사람(이하 "뇌사추정자"라 한다)을 진료한 의료기관의 장은 제20조에 따른 장기구득기관의 장에게 알려야 하고, 통보를 받은 장기구득기관의 장은 국립장기이식관리기관의 장에게 그 사실을 신고하여야 한다.

② 뇌사추정자의 장기등을 기증하기 위하여 뇌사판정을 받으려는 사람은 보건복지부령으로 정하는 바에 따라 뇌사추정자의 검사기록 및 진료담당의사의 소견서를 첨부하여 뇌사판정기관의 장에게 뇌사판정 신청을 하여야 한다.

③ 제2항에 따라 뇌사판정을 신청할 수 있는 사람은 다음 각 호의 어느 하나에 해당하는 사람으로 한다.

 1. 뇌사추정자의 가족

 2. 뇌사추정자의 가족이 없는 경우에는 법정대리인 또는 진료담당의사. 이 경우 뇌사추정자가 제15조의 장기등기증희망자인 경우로 한정한다.

④ 제1항에 따라 통보하여야 하는 뇌사추정자의 기준 및 장기구득기관의 장이 국립장기이식관리기관의 장에게 신고하는 데 필요한 절차 및 방법 등은 보건복지부령으로 정한다.

제18조 (뇌사판정 등)

① 뇌사판정기관의 장은 제17조제2항에 따른 뇌사판정 신청을 받으면 지체 없이 현장에 출동하여 뇌사판정 신청이 된 뇌사추정자(이하 "뇌사판정대상자"라 한다)의 상태를 파악한 후 보건복지부령으로 정하는 바에 따라 전문의사 2명 이상과 진료담당의사가 함께 작성한 뇌사조사서를 첨부하여 뇌사판정위원회에 뇌사판정을 요청하여야 한다.

② 제1항에 따라 뇌사판정의 요청을 받은 뇌사판정위원회는 전문의사인 위원 2명 이상과 의료인이 아닌 위원 1명 이상을 포함한 과반수의 출석과 출석위원 전원의 찬성으로 뇌사판정을 한다. 이 경우 뇌사판정의 기준은 대통령령으로 정한다.

③ 뇌사판정위원회는 뇌사판정을 위하여 필요하다고 인정하면 뇌사조사서를 작성한 전문의사와 진료담당의사를 뇌사판정위원회에 출석시켜 의견을 진술하게 할 수 있다.

④ 뇌사판정위원회는 제2항에 따라 뇌사판정을 한 경우에는 대통령령으로 정하는 바에 따라 출석위원 전원이 서명하거나 기명날인한 뇌사판정서 및 회의록을 작성하여 뇌사판정기관의 장에게 제출하여야 한다.

⑤ 뇌사판정기관의 장은 제4항에 따라 뇌사판정서 및 회의록을 제출받으면 그 사본과 보건복지부령으로 정하는 자료를 국립장기이식관리기관의 장에게 보내야 하고, 뇌사판정 신청자에게는 뇌사판정서 사본을 보내야 한다.

제19조 (뇌사판정대상자관리전문기관)

① 국립장기이식관리기관의 장은 뇌사판정대상자에 대하여 장기등 기증, 뇌사판정, 장기등 적출·이식 등에 관한 일련의 업무를 통합하여 수행할 수 있는 뇌사판정대상자관리전문기관을 지정할 수 있다.

② 제1항에 따라 뇌사판정대상자관리전문기관으로 지정될 수 있는 기관은 다음 각 호의 요건을 모두 갖추어야 한다.

　1. 제13조제1항에 따라 지정된 등록기관일 것

　2. 제16조에 따라 통보된 뇌사판정기관일 것

　3. 제25조에 따라 지정된 장기이식의료기관일 것

　4. 보건복지부령으로 정하는 시설·장비 및 인력 등을 갖출 것

③ 뇌사판정대상자관리전문기관의 지정 절차·업무, 그 밖에 필요한 사항은 보건복지부령으로 정한다.

제20조 (장기구득기관)

① 보건복지부장관은 뇌사추정자 및 뇌사판정대상자의 파악과 관리, 뇌사판정 및 장기 적출 절차의 진행 지원, 장기등 기증 설득 및 장기등기증자에 대한 지원 등의 업무를 수행하는 장기구득기관을 지정할 수 있다.

② 장기구득기관으로 지정받을 수 있는 기관은 다음 각 호와 같다.

  1. 의료기관

  2. 장기등의 기증 및 이식에 관련된 사업을 주된 목적으로 설립된 비영리법인

③ 장기구득기관은 다음 각 호의 사항을 준수하여야 한다.

  1. 뇌사추정자 통보를 받으면 신속하게 현장에 출동하는 등 장기구득을 위한 적절한 조치를 취할 것

  2. 장기등 기증을 유도하기 위하여 뇌사자의 가족에게 거짓된 사실을 알리거나 장기등 기증을 강요하지 아니할 것

  3. 그 밖에 보건복지부령으로 정하는 사항

④ 장기구득기관은 관할 지역이 설정되어야 하고, 해당 관할 지역의 뇌사판정기관과 잠재 뇌사자를 발굴하기 위하여 협약을 맺어야 한다. 이 경우 장기구득기관의 관할 지역은 보건복지부령으로 정한다.

⑤ 장기구득기관은 뇌사판정대상자를 관리할 수 있는 장기구득 전문 의료인을 두어야 한다. 이 경우 장기구득 전문 의료인의 자격 등에 관한 내용은 대통령령으로 정한다.

⑥ 제5항에 따른 장기구득 전문 의료인은 제17조제1항에 따라 통보받은 뇌사추정자 및 뇌사판정대상자에 한하여 의무기록을 열람하고 대통령령으로 정하는 검사와 처치 업무를 수행할 수 있다.

⑦ 장기구득기관으로 지정받으려는 자는 대통령령으로 정하는 시설·장비 및 인력 등을 갖추어야 한다.

⑧ 장기구득기관의 지정 절차, 업무, 그 밖에 필요한 사항은 보건복지부령으로 정한다.

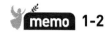 **1-2**

일본 장기 이식에 관한 법률(발췌)

(1997년 7월 16일 법률 제104호, 그 해 10월 16일 시행)

제1조 (목적)

이 법률은 장기의 이식에 대한 기본적 이념을 정하고, 장기의 기능에 장애가 있는 자에 대한 장기 기능의 회복 또는 부여를 목적으로 행해지는 장기 이식술(이하 단순히 "이식술"이라고 한다.)에 사용되기 위한 장기를 시체에서 적출하는 것, 장기 매매 등을 금지하는 것 등 필요한 사항을 규정함으로써 이식 의료의 적정한 실시에 기여하는 것을 목적으로 한다.

제2조 (기본적 이념)

1. 사망한 자가 생존 중에 가지고 있던 자기의 장기 이식술에 사용되기 위한 제공에 관한 의사는 존중되어야 한다.
2. 이식술에 사용되기 위한 장기 기증은 선택된 것이어야 한다.
3. 장기 이식은 이식술에 사용되기 위한 장기가 인도적 정신에 입각하여 제공되는 것임을 감안하여 이식술을 필요로 하는 사람에 대해서 적절하게 이루어져야 한다.
4. 이식술을 필요로 하는 사람에 관련된 이식술을 받을 기회는 공평하게 주도록 배려되지 않으면 안 된다.

제3조 (국가 및 지방 공공 단체의 책무)

국가 및 지방 공공 단체는 이식 의료에 대해서 국민의 이해도를 높이는 데 필요한 조치에 힘써야 한다.

제4조 (의사의 책무)

의사는 장기 이식을 행할 때는 진료상 필요한 주의를 기울이고 이식술을 받는 사람 또는 그 가족에 대한 필요하게 설명하고 그 이해를 얻도록 하여야 한다.

제5조 (정의)

이 법률에서 "장기"이란, 사람의 심장, 폐, 간, 신장, 기타 후생노동성 시행령에서 정하는 내장 및 안구를 말한다.

제6조 (장기 적출)

1. 의사는 사망한 자가 생존 중에 장기를 이식술에 사용되기 때문에 제공할 뜻을 서면으로 표시되는 경우 그 내용의 고지를 본인의 가족이 해당 장기 적출을 거부하지 않을 때 또는 유족이 없을 때는 이 법에 근거하여 이식술에 사용되기 위한 장기를, 시체(뇌사한 자의 몸을 포함. 이하 같다.)에서 적출할 수 있다.

2. 전항에 규정하는 "뇌사한 자의 몸"은 그 몸에서 이식술에 사용되기 위한 장기를 적출되게 된 자로서 뇌간을 포함 전뇌의 기능이 비가역적으로 정지하기에 이르렀다고 판정된 것의 신체를 말한다.

3. 장기 적출에 관련된 전항의 판정은 해당자가 첫째항에 규정하는 의사 표시에 아울러 전항에 의한 판정에 승복하겠다는 의사를 서면에 표시되는 경우, 그 취지 선고를 받은 그 사람의 가족이 해당 판정을 거부하지 않을 때 또는 가족이 없을 때에만 할 수 있다.

4. 장기 적출에 관련된 둘째항의 판정은 이를 정확하게 실시하는데 필요한 지식과 경험을 가진 두 사람 이상의 의사(해당 판정이 이루어진 경우에 해당 뇌사한 자의 몸에서 장기를 적출하거나 해당 장기를 사용한 이식술을 하게 된 의사를 제외하다)의 일반적으로 인정된 의학적 지식에 의거 후생노동성 시행령에서 정하는 바에 의하고 판단의 일치에 의해서 행해지는 것으로 한다.

5. 전항의 규정에 의한 둘째항의 판정을 실시한 의사는 후생노동성 정하는 바에 의하여 즉시 해당 판정이 정확하게 이뤄졌음을 증명하는 서면을 작성해야 한다.

6. 장기 적출에 관련된 둘째항의 판정에 근거하여 뇌사한 자의 몸에서 장기를 적출하려는 의사는 미리 해당 뇌사자의 신체에 관련된 전항의 서면 교부를 받아야 한다.

제7조 (장기 적출의 제한)

의사는 전조의 규정에 의한 시체에서 장기를 적출하려는 경우 해당 시체에 대해서 형사소송법(1948년 법률 제131호) 제229조 첫 항의 검 검시 기타 범죄 수사에 관한 절차가 실시될 때는 해당 수속이 끝난 후가 아니면 해당 사체에서 장기를 지적하고는 안 된다. (이하 생략)

memo 2

일본 가와사키협동병원(川崎協同病院) 사건

1998년 11월 2일 기관지 천식으로 가와사키협동병원에 통원 중의 환자가 심폐 정지 상태에서 내원하여 응급소생술(기관삽관, 인공호흡, 흉골 압박)로 심장 박동이 재개됐다. 그 뒤, 의식이 회복되지는 않았지만 자발 호흡으로 판단되어 인공호흡기를 제거하였다. 기관 내삽관은 그대로 유지되었다. 주치의는 가족들에게 환자는 식물 상태이고 의식이 회복되는 것은 어려운 상황이라며 환자가 뇌사 상태에 빠진 것임을 설명했다. 그리고 가족의 동의하에 기관내삽관을 뽑은 결과, 환자가 발작하여 세루신®과 도루미캄®을 정맥주사 했지만 계속 발작하였기 때문에 근 이완제인 미오블록을 정맥주사하자, 호흡을 멈추고 심장마비가 되었다. 이 사건이 특이한 것은 3년 후에 내부 고발로 적발된 일이다. 그리고 주치의는 살인죄 혐의로 구속 기소되었다. 이 재판에서 중요하게 생각한 점은 본인의 의사 표시가 있었는지, 그리고 여명이 없이 사망이 불가피함을 확정하는 뇌파 등의 검사와 충분한 치료를 하였는지 등이 판결의 요지였다. 또 고등 법원에서는 존엄사법의 필요성도 논의되고 있어 대법원까지 상고했으나 징역 1년 6개월, 집행 유예 3년의 유죄 판결을 받았다.

CHAPTER 01

구급 · 응급의학의 입장에서

01. 생명윤리

(1) 삶과 죽음

삶과 죽음 사이에는 인생이 놓여있다. 인간의 수명은 의학과 의료기술의 발달로 인해 현저하게 늘어났지만 죽음과 관련된 것은 아무리 의학과 의료기술이 발전했다고 하더라도 해결할 수 있는 것이 한계가 있고, 때로는 순식간에 찾아오기도 한다.

만일 의사의 윤리와 철학이 무엇이냐고 묻는다면 제일 먼저 삶과 죽음의 윤리를 생각해야 할 것이다. 삶의 윤리는 의료인이 환자를 치료하는 데 삶과 죽음을 진지하게 이해하며 환자에게 최선을 다하여 만족스러운 치료 결과를 내는 데 있다고 생각한다. 이때 의료인은 환자에게 치료를 안전하고 확실히 한다는 것을 인지시키고 환자가 안심할 수 있도록 하는 것이 중요하다. 죽음의 윤리는 존엄한 죽음을 스스로 받아들이는 것에 있다. 품위 있는 죽음에 대해서는 다른 장에서 다루겠지만 어떻게 어디에서 언제 죽느냐는 문제와 저출산과 고령사회시대에는 노인들의 연명치료에 대해 매우 어려운 선택을 해야 하며 윤리적으로도 문제의 소지도 많이 있다. 학생들과 죽음의 윤리에 대해 논의를 하면 대체적으로 위의 문제에 대해 많은 고민을 하는 것을 알 수 있다. 따라서 일반적으로 궁금해 하는 사안들에 대해 많은 연구와 고민이 필요하다. 이 장에서는, 일반적으로 생각하는 사안들에 대해 간단히 언급하고 의학적인 삶과 죽음에 대해서는 다음 장에서 다루었다.

일반적으로 사람이 죽었다는 것을 판단하는 것은 의학적으로는 죽음의 세 징후를 말한다. **01** 심장 박동의 정지(심장사), **02** 호흡의 정지(호흡사), **03** 동공산대(뇌간사)에서 결정된다. 삶이란 살아 있는 것, 의식이 있고, 일상생활을 하고, 놀고, 대화를 하고 있는 상태를 말한다. 죽음이란 의식이 없어 움직이지 않는 것, 일상생활을 하지 못하고, 놀거나 대화를 하지 못하는 상황을 말한다. 종말기의 생과 죽음을 판단하는 시점이 어디인지는 매우 어려운 일이지만, 필자는 일상의 대화가 가능하지 못한 시점에서 나눌 수 있을 것이라 생각한다. 사회적 죽음(고독사, 고립사, 무관사 등)이라도 숨을 쉬고 있고, 영혼은 살아 있으니 죽음이라고 판단하면 안 된다는 윤리적인 의견도 있지만, 종말기에 평소 다른 사람과 대화가 안 되면 본인이나 가족에게도 사람으로서 존엄인 상태로 볼 수 없다고 생각한다. 의학과 의료의 관점에서는 사람이 생활할 수 있고, 대화가 가능하게 된다면 치료가 되고 있다고 판단한다. 물론 이러한 내용은 종말기의 상태를 전제로 한 것이다.

"생사의 불교학"[1]에는 다음과 같이 기술되어 있다. "극단적으로 말하면 불교에서 「생명」은 존재하지 않는다. 있는 것은 단지 거기에 한 사람이 「살아 있는」다는 사실, 혹은 생명 현상을 따르는 인간이 존재한다는 사실이다. 사람들은 그 사실을 설명하기 위해서 비유적으로 「생명이 있다」라는 표현을 사용하고 있을 뿐이다. 그러므로 이 같은 수사에 현혹돼서 실체로서의 「생명」의 존재를 주장하고 있는 것은 불교의 기본적인 입장에서 일탈하고 있다고 말할 수밖에 없다. 그리고 이와 같은 것은 「죽음」에 관해서도 해당된다. 「죽음」이라는 말은 인간의 몸에서 생명 현상을 잃어버린 것을 설명하기 위해서 이용된 수사인 것이다".

물론 이런 생각은 불교의 종파마다 다르지만 죽음에 관한 것은 어느 곳이나 마찬가지 일 것이다. 의사로서 윤리 전문가가 아니더라도 존엄한 죽음을 어떻게 맞이해야 하는지는 의료진의 윤리로서 한 번 더 생각해 보아야 한다. 그러나 존엄한 죽음을 받아드리는 것은 지금의 의료계의 생태와 사회적인 합의가 부족한 상태에서는 쉽게 받아들일 수 없는 어려운 문제이며 무엇보다 환자의 이해가 필요하다.

---

1) 木村文輝:生死の仏教学:「人間の尊厳」とその応用,法蔵館,京都, 2007, pp105-106.

(2) 죽음을 언제 어떻게 알려야 하는지?

의사로서 환자나 환자의 가족에게 죽음을 알리는 것은 마음이 무겁고 아프다. 일반적으로는 본인에게 알리기 전에 먼저 가족에게 환자의 죽음이 임박했음을 알리고, 환자가 의식이 있을 때는 가족이 그 사실을 전달한다. 대부분의 경우 환자의 가족들은 당사자에게는 말하지 않는 것이 바람직하다고 생각한다. 그러나 필자의 경험에 비추어보면 당사자의 입장에서는 진실을 빨리 알기를 원하는 경우가 많기 때문에 직접 알리고 자신의 인생을 정리할 시간을 주는 것이 현명한 방법인 것 같다.

암이나 만성질환의 경우는 치료하는 기간이 길어 당사자에게 직접 말하지 않고도 일상 대화 속에서 죽음을 암시하는 말을 하는 것이 가능하다. 하지만 급성질환의 경우는 환자가 의식이 없는 상태에서 입원을 하기도 하고, 중증인 경우는 심폐 정지 상태로 내원하는 경우가 많아 일어날 수 있는 경우의 수를 환자의 가족에게 충분히 설명하고 죽음과 관련된 내용도 언급하여 가족의 이해를 구하는 것이 중요하다. 가족의 경우 갑자기 일어난 일이라 경황이 없어 죽음을 받아들이는 것을 용인할 수 없는 경우가 많아, 환자의 상태와 결과에 대하여 가족에게 설명하는 데 어려움이 많을 수 밖에 없다.

다음은 급성질환 환자가족에 대하여 환자의 상황을 설명하는 순서를 필자의 경험을 바탕으로 기술하였다.

01 급성질환의 경우는 처음에 그 시점에서 발생할 수 있는 모든 경우의 병의 상태를 본인이나 가족들에게 설명하는 동시에 치료에 최선을 다하겠다는 다짐을 전한다. 사전에 이러한 설명을 하지 않으면 나중에 좋지 않은 결과가 발생했을 때 환자나 환자의 가족에게 불신을 불러일으킬 수 있다. 예를 들어 지주막하출혈을 의심 받고 CT나 MRI를 찍을 경우, 여러 검사 중에 다시 출혈을 일으킬 수 있어 의식을 잃는 경우가 있다. 하지만 검사 전에는 의식이 있었는데 검사실에서 나올 때에 의식이 없는 상태가 되면 환자가족이 의료사고로 의심을 하여 소송으로 연결되는 경우도 있다. 따라서 이런 일이 일어날지도 모른다는 사실을 사전에 설명하고 필요한 검사라는 것을 고지해야 한다.

02 중증의 경우에는 자주 경과를 설명하고, 병의 상태를 이해시켜야 한다. 예를 들어 다발성 외상으로 수술을 하는 중에 출혈이 멈추지 않아 어려운 상황이 발생하면 필자는 가족을 수술장으로 들어오게 하여 현재 환자의 상황을 설명한다. 만일 입실하기 전에 대화가 가능한 상태였는데 수술실에서 나왔을 때 심장이 멎어 있으면 환자의 가족 입장에서는 쉽게 받아들이기 어려운 것은 자연스러운 일이기 때문이다.

ICU나 중증 치료실에서 심장마비가 발생할 가능성이 있는 경우, 가급적 빠른 시기부터(이 시기의 예측은 매우 어렵다) 가족에게 환자의 곁에 오도록 하여 모니터를 보면서 설명한다.

만일 환자가 사망하는 경우, 가족들이 지켜보는 가운데 사망 확인을 하게 되면 가족의 양해를 구해 일단 환자 곁을 떠나게 한 뒤 삽관이나 기구를 제거한다. 외인성 죽음과 이상 죽음이 의심스러우면 퇴근하기 전에 경찰의 검시가 있음을 사전에 알리는 것도 중요하다.

환자 가족은 사망 이후 장례준비와 환자를 집이나 장례식장으로 모시고 가는 것을 결정해야 하기 때문에 늑장 대응은 불만의 원인이 된다. 검시를 하는 경우에는 경찰이 오는 데 2~3시간이 필요하고, 그 뒤 검시를 하기 때문에 시간이 늦어진다는 것을 사전에 알리는 것이 필요하다(부검이 필요하거나 부검할 가능성이 있을 경우에는 미리 이 사항을 전달해야 한다.)(메모 3 참조).

검시 후 의사가 사망진단서(시체검안서)를 쓰지만 혹시 부검과 행정 부검을 실시한 시체검안서를 쓸 경우에는 왜 그렇게 되는지를 자세히 설명할 필요가 있다.

03 사망 후에 병리 해부를 의뢰할 때도 무엇 때문에 필요한지를 자세히 설명하고, 가족의 동의를 얻어 사망진단서(시체검안서)를 쓴 후 그 내용을 가족에게 확실하게 인정받는 일도 필요하다.

04 의원과 자택에서는 질병의 경우는 죽음의 세 징후를 의사가 확인하고, 사망진단서(시체검안서)를 쓰게 된다. 그러나 외인성 죽음과 이상 죽음의 경우는 상

기와 같이 경찰에 의한 검사가 필요하다. 그리고 필요한 경우에는 행정 해부와 사법 해부가 이루어진다는 것을 미리 알려야 한다(메모 3).

 memo 3

환자가 사망한 경우의 해부

환자가 사망한 경우에 해부는 이하의 세 종류가 있다.

① 사법 해부

범죄와 얽힌 시체, 변사체에 대해서는 재판관으로부터의 감정 처분 허가장 발부하에 검찰관과 경찰관의 촉탁을 받고 대학 법의학교실의 의사에 의해서 이루어진다. 형사소송법(메모 4-1, 4-2)에 의해서 이루어지기 때문에 가족의 양해를 얻지 못하더라도 시행된다. 시체검안서와 감정서가 작성된다.

② 행정 해부

우리나라의 경우, 시체해부 및 보존에 관한 법률(메모 5-1)에 의하여 이루어진다. 일본은 사체해부보존법(死體解剖保存法)[2] 제8조(메모 5-2)에 의하여 이루어진다. 일본의 경우, 이상 시체 중 범죄와 관계없지만, 공중위생상 사인 규명이 필요한 경우, 도쿄(東京) 23구 외 감찰의사제도가 있는 대도시에서는 감찰 의사가 해부를 한다. 법적으로는 가족의 승낙 없이도 이루어진다. 또한 감찰 의사를 두지 않은 지역에서는 사체해부보존법 제7조에 따른 유족의 승낙 하에 대부분은 대학 법의학교실 의사인 교수, 부검하는 자격을 갖춘 법의가 이른바 행정 해부(승낙 해부)를 시행한다. 광의의 행정해부에는 식품위생법(일본), 한국 검역법 15조, 일본 검역법 제13조(메모 7-1, 7-2)의 부검도 포함된다.

③ 병리 해부

병원에 입원한 환자가 사망했을 때 그 병인, 혹은 죽음에 이른 경과, 상병의 정도를 알고 싶을 때 유족의 양해를 얻어 부검하는 자격을 갖춘 병리 의사가 해부를 시행한다. 시체해부 및 보존에 관한 법률(한국) 및 사체해부보존법(일본) 제7조(메모 5-1, 5-2)에 의해서 이루어진다.

---

2) 우리나라의 시체해부및보존에관한법률에 해당됨.

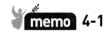 4-1

한국 형사소송법
(시행 2018.1.7, 법률 제13720호, 2016.1.6., 일부개정)

제139조 **(검증)**
법원은 사실을 발견함에 필요한 때에는 검증을 할 수 있다.

제140조 **(검증과 필요한 처분)**
검증을 함에는 신체의 검사, 사체의 해부, 분묘의 발굴, 물건의 파괴 기타 필요한 처분을 할 수 있다.

제141조 **(신체검사에 관한 주의)**
① 신체의 검사에 관하여는 검사를 당하는 자의 성별, 연령, 건강상태 기타 사정을 고려하여 그 사람의 건강과 명예를 해하지 아니하도록 주의하여야 한다.
② 피고인 아닌 자의 신체검사는 증적의 존재를 확인할 수 있는 현저한 사유가 있는 경우에 한하여 할 수 있다.
③ 여자의 신체를 검사하는 경우에는 의사나 성년의 여자를 참여하게 하여야 한다.
④ 사체의 해부 또는 분묘의 발굴을 하는 때에는 예를 잊지 아니하도록 주의하고 미리 유족에게 통지하여야 한다.

제142조 **(신체검사와 소환)**
법원은 신체를 검사하기 위하여 피고인 아닌 자를 법원 기타 지정한 장소에 소환할 수 있다.

제143조 **(시각의 제한)**
① 일출 전, 일몰 후에는 가주, 간수자 또는 이에 준하는 자의 승낙이 없으면 검증을 하기 위하여 타인의 주거, 간수자 있는 가옥, 건조물, 항공기, 선차 내에 들어가지 못한다. 단, 일출 후에는 검증의 목적을 달성할 수 없을 염려가 있는 경우에는 예외로 한다.
② 일몰 전에 검증에 착수한 때에는 일몰 후라도 검증을 계속할 수 있다.
③ 제126조에 규정한 장소에는 제1항의 제한을 받지 아니한다.

제144조 **(검증의 보조)**
검증을 함에 필요한 때에는 사법경찰관리에게 보조를 명할 수 있다.

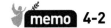 **memo** 4-2

일본 형사소송법

제165조

재판소는 학식 경험자에게 감정을 명할 수 있다.

제168조

① 감정인은 감정을 필요가 있는 경우에 법원의 허가를 얻어 사람의 주거 혹은 사람의 간수(看守)하는 저택, 건조물 혹은 선박 안에서 몸을 검사하고 신체를 해부하고 분묘를 발굴하거나 물건을 파괴할 수 있다.

② 재판소는 전항의 허가를 득하려는 피고인의 이름, 죄명 및 출입할 곳, 검사해야 할 신체 해부해야 할 시체 발굴해야 할 무덤 또는 파괴해야 할 것 및 감정인의 성명, 기타 법원의 규칙으로 정하는 사항을 기재한 허가장을 발부하고 이를 이행해야 한다.

③ 재판소는 신체의 검안에 관한 적당하다고 인정되는 조건을 붙일 수 있다.

④ 감정인은 제1항의 처분을 받는 사람에게 허가장을 제시하여야 한다.

⑤ 전 3항의 규정은 감정인이 공판정에서 하는 제1항의 처분에 대해서는 적용하지 않는다.

⑥ 제131조, 제137조, 제138조 및 제140조의 규정은 감정인의 제1항의 규정에 의한 신체검사에 대해서 이를 준용한다.

memo 5-1
한국 시체해부 및 보존에 관한 법률

제1조 (목적)

이 법은 사인(死因)의 조사와 병리학적 · 해부학적 연구를 적정하게 함으로써 국민 보건을 향상시키고 의학(치과의학과 한의학을 포함한다. 이하 같다)의 교육 및 연구에 기여하기 위하여 시체(임신 4개월 이후에 죽은 태아를 포함한다. 이하 같다)의 해부 및 보존에 관한 사항을 정함을 목적으로 한다.
[전문개정 2012.10.22.]

제2조 **(시체의 해부)**

시체를 해부할 수 있는 경우는 다음 각 호의 어느 하나에 해당하는 경우로 한다. 〈개정 2015.12.29.〉

1. 시체의 해부에 관하여 상당한 지식과 경험이 있는 의사(치과의사를 포함한다. 이하 같다)로서 대통령령으로 정하는 사람이 해부하는 경우

2. 의과대학(치과대학과 한의과대학을 포함한다. 이하 같다)의 해부학·병리학 또는 법의학을 전공한 교수·부교수 또는 조교수가 직접 해부하거나 의학을 전공하는 학생으로 하여금 자신의 지도하에 해부하게 하는 경우

3. 제6조에 따라 해부하는 경우

4. 「형사소송법」 제140조 또는 제173조제1항에 따라 해부하는 경우

5. 「검역법」 제15조제1항제5호에 따라 해부하는 경우

6. 그 밖에 특별자치시장·특별자치도지사·시장·군수·구청장(구청장은 자치구의 구청장을 말한다. 이하 같다)이 시체 해부가 필요하다고 인정하여 시체를 해부하게 하는 경우. 이 경우 시체를 해부할 사람 등 시체 해부에 필요한 사항을 정하여야 한다.

[전문개정 2012.10.22.]

제3조 삭제 〈1998.12.30.〉

제3조의 2 삭제 〈1998.12.30.〉

제4조 **(시체 해부에 대한 유족의 동의)**

① 시체를 해부하려면 그 유족의 동의를 받아야 한다. 다만, 다음 각 호의 어느 하나에 해당할 때에는 그러하지 아니하다. 〈개정 2015.12.29., 2016.2.3.〉

1. 시체의 해부에 관하여 「민법」 제1060조에 따른 유언이 있을 때

  1의2. 본인의 시체 해부에 동의한다는 의사표시, 성명 및 연월일을 자서·날인한 문서에 의한 동의가 있을 때

2. 삭제 〈2016.2.3.〉

3. 2명 이상의 의사가 진료하던 환자가 사망한 경우 진료에 종사하던 의사 전원이 사인(死因)을 조사하기 위하여 특히 해부가 필요하다고 인정하고 또한 그 유족이 있는 곳을 알 수 없어 유족의 동의 여부가 판명될 때까지 기다려서는 해부의 목적을 달성할 수 없을 때. 이 경우 다음 각 목의 어느 하나에 해당하는 사람이 해부하여야 한다.

　　가. 제2조제1호 및 제3호부터 제6호까지의 규정에 따라 시체를 해부한 경험이 있는 사람

　　나. 의과대학의 해부학·병리학 또는 법의학을 전공한 교수·부교수 또는 조교수

4. 제2조제3호부터 제5호까지의 규정에 따라 해부할 때

② 제1항 본문에 따른 동의는 서면으로 하여야 한다. 〈개정 2016.2.3.〉

③ 삭제 〈2016.2.3.〉

[전문개정 2012.10.22.]

[제목개정 2016.2.3.]

제5조 삭제 〈1999.2.8.〉

제6조 (시체 해부 명령)

보건복지부장관, 국방부장관(군인의 시체를 해부하는 경우만 해당한다) 또는 특별자치시장·특별자치도지사·시장·군수·구청장은 시체를 해부하지 아니하고는 그 사인을 알 수 없거나 이로 인하여 국민 보건에 중대한 위해(危害)를 끼칠 우려가 있는 경우에는 시체의 해부를 명할 수 있다.

[전문개정 2012.10.22.]

제7조 (변사체의 검증)

① 변사체 또는 변사(變死)한 것으로 의심되는 시체에 대하여는 「형사소송법」 제222조에 따른 검시(檢視)를 받지 아니하고는 해부할 수 없다.

② 제1항에 따른 해부는 「형사소송법」 제140조 또는 제173조제1항에 따른 해부를 배제하지 아니한다.

[전문개정 2012.10.22.]

제8조 삭제 〈1998.12.30.〉

제9조 (연구를 위한 해부)

인체의 구조를 연구하기 위한 시체 해부는 의과대학에서 하여야 한다.

[전문개정 2012.10.22.]

제10조 (시체의 관리)

① 시체를 해부하거나 시체로부터 필요한 부분을 꺼내는 자는 그 시체가 다른 시체와 구분되도록 시체마다 따로 관리하여야 한다.

② 시체를 해부하거나 시체로부터 필요한 부분을 꺼내는 자는 그 시체의 전부 또는 일부를 이 법에서 정하는 목적을 위반하여 타인에게 양도하여서는 아니 된다.

③ 누구든지 이 법에 따라 제공된 시체의 전부 또는 일부를 금전이나 재산상의 이익, 그 밖의 반대급부를 목적으로 취득하거나 이를 타인에게 양도하여서는 아니 된다.

④ 누구든지 제2항 또는 제3항의 행위를 알선하여서는 아니 된다.

[전문개정 2012.10.22.]

제11조 (이상 발견 시의 조치)

① 시체를 해부하는 자는 그 시체에서 범죄와 관련이 있다고 인정되는 이상을 발견하였을 때에는 지체 없이 관할 경찰서장에게 통보하여야 한다.

② 시체를 해부하는 자는 그 시체가 국민 보건에 중대한 위해를 끼칠 우려가 있다고 인정할 때에는 지체 없이 특별자치시장 · 특별자치도지사 · 시장 · 군수 · 구청장에게 그 사실을 통보하여야 하며, 그 통보를 받은 특별자치시장 · 특별자치도지사는 보건복지부장관에게, 시장 · 군수 · 구청장은 보건복지부장관과 특별시장 · 광역시장 또는 도지사에게 지체 없이 그 내용을 보고하여야 한다.

[전문개정 2012.10.22.]

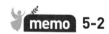 **memo** 5-2

일본 사체해부보존법

제7조

사체 해부를 하고자 하는 자는 그 유족의 승낙을 받아야 하고, 다음 각호 중 하나에 해당하는 경우는 그러하지 아니하다.

1. 사망 확인 후 30일을 경과해도 여전히 그 시체에 대해서 인수자 없는 경우
2. 2명 이상의 의사(이중 한 사람은 치과 의사라도 좋다.)가 진료 중인 환자가 사망한

경우, 담당 의사를 포함한 두 사람 이상의 진료 중의 의시 또는 유족이 원격지에 거주하는 등의 사유로 유족의 승낙 여부가 판명되기를 기다리고 있어서는 그 해부의 목적이 거의 달성되지 않는 것이 분명한 경우

3. 제2조제1항 제3호 또는 제4호에 해당하는 경우

4. 식품위생법 제59조제2항의 규정에 의한 해부하는 경우

5. 검역법 제13조제2항 후단의 규정에 해당하는 경우

제8조

정령(政令)으로 정하는 땅을 관할하는 도도부현(都道府縣) 지사는 그 지역 내의 전염병, 중독 또는 재해로 사망한 의심이 있는 시체, 기타 사인이 분명치 않은 시체에 대해서 그 사인을 밝히기 위해 감찰 의사를 두고 검안을 하거나 검안에 의해서도 사인이 밝혀지지 않을 경우에는 부검시킬 수 있다. 단, 변사체 또는 변사의 의심이 있는 시체에 대해서는 형사소송법 제229조의 규정에 의한 검시가 있지 않으면 검안 또는 해부할 수 없다.

전항의 규정에 의한 검안 또는 해부는 형사소송법의 규정에 의한 검증 또는 감정을 방해하는 것은 아니다.

memo 6

일본 식품위생법 제59조

일본의 경우, 도도부현 지사 등은 원인 조사상 필요하다고 인정될 때는 식품, 첨가물, 기구 또는 용기 포장에 기인한다고 의심되는 질병으로 죽은 자의 시신을 유족 동의를 얻어 해부에 부칠 수 있다.

전항의 경우, 그 시체를 해부하지 않으면 원인이 판명되지 않고, 그 결과 공중 보건에 중대한 위해를 미칠 우려가 있다고 인정될 때는 유족의 동의를 받지 않고 이에 통지한 뒤 그 시체를 해부에 부칠 수 있다.

전2항의 규정은 형사소송에 관한 규정에 의한 강제 처분을 방해하지 않는다.

제1항 또는 제2항의 규정에 의한 시체를 해부할 경우에서는 예의의 뜻을 잃지 않도록 주의해야 한다.

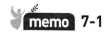 **memo** 7-1

한국 검역법 제15조(검역조치)

[시행 2017.12.19.] [법률 제15266호, 2017.12.19., 일부개정]

> **제15조** (검역조치)
>
> ① 검역소장은 검역감염병에 감염되었거나 감염된 것으로 의심되는 사람, 검역감염병 병원체에 오염되었거나 오염된 것으로 의심되거나 감염병 매개체가 서식하는 것으로 의심되는 운송수단이나 화물에 대하여 다음 각 호의 전부 또는 일부의 조치를 할 수 있다. 〈개정 2016.2.3.〉
>
> 1. 검역감염병 환자와 검역감염병 의사환자(이하 "검역감염병 환자등"이라 한다)를 격리시키는 것
>
> 2. 검역감염병 의심자를 감시하거나 격리시키는 것
>
> 3. 검역감염병 병원체에 오염되었거나 오염된 것으로 의심되는 화물을 소독 또는 폐기하거나 옮기지 못하게 하는 것
>
> 4. 검역감염병 병원체에 오염되었거나 오염된 것으로 의심되는 곳을 소독하거나 사용을 금지 또는 제한하는 것
>
> 5. 검역감염병에 감염되었거나 감염된 것으로 의심되는 시체(죽은 태아를 포함한다. 이하 같다)를 검사하기 위하여 해부하는 것
>
> 6. 운송수단과 화물을 소독하고 감염병 매개체를 없애도록 운송수단의 장이나 화물의 소유자 또는 관리자에게 명하는 것
>
> 7. 검역감염병의 감염 여부를 확인할 필요가 있다고 인정되는 사람을 진찰하거나 검사하는 것
>
> 8. 검역감염병의 예방이 필요한 사람에게 예방접종을 하는 것
>
> ② 제1항 제5호에 따라 시체를 해부하려면 「장사 등에 관한 법률」 제2조제16호에 따른 연고자(같은 호 각 목에 규정된 선순위자가 없는 경우에는 그 다음 순위자를 말한다. 이하 "연고자"라 한다)의 승낙을 받아야 한다. 다만, 다음 각 호의 어느 하나에 해당하는 경우에는 연고자의 승낙을 받지 아니할 수 있다.
>
> 1. 연고자가 국외 또는 섬, 벽지(僻地) 등에 있거나 사는 곳을 알지 못할 때
>
> 2. 그 밖의 사유로 연고자의 승낙을 받을 수 없을 때
>
> 3. 연고자의 승낙을 받을 때까지 기다리면 해부의 목적을 이룰 수 없을 때

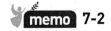 **memo 7-2**

일본 검역법 제13조(진찰 및 검사)

검역소장은 검역전염병을 전조에 규정하는 자에게 진료 및 선박 등에 대한 병원체의 유무에 관한 검사를 하게하고 이것을 검역관이 실시할 수 있다. 검역소장은 전항의 검사에 대해서 필요하다고 인정될 때는 시체의 부검을 실시하거나 검역관 이것을 실시할 수 있다. 이 경우 그 사인을 밝혀야 하기 때문에 부검을 실시할 필요가 있고 그 유족의 소재가 불분명하거나 유족이 원격지에 거주하는 등의 이유로 유족의 승낙 여부가 밝혀지기를 기다려서는 그 해부의 목적이 거의 달성되지 않음이 분명할 경우에는 유족의 승낙을 받을 필요는 없다.

02. 의학적 죽음이란?

(1) 의사가 아니면 사망진단이 어렵다

한국의 의료법 제2조(의료인) ②항 의료인은 종별에 따라 다음 각 호의 임무를 수행하여 국민보건 향상을 이루고 국민의 건강한 생활 확보에 이바지할 사명을 가진다. 〈개정 2015.12.29.〉

1. 의사는 의료와 보건지도를 임무로 한다.

2. 치과의사는 치과 의료와 구강 보건지도를 임무로 한다.

3. 한의사는 한방 의료와 한방 보건지도를 임무로 한다.

제4조(의료인과 의료기관의 장의 의무) ② 의료인은 다른 의료인의 명의로 의료기관을 개설하거나 운영할 수 없다. 〈신설 2012.2.1.〉

제27조(무면허 의료행위 등 금지) ① 의료인이 아니면 누구든지 의료행위를 할 수 없으며 의료인도 면허된 것 이외의 의료행위를 할 수 없다. 다만, 다음 각 호의 어느

하나에 해당하는 자는 보건복지부령으로 정하는 범위에서 의료행위를 할 수 있다. 등으로 명시되어 있다.

일본의 의사법(醫師法) 제17조에는 '의사가 아니면 의업을 행해서는 안 된다(의사가 아닌 사람의 의업 금지)'라고 기술되어 있다.

한국의 의료법 제15조(진료거부 금지 등) ①에는 '의료인 또는 의료기관 개설자는 진료나 조산 요청을 받으면 정당한 사유 없이 거부하지 못한다. 〈개정 2016. 12. 20.〉'라고 명시하고 있으며, 일본 의사법 제19조(응소의무, 應召義務 등) '진료에 종사하는 의사가 진찰치료에 임하고 있는 경우, 정당한 사유가 없으면 이를 거부해서는 안 된다. ② 진료 또는 검안을 하거나 출산에 입회한 의사는 진단서 또는 검안서 또는 출산 증명서 또는 사산 증명서 교부의 요구가 있는 경우, 정당한 사유가 없으면 이를 거부해서는 안 된다'라고 명시되어 있다.

사망진단 또는 사망진단서(시체검안서) 교부는 의사법에 의한 의사 면허증을 갖고 있어야 한다. 즉, 의사 이외의 의료 직종은 심폐가 정지하고 사망하고 있다고 생각되는 병자에 처한 경우, 심폐 정지 상태라고 말해도 좋지만 사망은 원칙적으로 말할 수 없다. 최종적으로는 의사가 진단하는 것이다.

(2) 사망진단

"장기등 이식에 관한 법률"이 제정되어 장기 이식을 하기 전에서 법적 뇌사 판정을 하면 심장이 뛰고 있더라도 뇌사가 사람의 개체사로 여겨지게 되기까지는 임상 의학에서의 사망진단은 죽음의 세 징후로 판단한다. 즉, **01** 심장 박동 정지, **02** 호흡의 정지, **03** 동공산대이다.

사망 현장이나 진료소(클리닉)에서는 의사가 아래의 세 가지를 확인함으로써 사망진단이 이루어지고 있다.

01 맥이 촉진되지 않는 것, 청진기로 심장 박동 소리를 들을 수 없음

02 호흡에 의한 흉곽의 움직임이 없고, 청진으로 폐포 소리를 들을 수 없음

03 안검을 넓히고 동공을 살필 때, 동공이 4mm 이상으로 산대, 빛을 조사해도

동공 축소가 없음

한편 종합 병원과 의료 센터는 상기의 진찰과 더불어 다음과 같이 살아있음을 의미하는 파형이 보다 확실하면 사망이라고 진단한다.

01 심전도 모니터에 심박동의 파형을 인정할 수 없음

02 호흡 운동 파형이 모니터상 인정되지 않음

03 뇌파가 평탄함

죽음의 세 징후는 심장 박동의 정지(심장사), 호흡의 정지(호흡사)가 되면 산소가 신체의 장기 조직에 닿지 않게 되는 것을 의미하며 생물로서 당연히 살 수 없는 상태를 의미했다. 동공산대는 뇌사를 의미하며 이것도 산소가 없어짐으로써 초래되는 뇌간 죽음의 현상으로 받아들여지고 있다. 현재 뇌사는 동공산대라는 결과로서의 현상뿐만 아니라 표 1과 같이 뇌간의 기능이 완전히 상실하여 발생하는 현상을 의미하고 뇌간 죽음이 곧 뇌사이며 이를 사망이라고 한다. 동공산대를 죽음의 징후의 하나로 뇌사를 계속 인정해도 될 것이다. 다만, 동공산대는 의식이 있어도 동안신경 마비, 장애, 동공 괄약근 마비, 코카인 중독, 산동제의 점안에도 나타나기 때문에 각별히 주의해야 한다.

표 1. 한국의 법적 뇌사 판정 기준

"장기등 이식에 관한 법률 시행령" 제21조(뇌사판정의 기준) 법 제18조제2항 후단에 따른 뇌사판정의 기준은 별표 1과 같다. 제21조의 별표의 내용은 소개하면 아래와 같다.

뇌사판정의 기준(제21조 관련)

1. 뇌사판정의 기준
   뇌사판정대상자를 뇌사자로 판정하기 위해서는 제2호 및 제3호에 모두 적합해야 한다.

2. 선행 조건
   가. 원인질환이 확실할 것
   나. 치료될 가능성이 없는 기질적(器質的)인 뇌병변(腦病變)이 있을 것
   다. 깊은 혼수상태로서 자발호흡(自發呼吸)이 없고 인공호흡기로 호흡이 유지되고 있을 것
   라. 치료 가능한 약물중독(마취제, 수면제, 진정제, 근육이완제, 독극물 등으로 인한 중독을 말한다)
       이나 대사성(代謝性) 장애의 가능성이 없을 것

마. 치료 가능한 내분비성 장애[간성혼수(肝性昏睡), 요독성혼수(尿毒性昏睡), 저혈당성뇌증(低血糖性腦症) 등을 말한다]의 가능성이 없을 것

바. 저체온상태[직장온도(直腸溫度)가 섭씨 32° 이하인 상태를 말한다]가 아닐 것

사. 쇼크상태가 아닐 것

3. 판정 기준

가. 외부 자극에 전혀 반응이 없는 깊은 혼수상태일 것

나. 자발호흡이 되살아날 수 없는 상태로 소실되었을 것

다. 두 눈의 동공이 확대·고정되어 있을 것

라. 뇌간반사(腦幹反射)가 완전히 소실되어 있을 것(다음의 반사가 모두 소실된 것을 말한다)

1) 광반사(光反射, Light reflex)

2) 각막반사(角膜反射, Corneal reflex)

3) 안구두부반사(眼球頭部反射, Oculo-cephalic reflex)

4) 전정안구반사(前庭眼球反射, Vestibular-ocular reflex)

5) 모양체척수반사(毛樣體脊髓反射, Cilio-spinal reflex)

6) 구역반사(嘔逆反射, Gag reflex)

7) 기침반사(Cough reflex)

마. 자발운동, 제뇌경직(除腦硬直), 제피질경직(除皮質硬直), 경련 등이 나타나지 않을 것

바. 무호흡검사 결과 자발호흡이 유발되지 않아 자발호흡이 되살아날 수 없다고 판정될 것

　　※ 무호흡검사

　　자발호흡이 소실된 후 자발호흡의 회복 가능 여부를 판정하는 임상검사로서 그 검사방법은 다음과 같다. 100% 산소 또는 95% 산소와 5% 이산화탄소를 10분 동안 인공호흡기로 흡입시킨 후 인공호흡기를 제거한 상태에서 100% 산소 6ℓ/min를 기관내관(氣管內管)을 통하여 공급하면서, 10분 이내에 혈압을 관찰하여 혈액의 이산화탄소분압(PaCO₂)이 50torr 이상으로 상승하는 것을 확인하였음에도 불구하고 자발호흡이 유발되지 않으면 자발호흡이 되살아날 수 없다고 판정하며, 검사가 불충분하거나 중단된 경우에는 혈류검사로 추가 확인해야 한다.

사. 다음의 구분에 따른 방법에 따라 가목부터 바목까지의 규정에 따른 판정 결과를 재확인하였을 때에도 그 결과가 같을 것

1) 뇌사판정대상자가 6세 이상인 경우: 1차 판정부터 6시간이 지난 후에 실시

2) 뇌사판정대상자가 1세 이상 6세 미만인 경우: 1차 판정부터 24시간이 지난 후에 실시

3) 뇌사판정대상자가 생후 2개월 이상 1세 미만인 경우: 1차 판정부터 48시간이 지난 후에 실시

아. 다음의 구분에 따른 방법에 따라 뇌파검사를 하였을 때에 평탄뇌파가 30분 이상 지속될 것

1) 뇌사판정대상자가 1세 이상인 경우: 사목에 따른 재확인 이후에 실시

2) 뇌사판정대상자가 생후 2개월 이상 1세 미만인 경우: 사목에 따른 재확인 이전과 이후에 각각 실시

표 2. 일본의 법적 뇌사 판정 기준

법적 뇌사 판정 기준은 후생노동성은 연구반이 뇌사 판정기준을 모은 책이다. 이 보고서(1~4)까지 이전(1999년 보고)은 임상적 뇌사로 했으나, 법적 뇌사와 혼동을 피하기 위해서 지금은 뇌사할 수 있는 상태로 일컬어진다[3]. 아래 표 1~6까지 모두를 충족시킬 때 법적 뇌사이다. 예외는 이 책의 차항인 2)에 "뇌사와 유사한 상태가 될 수 있는 증례"로 기재되어 있다. 이하에 법적 뇌사 판정 기준을 보여준다.

1	깊은 혼수	JCS(Japan Coma Scale)(표 2)에서 300. GCS(Glasgow Coma Scale)(표 3)에서 3이어야 한다. 안면의 동통 자극에 대한 반응은 있어서는 안 된다.
2	동공산대, 동공 고정	동공은 좌우 모두 4mm 이상
3	뇌간 반사 소실	(a) 광반사의 소실 (b) 각막 반사 소실 (c) 모양(毛樣) 척수 반사 소실 (d) 안구부 반사(인형의 눈 현상)의 소실 (e) 전정 반사의 소실(온도 시험) (f) 인두 반사 소실 (g) 기침 반사 소실 자발 운동, 제(除) 뇌 경직, 제(除) 피질 경직, 경련이 보이면 뇌사가 아니다.
4.	평탄 뇌파	보조 검사: 청성 뇌간 유발 반응(ABR)의 소실
5	자발 호흡의 소실	무호흡테스트
6	판정 간격(관찰 시간)	제1차 뇌사 판정 종료 시점에서 최소한 6시간을 경과한 후, 제2차 판정을 개시한다. (6세 미만의 자에 있어서는 24시간 후에, 제2차 뇌사 죽음 판정 완료하고 뇌사 판정(사망 시각으로 진단)을 한다. 이차성병변 등으로 필요한 경우는 더욱 관찰 시간을 길게 한다. 이상의 검사를 두 명 이상의 장기이식에 관련되지 않는 의사와, 뇌사 판정을 인정받은 전문 의사(뇌신경 외과의사, 신경내과의사, 구급의사, 마취소생과, 집중치료의사 또는 소아과 의사이며, 각 학회 전문의 또는 학회 인정의 자격을 가지고 뇌사 판정에 관한 풍부한 경험을 가지고 있는 것이 필요)가 이행하면 법적 뇌사라고 인정된다. 장기 적출을 할 수 있는 혈관 조영에 의해 non-filling(혈관 음영의 소실)이 필요하다는 의견도 있었지만 법적 뇌사에 포함되지 않았다. ※판정상의 유의점 중추신경억제제, 근육이완제 등의 영향을 제외한다.

---

3) 脳死判定基準のマニュアル化に関する研究班(研究分担者:横田裕行)編·法的脳死判定 ニュアル・平成22年度厚生労働科学研究費補助金厚生労働科学特別研究事業「臓器提供施 における院内体制整備に関する研究(研究代表者:有賀徹), 2011, pp1-2.

(3) 뇌사의 사망진단

1) 뇌사

뇌사의 용태가 임상현장에서 볼 수 있게 된 것은 1960년대 이후 의료기관에 인공호흡기가 도입되어 뇌간부가 장애가 있어 호흡이 멈추더라도 인공호흡기에 의해서 폐에 지속적으로 산소를 계속 보낼 수 있게 되면서부터이다.

뇌사 판정은 나라마다 다르지만, 세계적으로 눈 뜨기(E), 말하기(V), 운동반응(M) 등의 의식 상태를 평가하는 글래스고 코마스케일을 일반적으로 적용하고 있다. 일본에서는 대뇌, 소뇌, 뇌 간부를 포함한 모든 뇌의 기능이 의학적으로 회복 불가능(비가역)이 된 시점(전 뇌사)을 가지고 뇌사로 판정되게 되었다. 그것을 정식으로 사람의 죽음으로 정의하기 위해서는 법적 뇌사 판정을 할 필요가 있다.

표 3. 글래스고 코마스케일(Glasgow Coma Scale, GCS)

눈 뜨기(E) · 말하기(V) · 운동반응(M)에서 의식 상태를 평가하는 방법으로 집중치료실(ICU)에서 의사들이 사용한다. 기재 예 : E:3, V:3, M:4라고 표현하면서 GCS는 3+3+4=10로 한다. GCS 8 이하는 중증, 12이상은 경증으로 알려져 있다.

1. 눈 뜨기(E) eye opening	자발적으로 spontaneous	4
	말에 의한 to speech	3
	통증 자극에 의해 to pain	2
	눈 뜨지 않고 nil	1
2. 말하기에 대한 반응(V) verbal response	상태 양호 oriented	5
	회화 혼란 confused conversation	4
	부적당한 말 inappropriate words	3
	이해 불가능한 음성 incomprehensible sounds	2
	말하지 않고 nil	1
3. 운동에 대한 반응(M) best motor response	명령에 따라 obeys	6
	자극 부위를 인식(통증 자극 부위에 손을 갖는) localizes	5
	사지 도피 반응(통각 자극에 대해서 털어 버리는) withdraw	4
	사지 이상 굴곡(전완 굴곡 제피질 자세) abnormal flexion	3
	사지 신장 반응(뇌 제거 자세) extensor response	2
	전혀 움직이지 않고 nil	1

(Jennett B. et al. Severe head injuries in three countries. J Neurol Neurosurg Psychiatry 40:291-298, 1977)

표 4. 일본의 코마스케일(Japan Coma Scale, JCS)

의식상태를 크게 3개로 나누어 ① 자극해도 깨지 않는 의식 상태를 3자릿수, ② 자극하면 각성하는 상태를 2자릿수, ③ 자극하지 않아도 각성 상태를 1자리 숫자로 나타내는 의식장해 분류방법에서 JCS 300과 JCS-3과 같이 표현한다. 구급의 현장에서 자주 이용되고 있다.

Ⅲ 자극을 해도 깨지 않은 상태(3자릿수로 표현) 　　[과거의 deep coma, coma, semicoma 등이 이에 해당] 3 : 통증 자극에 반응하지 않는다(300) 2 : 통증 자극에 약간 손발을 움직이거나 얼굴을 찡그린다(200) 1 : 통증 자극에 털어 버리는 것과 같은 동작을 한다(100)
Ⅱ 자극한다고 깨닫는 상태 　　(자극을 끊으면 잠들기, 2자릿수로 표현) 　　[stupor, lethargy, hypersomnia, somnolence, drowsiness] 3 : 요청을 반복하면 겨우 깨친다(30) 2 : 간단한 명령에 응하다. 예를 들면 악수하기(20) 1 : 합목적 운동(예를 들면 오른손을 잡는다, 놓는다)을 하고 말도 나오지만 실수가 많다(10)
Ⅰ 자극하지 않고도 깨어 있는 상태(1자리 수로 표현) 　　[delirium, confusion, senselessness] 3 : 자신의 이름, 생년월일을 말하지 못한다(3) 2 : 의식 장애가 있다(2) 1 : 의식 청명한 말을 할 수 없다(1) 　　이에 필요가 있으면 다음 사항을 덧붙인다. R : restlessness INC : incontinence A : akinetic mutism, apallic state

(주) 이 방식은 간단하고 별로 경험이 없는 자라도 기재할 수 있고, 실무상 사용하기 쉽다.

2) 뇌사의 기본적인 생각

01 전체적인 뇌사로 뇌사한다. 일단 뇌사에 빠지면 다른 장기의 보호 수단(치료)을 취하더라도 심장마비에 이르러 결코 회복할 수 없다.

02 판정 대상 환자는 다음의 조건을 충족시키는 증례이다.

- 기질적 뇌 장애에 의한 깊은 혼수 및 무호흡상 빚어진 증례
- 원질환이 확실하게 진단되었고, 현재 할 수 있는 모든 적절한 치료 수단을

가지고 회복 가능성이 전혀 없다고 판단되는 증례

03 예외 : 환자가 깊은 혼수, 무호흡이라 하더라도 다음과 같은 증례는 제외되어 야 한다.

뇌사와 유사한 상태가 될 수 있는 증례

01 생후 12주 미만인 자

01 급성 약물중독으로 인한 깊은 혼수 및 자발 호흡을 소실한 상태에 있다고 인정 된 자(수면제, 진정제 중독, 기타의 약제)

01 저체온 직장 온도에서 32℃ 이하(6세 미만은 35℃ 미만)

01 대사 장애, 또는 내분비성 장애로 인한 깊은 혼수 및 자발 호흡을 소실한 상태 에 있다고 인정되는 사람

01 피 학대 아동 또는 학대가 의심되는 18세 미만의 아동

3) 뇌사와 장기 이식

뇌사가 의학계에서 각광 받게 된 것은 뇌사 판정을 받은 환자라도, 인공호흡으로 산소가 온몸에 공급함으로써 심장이나 간, 신장, 폐 등의 뇌 이외의 장기가 거의 정 상적인 상태로 유지하므로 이들 장기를 적출하여, 각각의 장기 부전이나 아픈 환자 에게 이식함으로써 장기의 부전을 치료할 이식술(이식 외과)이 세계 각국에서 행해 지게 되었기 때문이다.

1960년대 이후 인공호흡 관리(산소 투여를 하는 인공호흡기)가 수술 후 ICU(중환 자실)을 중심으로 도입되면서 뇌사한 병태를 나타내는 경우가 많았다. 이와 함께 대 학 병원 등에서 이식 외과를 살리려는 많은 외과 의사가 장기 이식이 활성화된 외국 의료기관에 가서 연구를 마치고 귀국함으로써 장기 이식을 할 수 있는 체계가 구축 되어 왔다. 하지만 초기에는 뇌사 환자에게 장기 이식이 가능한 법률적 정비가 갖추 어지지 않아 많은 장기 부전을 잃는 환자들이 외국에서 이식을 받게 되었다.

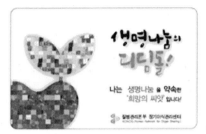
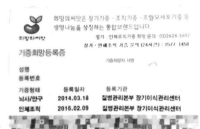

▲ 출처 : 장기이식관리센터 홈페이지(konos.go.kr/konosis)

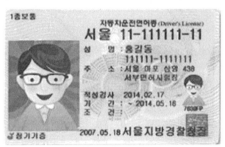

▲ 출처 : 도로교통공단 홈페이지(www.koroad.or.kr)

그림 1. 장기 및 조직기증 카드(질병관리본부 기증 등록증(위), 운전면허증(아래))

이러한 배경에서 우리나라에서도 1988년 2월과 3월에 있었던 뇌사환자의 심장이식 수술과 뇌사자 간이식 수술을 계기로 뇌사문제가 사회적 관심사로 대두되었다. 한편, 1989년 1월 31일 대한의학협회 산하에 뇌사연구특별위원회가 구성되어 뇌사의 정의, 뇌사 판정기준 등을 성안하여 보건사회부에 뇌사입법을 건의한 바 있으며, 1993년 3월 4일 대한의학협회에서 "뇌사에 관한 선언"을 제정한 바 있다. 뇌사인정 여부와 같은 장기이식을 둘러싼 법적·윤리적 문제들이 대두되고, 장기 분배에 대한 객관적이고 공정한 기준 확립의 필요성으로 인해서, 1999년 2월 8일, '장기등 이식에 관한 법률'(이하 "장기등이식법"이라 한다)을 제정하기에 이르렀다(메모 8-1).

일본 정부는 의료계, 법조계, 정계, 종교계를 포함한 많은 지식인을 모아 논의한 후, 1997년 7월 16일 "장기 이식에 관한 법률"이 제정, 공포되어 동년 10월 16일부터 시행되었다(메모 1). 이 법률에 의해서 법적 뇌사 판정(표 1)을 받으면 뇌사가 된 사람은 개체사로 인정받아 심장이 뛰고 있는데도 사망한 것으로 간주해 그 사람에게서 장기를 적출하고, 장기 부전으로 앓고 있는 사람에 이식할 수 있게 되었다. 다만, 이 경우 장기를 제공하는 사람이 그의 생전의 서면에 의한 의사 표시(증명 카드)(그림 1)와 유가족의 서면 동의가 필요하다. 또한 서면에 의한 의사 표시는 유언의 가능 연령에 준하여 15세 이상일 경우 유효하도록 하였다. 이에 의해서, 소아에서는 장기 이식을 할 수 없었다.

그러나 소아, 성인도 포함하여 장기 기증이 적었기 때문에 일본은 2009년에 "장기 이식에 관한 법률"을 개정해 [개정 "장기 이식에 관한 법률"(2010년 7월 17일 시행)(메모 8) 장기 이식의 기준을 변경할 장기 기증을 보다 광범위하게 이루어지도록 했다.

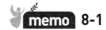 **memo 8-1**

한국의 "장기등 이식에 관한 법률"(발췌)
[시행 2014.1.31.] [법률 제11976호, 2013.7.30., 일부개정]

제11조 (장기등의 적출·이식의 금지 등)
① 다음 각 호의 어느 하나에 해당하는 장기등은 이를 적출하거나 이식하여서는 아니 된다.
  1. 장기등을 이식하기에 적합하지 아니한 감염성병원체에 감염된 장기등
  2. 암세포가 침범한 장기등
  3. 그 밖에 이식대상자의 생명·신체에 위해를 가할 우려가 있는 것으로서 대통령령으로 정하는 장기등
② 이식대상자가 정하여지지 아니한 경우에는 장기등을 적출하여서는 아니 된다. 다만, 안구 등 상당한 기간이 지난 후에도 이식이 가능한 장기등으로서 대통령령으로 정하는 장기등의 경우에는 그러하지 아니하다.
③ 살아있는 사람으로서 다음 각 호의 어느 하나에 해당하는 사람의 장기등은 적출하여서는 아니 된다. 다만, 제1호에 해당하는 사람의 경우에는 골수에 한정하여 적출할 수 있다. 〈개정 2011.8.4.〉
  1. 16세 미만인 사람
  2. 임신한 여성 또는 해산한 날부터 3개월이 지나지 아니한 사람

3. 정신질환자 · 지적(知的)장애인. 다만, 정신건강의학과전문의가 본인 동의 능력을 갖춘 것으로 인정하는 사람은 그러하지 아니하다.

4. 마약 · 대마 또는 향정신성 의약품에 중독된 사람

④ 살아있는 사람으로서 16세 이상인 미성년자의 장기등(골수는 제외한다)은 배우자 · 직계존비속 · 형제자매 또는 4촌 이내의 친족에게 이식하는 경우가 아니면 적출할 수 없다.

⑤ 살아있는 사람으로부터 적출할 수 있는 장기등은 다음 각 호의 것에 한정한다.

1. 신장은 정상인 것 2개 중 1개

2. 간장 · 골수 및 대통령령으로 정하는 장기등은 의학적으로 인정되는 범위에서 그 일부

제12조 **(장기등의 기증에 관한 동의)**

① 이 법에 따른 장기등기증자 · 장기등기증희망자 본인 및 가족 · 유족의 장기등의 기증에 관한 동의는 다음 각 호에 따른 것이어야 한다.

1. 본인의 동의: 본인이 서명한 문서에 의한 동의 또는 「민법」의 유언에 관한 규정에 따른 유언의 방식으로 한 동의

2. 가족 또는 유족의 동의: 제4조제6호 각 목에 따른 가족 또는 유족의 순서에 따른 선순위자 1명의 서면 동의. 다만, 선순위자 1명이 미성년자이면 그 미성년자와 미성년자가 아닌 다음 순서의 가족 또는 유족 1명이 함께 동의한 것이어야 하고, 선순위자가 행방불명이거나 그 밖에 대통령령으로 정하는 부득이한 사유로 동의를 할 수 없으면 그 다음 순위자가 동의할 수 있다.

② 제22조제3항제1호 단서에 따른 뇌사자 또는 사망한 자의 장기등의 적출에 관한 그 가족 또는 유족의 거부의 의사표시는 제4조제6호 각 목에 따른 가족 또는 유족의 순위에 따른 선순위자 1명이 하여야 한다.

③ 제1항제2호 및 제2항에 따른 선순위자 1명을 확정할 때 선순위자에 포함되는 사람이 2명 이상이면 그중 촌수 · 연장자순(촌수가 우선한다)에 따른 1명으로 한다.

제22조 **(장기등의 적출 요건)**

① 살아있는 사람의 장기등은 본인이 동의한 경우에만 적출할 수 있다. 다만, 16세 이상인 미성년자의 장기등과 16세 미만인 미성년자의 골수를 적출하려는 경우에는 본인과 그 부모(부모가 없고 형제자매에게 골수를 이식하기 위하여 적출하려는 경우에는 법정대리인)의 동의를 함께 받아야 한다.

② 제1항 단서의 경우 부모 중 1명이 행방불명, 그 밖에 대통령령으로 정하는 부득이한 사유로 동의할 수 없으면 부모 중 나머지 1명과 제4조제6호 각 목에 따른 가족 또는

유족의 순서에 따른 선순위자 1명의 동의를 받아야 한다.

③ 뇌사자와 사망한 자의 장기등은 다음 각 호의 어느 하나에 해당하는 경우에만 적출할 수 있다.

1. 본인이 뇌사 또는 사망하기 전에 장기등의 적출에 동의한 경우. 다만, 그 가족 또는 유족이 장기등의 적출을 명시적으로 거부하는 경우는 제외한다.

2. 본인이 뇌사 또는 사망하기 전에 장기등의 적출에 동의하거나 반대한 사실이 확인되지 아니한 경우로서 그 가족 또는 유족이 장기등의 적출에 동의한 경우. 다만, 본인이 16세 미만의 미성년자인 경우에는 그 부모(부모 중 1명이 사망·행방불명, 그 밖에 대통령령으로 정하는 부득이한 사유로 동의할 수 없으면 부모 중 나머지 1명)가 장기등의 적출에 동의한 경우로 한정한다.

④ 제1항부터 제3항까지에 따라 동의한 사람은 장기등을 적출하기 위한 수술이 시작되기 전까지는 언제든지 장기등의 적출에 관한 동의의 의사표시를 철회할 수 있다.

[제23조] **(장기등의 적출 시 준수사항)**

장기등을 적출하려는 의사는 다음 각 호의 사항을 준수하여야 한다.

1. 제22조에 따른 동의 및 제26조제3항 후단에 따른 승인 사실을 확인할 것

2. 장기등기증자가 살아있는 사람인 경우에는 본인 여부를 확인하고 본인과 그 가족에게 다음 각 목의 사항을 충분히 설명할 것

   가. 장기등기증자의 건강상태

   나. 장기등 적출수술의 내용과 건강에 미치는 영향

   다. 장기등을 적출한 후의 치료계획

   라. 그 밖에 장기등기증자가 장기등의 적출과 관련하여 미리 알아야 할 사항

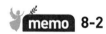 **memo** 8-2

일본의 개정된 "장기 이식에 관한 법률"(발췌)
(2009년 7월 17일 법률 제83호, 2010년 7월 17일 시행)

[제6조] **(장기 적출)**

1. 의사는 다음 각 호 중 하나에 해당하는 경우에는 이식술에 사용되기 위한 장기를 시체

(뇌사한 자의 몸을 포함. 이하 같다.)에서 적출할 수 있다.

① 사망한 자가 생존 중에 해당 장기를 이식술에 사용되기 때문에 제공할 뜻을 서면으로 표시되는 경우, 그 내용의 고지에 대하여 유가족이 해당 장기 적출을 거부하지 않을 때 또는 유족이 없을 때.

② 사망한 자가 생존 중에 해당 장기를 이식술에 사용되기 때문에 제공할 뜻을 서면으로 표시하고 있는 경우 및 해당 의사가 없음을 표시하고 있는 경우 이외의 경우로, 유족이 장기 적출에 서면에 의하여 승낙하고 있을 때.

2. 전항에 규정하는 "뇌사한 자의 몸"이란 뇌간을 포함하여 전뇌의 기능이 비가역적으로 정지한 것을 의미한다.

3. 장기 적출에 관련된 전항의 판정은 다음 각 호 중 하나에 해당하는 경우에 한하여 할 수 있다.

① 해당자가 첫째항 제1호에 규정하는 의사를 서면에 표시되는 경우, 해당자가 전항의 판정에 불복 의사가 없음을 표시하고 있는 경우 이외의 경우 그 취지의 고시를 받은 그 사람의 가족이 해당 판정을 거부하지 않을 때 또는 가족이 없을 때.

② 해당자가 첫째항 제1호에 규정하는 의사를 서면에 의한 표시하고 있는 경우 및 해당 의사가 없음을 표시하고 있는 경우 이외의 경우이며, 또한 해당자가 전항의 판정에 불복 의사가 없음을 표시하고 있는 경우 이외의 경우이며, 그 사람의 가족이 해당 판정을 실시하는 것을 서면에 의한 승낙하고 있을 때.

4. 장기 적출에 관련된 둘째항의 판정은 이를 정확하게 실시하는데 필요한 지식과 경험을 가진 두 사람 이상의 의사(해당 판정이 이루어진 경우에 해당 뇌사한 자의 몸에서 장기를 적출하거나 해당 장기를 사용한 이식술을 하게 된 의사는 배제한다)의 일반적으로 인정된 의학적 지식에 의거 후생노동성령으로 정하는 바에 의하여 판단의 일치에 의해서 행해지는 것으로 한다.

5. 전항의 규정에 의한 둘째항의 판정을 실시한 의사는 후생노동성령으로 정하는 바에 의한 즉시, 해당 판정이 정확하게 이뤄졌음을 증명하는 서면을 작성해야 한다.

6. 장기 적출에 관련된 둘째항의 판정에 근거하여 뇌사한 자의 몸에서 장기를 적출하려는 의사는 미리 해당 뇌사자의 신체에 관련된 전항의 서면 교부를 받아야 한다.

그 주요 변경 사항은 표 5에 나타나 있다.

"장기 이식에 관한 법률"의 개정으로 주목할 점은 뇌사를 사람이 개체사하는 데 장기 이식을 전제로 하지 않아도 법적 뇌사 판정을 하면 그것은 사람의 죽음으로 알려진다. 장기 이식을 전제로 하지 않더라도 뇌사가 사람의 개체사로 된 것은 임상현장에서 사람의 죽음을 판단하는 것을 더 어렵게 할 수 있다. 이는 다른 부분에서 자세히 언급하겠다. 또 이상 시체의 경우는 법률상 장기 적출보다는 경찰의 검사가 우선한다.

ㄴ) 사망진단

뇌사 상태에서의 사망진단은 현재에서 기술하고 관련법을 충분히 이해하고 환자 본인, 가족에게 설명하고 이해를 받아야 한다. 안일한 생각으로 사망진단을 해서는 안 된다. 장기 이식이 이루어질 때 법적 뇌사 판정 절차를 하면 개정 "장기 이식에 관한 법률"(메모 8)로 사망을 확인할 수 있고 법적으로도 문제가 없다.

문제는 법적 뇌사 판정을 하지 않고(법적 뇌사 판정 표 1 참조) 1~4까지의 검사에 의해서, 종래 알려졌던 임상적 뇌사 상태에 빠졌을 때이다. 임상적 뇌사는, 2010년에 열린 일본 후생노동과학 특별 연구사업 "장기 제공 시설의 원내 체제 정비에 관한 연구 : 뇌사 판정 기준의 매뉴얼화에 관한 연구"에서 임상적 뇌사란 표현을 사용하면 법적 뇌사와의 관계에서 임상현장에서 혼란이 생긴다며 임상적 뇌사란 용어 사용을 중단하고, 뇌사 상태로 삼는다는 결론을 짓고 있지만 이 연구 보고서는 주로 장기 제공 시설에 배포되고 있으며, 그 전의 1999년에 같은 후생노동과학 특별 연구사업으로 연구된 「법적 뇌사 판정 매뉴얼」[4]이 널리 시판된 것에 의해서 임상적 뇌사이라는 용어는 지금도 일상 의학용어로 사용되고 있다.

---

4) 島崎修次:臓器提供施設マニュアル・平成11年度厚生科学研究費補助金「脳死体からの多 器の摘出に関する研究」報告書, 1999.

표 5. 개정된 일본의 "장기 이식에 관한 법률"의 주요 변경 사항

1	본인의 장기기증 의사 표시의 서류가 없어도, 본인이 사후 장기를 제공하지 않겠다는 의사 표시가 없음에서 유가족(가족)의 서면 동의가 있으면 법적 뇌사 판정 후 장기를 적출하도록 했다.
2	15세 미만이더라도 부모와 가족(유족)의 서면 동의가 있다면 법적 뇌사 판정 후 장기를 적출하도록 했다.
3	학대에 따른 뇌사의 경우는 제외된다.
4	친족 우선 제공이 가능하다.
5	장기 이식을 전제로 하지 않아도 뇌사는 사망이 되었다.

　문제는 개정된 일본의 "장기 이식에 관한 법률"에서 장기 이식을 전제로 하지 않아도 뇌사가 사람의 개체사로 된 것부터 인공호흡 관리 하에 있는 뇌사로 될 수 있는 상태(임상적 뇌사) 환자의 기관지 튜브를 가족의 청탁과 동의를 얻어 제거해도 되는 것이라는 결론이 될 것이다.

　뇌사와는 직접적인 상관은 없지만 한 시민 병원에서 인공호흡 관리 하에 있는 환자의 예후 개선이 향후 기대할 수 없다며 그 환자의 기관지 튜브를 의도적으로 제거하여 사망한 것이 사회적으로 문제가 되었다. 이 사건에서 의사는 불구속으로 입건했지만 살인죄 적용을 위한 혐의 불충분으로 불기소되었다.

　개정된 일본의 "장기 이식에 관한 법률"의 시행 후에 이런 문제가 불거지자 재판이 된 사례가 없으므로 현 시점에서 가부의 결론을 내지는 못하였지만 최소한 현재의 법률과 과거 사례(메모 2, 9)에서 판단하더라도 뇌사 또는 예후 불량으로 기관지 튜브를 제거 관리하는 행위는 적극적 안락사가 되므로 본인의 서면 동의가 없는 경우는 일본 형법 제199조에 의한 살인죄, 동의가 있더라도 형법 제202조에 있는 자살 관여 및 동의 살인에 체포, 기소될 가능성이 있다.

　일본 후생노동성의 뇌사에 관한 연구 팀은 "뇌사를 가지고 사망을 정하지 않고 있다". 후생노동성은 개정 "장기 이식에 관한 법률" 시행 이후에도 "사람의 개체사는 장기 이식을 전제로 한 경우에만 장기 기증 시설에 적용하고 있다[5]. 이러한 임상적 뇌사(뇌사로 될 수 있는 상태) 상황에서도 기관지 튜브 제거, 염화칼륨(KCl)나 근이완제 정맥 내 투여 등의 적극적 안락사는 하지 말아야 한다.

현 시점에서는 뇌사로 될 수 있는 상태에서도 법적 뇌사 판정을 하지 않으면 적극적 안락사는 법적으로 인정되지 않는다는 것이 현재 상황이다. 메모 9는 존엄사가 허용되는 재판에서의 조건을 보여준다.

memo 9

일본 도카이대(東海大學) 의학부부속병원 안락사 사건(1991년)

일본 토카이대학 병원의 의사들이 말기 상태에 있던 다발성 골수종의 환자의 가족으로부터 치료 중단을 요구 받고 링거와 도뇨 등의 튜브를 제거하고 진통제, 향정신약 등을 투여했지만 그 후도 숨이 가쁜 상태이고, 가족으로 부터 "빨리 편하게 했으면 좋겠다"는 말을 세 번 듣고 염화칼륨(KCl)을 정맥 내에 투여하고 심장마비가 발생한 사건이다.

이 사건에서는 가족의 동의는 얻었지만, 환자의 동의 없이 염화칼륨을 투여하고 심장마비를 일으켰다며, 형법 제202조의 자살 방조죄(촉탁 살인)가 아닌 일본 형법 제199조의 살인죄로 기소되었다(메모 10). 판결은 유죄로 징역 2년 집행유예 2년이었다.

이 판결에서는 의사에게 안락사를 허용되는 4가지 요건이 있었다.

① 환자가 견디기 힘든 심한 육체적 고통을 겪고 있음.

② 환자의 죽음이 불가피하고, 임종이 임박했음.

③ 환자의 육체적 고통을 제거, 완화하기 위해서 방법을 다하거나 대체 수단이 없음.

④ 생명의 단축을 승낙하는 환자가 명시한 의사 표시가 있는 것임.

의료기관에서 일어난 것은 아니지만, 이 사건 전에 나고야(名古屋)에서 일어난 나고야 안락사 사건(1962년)으로, 나고야 고등법원은 안락사의 요건(위법성 조각 사유)로서 이하의 여섯가지 요건을 나타내고 있다.

① 환자가 현대 의학의 지식과 의학에서 불치병을 앓고 있고, 죽음이 눈앞에 임박했음.

---

5) 厚生労働省:「臓器の移植に関する法律」の運用に関する指針(ガイドライン)の一部改正に、いて(厚生労働省健康局長通知), 健発0114第2号平成22年1月14日

② 환자의 병고가 심하고, 누가 보아도 진정으로 개선될 수 없는 정도.

③ 오로지 병자의 죽음을 앞두고 고통 완화를 목적으로 함.

④ 병자의 의식이 명료해서 의사를 밝힐 수 있는 경우에 본인의 진지한 촉탁 또는 승낙이 있는 경우.

⑤ 의사의 손에 의한 것을 원칙으로 하며, 이에 의할 수 없는 경우에는, 의사에 의한 방법이 없다고 수긍할 만한 특별한 사정이 있을 것.

⑥ 그 방법이 윤리적으로도 타당한 것으로 인용할 수 있는 것.

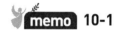 **memo 10-1**

일본 형법 제199조, 형법 제202조

◆형법 제199조(살인)

사람을 죽인 자는 사형 또는 무기 혹은 5년 이상의 징역에 처한다.

◆형법 제202조(자살 관여 및 동의 살인)

사람을 교사하거나 혹은 방조하여 자살하거나 또한 어떤 사람이 그 제의를 받거나 그 승낙을 얻고 죽인 자는 6월 이상 7년 이하의 징역 또는 금고에 처한다.

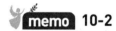 **memo 10-2**

한국 형법 제250조, 제252조, 제253조

제250조 **(살인, 존속살해)**

① 사람을 살해한 자는 사형, 무기 또는 5년 이상의 징역에 처한다.

② 자기 또는 배우자의 직계존속을 살해한 자는 사형, 무기 또는 7년 이상의 징역에 처한다.

제252조 **(촉탁, 승낙에 의한 살인 등)**

① 사람의 촉탁 또는 승낙을 받아 그를 살해한 자는 1년 이상 10년 이하의 징역에 처한다.

② 사람을 교사 또는 방조하여 자살하게 한 자도 전항의 형과 같다.

제253조 (위계 등에 의한 촉탁살인 등)

전조의 경우에 위계 또는 위력으로써 촉탁 또는 승낙하게 하거나 자살을 결의하게 한 때에는 제250조의 예에 의한다.

5) 식물 상태(천연성의식장해)

뇌사가 의학적으로 논의될 때까지는 뇌가 장해가 있어 의사소통이 되지 않는 병태를 식물상태(천연의식장해)라는 병태가 있다고 한다.

지금까지 식물상태(천연성의식장해)의 병태와 뇌사와의 구별을 못하는 의료진이 상당히 많기 때문에 이 차이를 충분히 이해할 필요가 있다. 아래에 언급하였지만 기본적으로 뇌간이 살아 있는지 죽었는지의 차이다. 이 구별을 이해하지 않으면 죽음을 판정하거나 판단하는 것을 실수 할 수 있다.

● 식물상태(천연성의식장해)란?

일본 뇌신경외과학회는 식물상태(천연성의식장해)를 다음과 같이 정의하고 있다.

01 자력으로 이동을 할 수 없는

02 스스로 음식을 섭취할 수 없는

03 분뇨, 실금 상태가 있는

04 눈으로 응시하지만 인식은 하지 못함.

05 간단한 명령에 응하기도 하겠지만 그 이상의 의사소통이 안 됨.

06 소리는 냈지만 의미 있는 말은 아님.

이상의 여섯 가지 항목을 충족하고 각종 치료에 효과가 없고, 3개월 이상 장기간 지속된 상태를 말한다.

식물상태(천연성의식장해)와 비슷한 질환(상태)으로 실외투증후군, 무동성무언증이라는 질병이 있다.

◉ **뇌사상태와 식물상태(천연성의식장해)와 기본적 차이**

어느 쪽도 의사소통은 못하지만, 뇌사는 뇌간부에 장애가 있어 자발적 호흡이 아니라 심장이나 폐가 움직이려면 인공호흡(인공호흡기)에 따른 산소의 투여가 필요하다. 이에 반하여 식물상태(천연성의식장해)는 뇌간부 장애가 없는 경우가 많고, 호흡 중추가 장애되어 있는 경우 폐호흡 장애가 있는 경우를 제외하고 자발 호흡이 가능하고 인공호흡을 필요로 하지 않는다.

(3) 존엄사와 안락사

1) 존엄

"존엄(尊嚴)"란 무엇인가. 사전을 보면 "중히 여기며, 공경하는 것"이라고 쓰고 있다. 이에 한자를 대입하면 존(尊)과 경(敬)이 된다. 다른 사전을 보면 귀한 엄숙이라 하고 있다. 영어에서는 dignity라고 쓰고 있다. dignity를 사전에서 보면 **01** 무겁게, 위엄, 존엄, **02** 고상함, 기품, 품위, 품격 등이다.

삶이나 죽음을 논할 경우, 지금 꼭 의논해야 할 것이 "사람의 존엄"이다. 즉, 많은 사람들은 병이 들었을 때 존엄성 있는 삶과 죽음을 의료인에게 요구하고 있다.

이 문제는 심장이 뛰고 있어도 법적 뇌사 판정을 하면 그것은 사람의 개체사로 그 사람의 심장을 꺼내어, 장기 부전으로 앓고 있는 환자에게 이식해도 좋겠는가가 논의되었을 때, 사회적으로 큰 문제가 되었고, 의학계뿐 아니라 법조계, 정계, 재계, 언론계에서 윤리적인 문제로 크게 화제가 되면서 논란의 중심으로 떠올랐다.

2) 존엄사

존엄사를 안락사라고 불리던 시기도 있었지만, 안락사는 사람의 죽음에 대해서 개인의 존엄과 권리가 무시되는 가벼운 표현이라는 논란이 불거지면서 이후 사람의 죽음은 존엄사로 통일되었고 안락사와는 다르게 사용되고 있다. 그러나 안락사는 의료현장과 윤리, 법률 속에서는 아직도 일부 사용되는 용어이다.

사단법인 일본존엄사협회라는 존엄사를 요구하는 협회가 있지만 그 홈페이지에 따르면 존엄사는 병에 의한 "불치, 말기"가 되었을 때에 자신의 의사로 죽어가는 과정에서 무의미한 연명조치를 거부하고 인간으로서의 존엄을 유지하면서 죽음을 맞이하는 것이라고 말한다. 또 건강하게 삶을 영위하고, 편안하게 죽을 권리로서 「존엄사의 선언서"(리빙 윌)를 발행하고, 나을 가망이 없는 병에 걸려 임종이 얼마 남지 않았을 때 "존엄사의 선언서"(리빙 윌)를 의사에게 자신의 의견을 제시하고 인간답고 편안하게 자연스러운 죽음을 맞이하려는 권리를 확립하는 운동을 전개하고 있다고 밝혔다. 리빙 윌은 "자연스러운 죽음을 추구하기 위해서 자발적 의사를 명시한 생전에 발효한 유언서"며, 다음의 세 가지를 꼽고 있다.

01 불치의 말기가 된 경우, 무의미한 연명 조치는 거부한다.

02 고통의 완화 조치는 최대한 실천하기 바란다.

03 회복 불능의 식물인간(지속적 식물상태)에 빠진 경우는 생명 유지 조치를 그만두고 싶다.

존엄사는 이번 국회에서 법제화(메모 11)를 위한 움직임이 있고, 만약 존엄사가 법적으로 인정받게 되면 종말기 의료에 한정되었다 해도 의사 · 의료진들은 법적테두리 안에서 움직이고 있는 심장을 멈출 수 있게 된다. 이러한 방법도 의료의 연장선상이라 말할 수 있지만 의료인으로서는 별로 관여하고 싶지 않은 일이다.

국가의 의료, 복지 예산은 해마다 증가추세에 있어 어떤 분야에서 삭감할 예산을 조정하는 것은 부득이 받아들여야 할 일일지도 모른다. 타인의 장기를 이식하고 살 권리를 인정하는 "장기 이식에 관한 법률"이 제정된다면 존엄성 있는 죽음을 인정하는 "존엄사의 법제화"를 도모할 수 있다는 의견은 그 해결 방법 중의 하나일 수도 있다. 메모 12에서는 일본 학술회의에서 제시된 존엄사(연명 치료 중단) 용인 조건을 나타낸다.

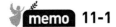 **memo** 11-1

한국

호스피스·완화의료 및 임종과정에 있는 환자의 연명의료 결정에 관한 법률(부록 참조)(2016년 2월 3일 제정, 2018년 2월 4일 시행)

memo 11-2

일본 존엄사법

종말기 의료에서 환자의 의사존중에 관한 법률안(발췌)
존엄사 법제화를 생각하는 의원연맹(2012년 6월 19일 현재)
지금은 아직 가칭으로 되어 있지만, 존엄사 법안은 "종말기 의료에서 환자의 의사 존중에 관한 법률"(안)으로 알려졌으며, 현재 검토 중이지만 다음에 그 개략을 제시한다. 당연히 앞으로도 내용의 변경은 있을 것이다. 참고 자료로서 이하의 조문을 제시한다.

제1조 (취지)
이 법은 종말기에 관한 판정, 환자의 의사에 근거한 연명 조치의 시작 및 이에 관련된 면책 등에 관한 필요한 사항을 정한다.

제2조 (기본적 이념)
종말기 의료는 연명 조치를 할 지 여부에 관한 환자의 의사를 충분히 존중하고 의사, 약사, 간호사 그밖에 의료 담당자와 환자 및 가족들과의 신뢰 관계를 바탕으로 해야 한다.

제3조 (국가 및 지방 공공단체의 책무)
국가 및 지방 공공단체는 종말기 의료에 대해서 국민의 이해도를 높이는 데 필요한 조치를 강구하도록 힘써야 한다.

제4조 (의사의 책무)
의사는 연명 조치의 시작을 하는 데 있어서 진료상 필요한 주의와 함께 종말기에 있는 환자 또는 그 가족에 대한 해당 연명 조치의 시작에 생기사태 등에 대해서 필요한 설명을 하면서 그 이해를 얻도록 힘써야 한다.

제5조 (정의)

1. 이 법률에서 "종말기"는 환자가 병에 대해서 할 수 있는 모든 적절한 치료를 받는 경우도 회복 가능성이 없으면서 죽음이 임박하다고 판정된 상태에 있는 기간을 말한다.
2. 이 법률에서 "연명 조치"는 종말기에 있는 환자의 병 치유 또는 동통 등의 완화가 아닌 단순히 해당 환자의 생존 기간의 연장을 목적으로 한 의료상의 조치(영양 또는 수분의 보급을 위한 조치를 포함)를 말한다.
3. 이 법률에서 "연명 조치의 시작"은 종말기에 있는 환자가 실제로 이뤄지는 연명 조치 외의 새로운 연명 조치를 필요로 하는 상태에 있는 경우 해당 환자 진료를 담당하는 의사가 그 새로운 연명 조치를 시작하지 않는 것을 말한다.

제6조 (종말기에 관한 판정)

전조제1항의 판정(이하 "종말기에 관한 판정"이라고 한다.)은 이를 정확하게 실시하는데 필요한 지식과 경험을 가진 두 명 이상 의사의 일반적으로 인정된 의학적 지식에 근거하는 판단의 일치에 의해서 행해지는 것으로 한다.

제7조 (연명 조치의 시작)

의사는 환자가 연명 조치의 불개시를 희망하는 취지의 의사를 서면으로 다른 후생노동성령으로 정하는 방법에 의한 표시하고 있는 경우(해당 표시가 만 15세에 이르는 날 후에 한한다)이며, 또한 해당 환자가 종말기에 관한 판정을 받은 경우에는 후생노동성령으로 정하는 것에 따라 연명 조치의 불개시(不開始)를 할 수 있다.

제8조(면책) 전조의 규정에 의한 연명 조치의 불개시에 대해서는 민사상, 형사상 및 행정상 책임(과료에 관련된 것을 포함)을 지지 아니한다.

(이하 생략)

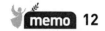 **memo** 12

일본 학술회의가 제시된 존엄사(연명치료 중단), 용인조건(1994년)

① 회복 불능임을 복수의 의사가 진단
② 의사 능력이 있는 상태에서 환자의 존엄사 희망 의사 표시
③ 연명 치료 중단은 담당 의사가 하고 가까운 인척의 관여는 인정하지 않음.
을 조건으로 들어 환자가 정상적인 의사를 표명할 수 없으면 연명 의료를 거부하는 사전 의사(리빙 윌과 가까운 인척의 증언)를 환자의 의사 확인 수단으로 좋은 것이라고 하고 있다(이는 1개의 지침이며, 법적 효력을 갖는 것은 아니다).

3) 안락사

사전에서 안락사의 항목을 살펴보면 "의사의 손으로 환자의 자발적 의사에 근거하여 적극적(의도적으로) 죽음 부르는 개입을 「적극적 안락사」라 하고, 연명 치료, 생명 유지를 하지 않고 자연스러운 죽음을 맞이하도록 의료를 중단하거나 회피하는 것을 "소극적 안락사"라고 부른다"라고 하고 있다. 존엄사는 "인간으로서의 존엄을 유지하고 맞는 죽음"이라고 적고 있다. 즉, 안락사에는 의사가 의도적으로 환자를 죽음에 이르게 하는 것으로 "적극적 안락사"와 최대한 자연스러운 방법으로 환자를 죽음에 이르는 "소극적 안락사"가 있다.

적극적 안락사는 **01** 기도 확보와 인공호흡을 하는 기관지 튜브를 제거하기 **02** 염화칼륨(KCl)나 근이완제(심장마비나 호흡 정지가 되는 약제)의 정맥 내 투여 등이 있다. 소극적 안락사는 **01** 경관(관을 통하여)·경장(장을 통하여) 영양의 감량, 중지, **02** 감염을 일으켰을 때 항생제 등의 증량 새로운 투여 중단, **03** 하루 수액량 감소 등 연명 치료와 생명 유지를 하기 위한 치료를 적극적으로 하지 않는 것이다. 현 시점에서는 적극적 안락사는 살인죄로 처벌될 가능성이 높다. 소극적 안락사는 본인 및 가족이나 가족의 동의를 얻어 반나절 상시적으로 종말기 의료로 이행되고 있기도 한다. 어떤 의미로는 존엄사, 자연사로 이해할 수도 있다.

앞서 언급한 안락사의 설명은 복지관련 사전에서의 해설이지만, 의사로서 경찰의

사를 하고 있는 오오키 미노루 씨의 강연 설명6)을 보면 안락사에 대해서 다음과 같이 말하고 있다. "환자가 현대 의학 지식과 기술에서 보고 불치병을 앓으며 죽음이 코앞으로 다가오면서 참을 수 없는 육체적 고통을 당하고 있는 경우에 환자 본인의 촉탁 또는 강한 희망 아래 오로지 환자의 고통을 완화할 목적으로 의사가 환자의 죽음을 약간 앞당기는 조치를 취함으로써 일어나는 죽음"이라고 밝혔다. 그리고 안락사의 법적 측면에서 "법 이론상으로는 죽음을 앞당기는 것은 살인죄나 촉탁 살인죄의 구성 요건에 해당하는 것"이라며 상황에 따라서는 "위법성이 조각되어 무죄가 될 경우도 있다"라고 하고 있다.

코다마 야스시 씨에 따르면 미국에서는 식물상태(천연성의식장해)와 호흡기의 중단이나 식사의 중단에 관해서는 가족이 법원에 고소하여 법원의 결정에 입각할 수 있다. 그렇기 때문에 의료 관계자나 의사가 법으로 처벌되는 것은 없다고 여겨지는 것에 대해서 일본에서는 본인의 의사나 가족의 의뢰에 의한 중단의 결과를 법원이 보장한다 할지라도 법제화되어 있지 않는 이상 살인죄나 살인 방조죄의 구성 요건에 해당한다며 처벌될 가능성이 있다고도 쓰여 있다7).

존엄사란 무엇이냐는 논란은 의사, 간호사 등 의료계의 사람들 뿐만 아니라 죽어가는 사람의 가족, 교육계, 법조계, 종교계 인사들도 포함해 논의를 해야 한다고 한다. 하지만, 의료 현장의 실정을 감안하면 암으로 인한 동통을 완전히 제거할 수 있는지 여부와 집에서 존엄사를 맞이하게 할 수 있도록 동의할 수 있는지 등 이상과 현실 사이에 차이가 있다고 할 수밖에 없는 것도 사실이다. 과연 이상적인 존엄사가 존재할 수 있을까?

4) 자연사(평온한 죽음)

노쇠라는 말이 있다. 95세의 아버지가 아침에 일어나지 않아 자녀가 발견하고 아

---

6) 大木実:異状死取り扱いにかかわる警察医活動の現状と将来,第17回日本警察医会総会 術講演会シンポジウム、平成23年9月10日

7) 児玉安司:生命維持治療の中止と差し控え,高橋都,一ノ瀬正樹編,死生学5--医と法をめぐる生死の境界,東京大学出版会,東京, 2008, pp81-86.

버시가 사망했다고 생각하는 것이 노쇠에 의한 자연사에 가깝다고 할 수 있다. 일반적으로는 죽음을 분류하면 병(질병), 사고사(교통사고, 산재사고, 자해), 재해사, 자살, 타살 이외의 죽음, 자연 현상으로서의 죽음(노쇠)이라고 말한다. 존엄사가 요구하는 죽음도 가급적 인간으로서의 존엄을 가지고 자연사처럼 죽음을 맞이하고 싶다는 것이다. 그러나 현재 의학과 의료기술이 발전하면서 자연사하는 경우가 드물게 되었다. 소극적 안락사는 어떤 의미에서 자연사라 말할 수 없지만, 어느 누구도 확실하게 응답할 수 없는 사안이기도 하다. 이시 토비코오조오(石飛幸三) 씨는 자연사를 평온한 죽음이라는 말을 사용하여 표현[8]하고 있다.

03. 사망과 관련된 중요사항

(1) 이상 죽음

이상 죽음과 변사, 시체검안서에 대해서는 법의학에 대해서 자세히 서술할 것이다. 여기에서는 임상현장의 의사로서, 이상 죽음과 관련된 내용을 다루려고 한다. 한국 의료법 제26조(메모 13-1)와 일본 의사법 제21조(메모 13-2)에는 다음의 글이 있다. "의사·치과의사·한의사 및 조산사는 사체를 검안하여 변사(變死)한 것으로 의심되는 때에는 사체의 소재지를 관할하는 경찰서장에게 신고하여야 한다", "의사는 시체 또는 임신 4개월 이상의 사망시를 검안하고, 이상이 있다고 인정했을 때는 24시간 이내에 관할 경찰서에 신고해야 한다".

이상 죽음은 정확히 말하자면 이상 시체이다. 이상 죽음이란 임상적으로 다음과 같이 생각된다.

01 자신이 진료하고 있는 병명 이외의 질병으로 생각되는 사망

02 초진시 환자가 이미 사망하고 있을 때

---

8) 石飛幸三:平穏死という選択。幻冬舎ルネッサンス,東京, 2012.

03 교통사고, 산업재해 사고, 화상, 중독, 익수 등 외인이 사망 원인으로 의심되는 경우

04 사인이 밝혀지지 않을 때

05 초진 환자에서 진찰 후 극히 짧은 시간 내에 사망

또 일본법의학회는 이상 죽음을 메모 14처럼 정의하고 있다.

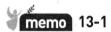 **13-1**

한국 의료법 제26조(변사체 신고)

의사·치과의사·한의사 및 조산사는 사체를 검안하여 변사(變死)한 것으로 의심되는 때에는 사체의 소재지를 관할하는 경찰서장에게 신고하여야 한다.

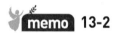 **13-2**

일본 의사법 제21조(이상시체 등의 신고의무)

의사는 시체 또는 임신 4개월 이상의 사산아를 검안하고 이상이 있다고 인정했을 때는 24시간 이내에 관할 경찰서에 신고해야 한다.

 14

일본법의학회 "이상 죽음 가이드라인"

일본법의학회는 2004년 법의학회의 이상 죽음에 관한 가이드라인을 발표했다[일본법의학회 교육 위원회 2004년].

일본법의학회 "이상 죽음 가이드라인"

1. 외인(불의의 사고, 자살, 타살, 원인 미상의 외인 죽음 등)으로 인한 모든 사망(진료의 유무, 치료 기간을 불문)

2. 외인에 의한 상해의 속발증, 후유 장애에 의한 죽음

3. 상기 1, 2로 의심되는 것

4. 진료 행위에 관련된 뜻하지 않은 사망 및 그 혐의가 있는 것

   주사, 마취, 수술, 검사, 분만 등 모든 진료행위 중 또는 비교적 진료행위 후의 뜻하지 않은 사망

   1) 진료 행위 자체가 관여하여 있을 수 있는 사망

   2) 진료 행위 중 또는 비교적 직후 급사로, 사인이 불명의 경우

   3) 진료 행위의 과오나 과실의 유무를 묻지 않음.

5. 사인이 분명치 않아 사망

   1) 시체로 발견된 경우

   2) 일견 건강하게 생활하던 사람의 뜻하지 않은 급사

   3) 초진 환자가 진찰 후 극히 짧은 시간에 사인이 되는 병이 진단하지 못한 채 사망한 자리

   4) 의료기관의 진료 이력이 있어도, 그 질병으로 사망한 것으로 진단할 수 없는 경우 (최종 진료 후 24시간 이내 사망이라도 진단된 질병으로 사망한 것으로 진단할 수 없는 경우)

   5) 기타 사인이 불명의 경우, 병사나 외인 죽음이 불명한 경우

이상 죽음에 관련하여 문제가 되는 것은 이상이라는 것이 어떤 상태를 말하는지에 대한 법적인 주석이 없다는 것이다. 따라서 전적으로 의사의 판단에 맡기고 있다.

일본법의학회는 이상 죽음에 대한 가이드라인을 메모 14처럼 발표했으나 4번째에 있는 "진료 행위에 관련된 뜻하지 않은 사망 및 그 혐의가 있는 것"에 대해서는 임상 관련 의학회에서 많은 이론이 나왔다.

이것과 관련하여, 후쿠시마 현의 의료기관에서 수술을 받은 환자가 수술 중 사망한 사례에서 문제가 발생하였다(메모 15). 산부인과 의사는 자신이 진찰하고 수술이 반드시 필요하다고 판단하고 수술을 한 환자가 사망했다. 수술 중이라는 것은 신체

에 상처가 있으므로 외인 죽음이 되고 이상 죽음으로 생각되는데 의사가 치료상 필요한 시술을 하고 그것이 적절한 치료를 하는 상태에서 사망했다면 진료 중이며 병명도 경과도 사인도 알고 있기 때문에 담당 의사로서는 이상 죽음으로 신고할 필요가 없다고 판단했다. 따라서 경찰에 이상 죽음의 신고를 하지 않아도 된다고 생각했다. 하지만 경찰은 환자의 가족으로부터 환자가 수술 중에 사망한 것을 듣고 형법 제211조(업무상 과실치사상 등)(메모 16)와 의사법 제21조(메모 13, 17) 위반으로 산부인과 의사를 체포했다. 경찰입장에서 보면 수술을 했다는 것은 외인인 것으로 사망했을 때 당연히 24시간 이내에 관할 경찰에 이상 죽음으로 신고해야 한다고 판단한 것이다.

이 문제와 관련하여 일본 산부인과학회는 성명을 내고 이번 결과는 과실치사(의료과오)가 아니라며 체포에 반대했다. 도움이 필요한 환자를 살아있는 동안 수술하다가 사망했다고 해서 이를 의료 과실치사로 체포한 것은 의료행위를 하지 말라는 것이라며 관련학회들의 비난이 쏟아졌다. 또 각 학회의 친정인 일본 의학회도 이 죽음은 이상 죽음이 아니라며 구속 기소에 강력히 반대했다. 치료를 목적으로 수술을 하다가 사망했다고 해서 의사를 체포하면 의사들이 수술하는 것을 기피할 수밖에 없고 이 결과 의료행위가 위축되고 새로운 의료방법이나 적극적인 치료를 진행할 수 없다는 것이 가장 큰 견해였다. 이 사건의 재판 결과는 학회에서 의료 과오를 인정할 수 없다는 강력한 반대성명이 빗발치자 무죄가 되었다. 물론 의료 과실이 명백히 인정되는 경우는 예외일 수 있다.

일본법의학회의 가이드라인(메모 14)에 따르면 병명이 확정되고 그 병으로 진료 중 사망한 환자 이외의 모든 환자의 사망은 이상 죽음이 되고, 이상 죽음이 되면 경찰에 신고하여 경찰에 의한 검사가 필요하다고 하였다. 이 내용은 법률적인 관점에서 해석하면 맞을 수 있지만, 임상현장에서는 위급한 사안에는 분 초를 다투기 때문에 이러한 행위를 할 수 있는 시간적 여유가 없어 경찰과 대응할 수 없는 경우가 현실이다. 긴급 의료 현장에서 2~3시간동안 검시를 하기 위해 기다려야 한다고 하지만 외래에 죽은 시체를 두고는 응급 진료를 계속 추진할 수 없고 다른 응급환자에게 영향을 미치게 된다. 이 점에서 일본외과학회는 일본법의학회가 "진료 행위에 관련된 뜻하지 않은 사망"을 모두 이상 죽음으로 한 것은 의사의 의료행위의 위축을 부르게 되고 또 의사와 유족과의 신뢰 관계를 파괴할 수 있다고 비판하며 "진료 행위의 합병 증으로 예정된 사망"은 이상 시체에 포함되지 않는다는 학회 성명을 냈다. 의사법에 는 이상 시체란 무엇인가의 구체적 기재는 존재하지 않는다. 이것이 의사와 경찰의 관점에서 이상 죽음의 해석의 다른 원인이 되고 있기도 하다.

검시(檢視)와 검사(檢死)의 차이를 메모 17에서 보여준다.

memo 15

일본 후쿠시마 현립 오노병원(福島縣立大野病院) 산부인과의사 체포사건
(오오노병원 사건)[2004년 12월 17일]

상기 병원에서 제왕절개 수술을 받은 산모가 사망한 것을 수술을 집도한 산부인과 의사 한 명이 업무상 과실 치사와 의사법 위반 혐의로 2006년 2월 18일에 체포되어, 다음 달 에 기소된 사건이다.

2008년 8월 20일 후쿠시마 지방법원은 피고인인 의사에게 무죄 판결을 선고했다. 검찰이 항소를 포기했기 때문에 무죄가 확정했다. 의사는 휴직 중이었다가 병원에 복직했다. 그 동안 날들은 본인에게는 그 날을 생각하고 싶지 않은 아침이라고 하였다.

memo 16-1

일본 형법 제211조(업무상 과실치사상 등)

업무상 필요한 주의를 소홀히 하고, 사람을 사상시킨 자는 5년 이하의 징역 또는 금고 또는 백만 엔 이하의 벌금에 처한다. 중대한 과실에 의한 사람을 사상시킨 사람도 마찬가 지로 한다.

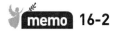 16-2

한국 형법 제268조(업무상과실·중과실 치사상)

업무상과실 또는 중대한 과실로 인하여 사람을 사상에 이르게 한 자는 5년 이하의 금고 또는 2천만 원 이하의 벌금에 처한다.

 17

검시(檢視)와 검사(檢死)의 차이

검시는 일본 형사소송법 제229조에 의해서 검찰청 검사 또는 사법경찰원에 따른 이상 시체 검시로 부검은 의사법 제21조에 있는 검안을 의사가 한 결과로서 부검을 하고 있다. 절차상 시체검안서는 검찰관 혹은 경찰원이 검시를 한 후에 의사가 검안을 하여 사망이라고 판단(부검)하고, 시체검안서를 작성, 교부한다(현장에서는 의사와 검사가 공동 작업으로 검시와 검안을 하고 있다).

◆일본 형사소송법 제229조
변사자 또는 변사의 혐의가 있는 시체가 있을 때는 그 소재지를 관할하는 지방 검찰청 또는 구 검찰청 검사는 검시를 해야 한다. 검사는 검찰 사무관 또는 사법 경찰원에 전항의 처분을 시킬 수 있다.

(2) 변사(변사체)

변사 또는 변사체란 이상 시체 안에서 사망원인이 불명하거나 범죄에 관계하거나 또는 범죄와 관련된 가능성이 있는 시체이며, 통상 검찰관의 검시 후, 법의학의 의사에 의해 부검이 진행되고 이 의사가 시체검안서를 작성한다.

(3) 내원시 심폐기능 정지 증례(CPAOA)

CPAOA(cardiopulmonary arrest on arrival)는 과거 DOA(dead on arrival)로 알려졌었다. 그러나 DOA는 미국의 구급대원이 구급환자 발생 현장에서 부상자가 현장에서 사망하고 있을 때 사용되던 용어로 현실과 맞지 않는다는 점에서 일본응급의학회 응급소생법 검토위원회에서 CPAOA로 개선되었다[9].

의료기관에 내원 시, 상병자가 심폐 정지 상태이면 전에는 죽음의 세 증후에 의해 사망진단서를 작성했다. 그러나 현재의 의학·의료에서는 심폐기능 정지 상태의 상병자가 의료기관에 내원한 경우 원칙적으로 응급소생술(심폐소생술), 저체온요법, PCPS 등이 시행되어야 하고, 외래에서 간단히 사망진단서(시체검안서)를 쓸 수 없게 되었다. 이런 경우의 CPAOA에게 사망진단서는 오오카와의 논문[10]에 있듯이 경찰의 검시 없이 사망진단서를 작성하거나 사체검안서를 작성하는 상황은 그 대응이 의료기관과 의사에 따라 다양했다. 이를 정리하려면 CPAOA를 아래의 4가지 경우로 분류하는 것이 타당하다.

환자가 내원 시 사망하였기 때문에 이상 죽음으로 간주하며, 사망한 경우는 어떤 경우라도 경찰에 의한 검사가 필요하다

01 사후 경직이나 시반, 외상으로 뇌탈 등이 인정받아 의사나 가족이 보아도 뚜렷하게 사망했으며, 치료가 불가능한 경우

02 응급소생법으로 외래에서 심장 박동이 재개했으나 치료의 보람 없이 외래에서 사망이 확인된 경우

03 심박 수, 혈압도 측정할 수 있고, 병동 집중치료실(ICU)에 수용된 뒤 심폐 정지의 원인 질환으로 사망한 경우

04 심장 박동이 재개되어 병실에 수용하면서 처음에 내원한 원인 질환과는 다른 질환으로 사망한 경우

---

9) 小濱啓次:救急現場における心肺機能停止(例)(CPA)に関連する用語, 日救急医会誌8：127-129

10) 大川元久,長野修,七戸康夫,他:心肺停止患者の死亡診断書(死体検案書)に係る法的解釈, 日臨救急医会誌, 2013.

이런 경우에 사망 장소를 어떻게 할 것인지, 사망 시간을 어떻게 할 것인지, 사망 진단서로 하는지, 시체검안서로 하는지 등 판단하기가 매우 곤란하다. 오오카와(大川)의 구급 의료 시설에 대한 설문조사 결과에서 살펴보면 그 대응 방법이 시설마다 매우 들쭉날쭉했다. CPAOA의 공적인 사망진단의 양식은 구체적으로 언급하지는 않지만 아래 의견이 보편적이고 타당하다고 생각한다.

자신이 진료 중인 환자는 24시간 이내(요즘은 메모 18에 있는 것처럼 24시간 이후에도 가능하게 되면) 의사법 제20조에 의해 의사의 판단으로 사망진단서를 쓴다. 그 외의 경우는 이상 시체로 간주하여 경찰에 신고하고 검시를 받는 것이 바람직하다. 병원 이외에서 심폐 정지가 되었다고 판단되었을 때는 시간, 장소가 불명하기 때문에 시간 장소를 추정하여 기입하고, 병원 외래에서 사망했다고 진단된 경우는 시체검안서를, 입원한 뒤 원내에서 사망으로 진단된 경우는 사망진단서를 내는 것이 원칙이라고 생각한다.

구급소생법으로 심장이 뛰는 상태에서 입원한 경우, 그 환자는 의사나 환자의 가족이 보더라도 일반적으로 구명되었다고 볼 수 있어 통상의 심장이 뛰고 있고 입원한 환자와 비슷한 상황이라 여겨진다. 그러나, 심폐 정지 상태로 내원한 환자는 법적으로는 이상 죽음이라 생각되므로, 외인성 질환이다. 심폐 정지로 내원한 환자의 심장이 다시 움직여 짧은 시간에 적절한 치료가 이뤄지면 회생(사회 복귀)이 가능하다고 판단한 경우는 내인성 질환으로 원내에서 사망을 했다면 검시를 할 필요가 있다. 기존 의학, 법률에서는 생각할 수 없는 경우인 것이다. CPAOA에서 사망한 경우에 새로운 법률 검토 개정의 논의가 필요한 시점이다. 이 사실로부터, 이 글의 CPAOA의 사망진단서와 시체검안서에 관한 해석은 필자의 의료 현장 경험에 의해 기인한 것이다. OHCA에 대해서는 외래에서 사망한 경우는 모두 경찰의 검시 후에 시체검안서를 작성해야 한다.

위를 정리하면 **01**, **02**에서는 24시간 이내에 자신이 진료한 질병으로 사망한 경우는 사망진단서를 쓰지만 진료 중의 질환 외의 질환으로 인한 사망이 판단했을 경우는 모두 이상 시체로 24시간 이내에 관할 경찰서에 신고하고 검찰관의 검시를 할 필요가 있다.

경찰이 변사가 없다고 판단했다면, 주치의가 사인으로 생각되는 진단명으로(병명이 불명의 경우는 추정하거나 혐의를 붙임) 시체검안서를 작성한다. 지역에 따라서는 지역 경찰에서 촉탁된 경찰 의사가 있어 이 경찰 의사가 시체검안서를 작성하는 경우도 있다. 경찰이 변사를 검시했을 때는 경찰로부터 대학 법의학교실에 연락하여 사법 해부(메모 3)를 해야 한다. 이 경우에는 법의에 의해서 시체검안서가 작성된다.

구급 진료 현장의 상황은 외인성 사망의 경우에는 경찰에 연락하여 검시를 받고 있지만, 내인성이 의심되는 사망의 경우는 처음에 진찰한 의사가 판단하는 병명을 기입하고 사망진단서(시체검안서)를 작성한다. 하지만 사망진단서는 모든 질환에 대해서 검시 절차를 실시하면 응급 외래에 시체를 둔 상태로 진료가 되고, 다른 응급 외래 진료를 할 수 없게 되기 때문에 다른 조치가 필요하다. 법적으로는 내인성으로 생각하는 경우라도 경찰에 연락하여 검시한 후 시체검안서를 쓰는 것이 바람직한 대응방법이다.

도쿄도(東京都)(23개구)의 경우는, 도쿄도 감찰 의무원이 있고, 사망한 상태로 내원한 경우에는 경찰의 검시 후 원칙적으로 감찰 의무원에 보내며 행정 해부(메모 3)가 시행되었다. 요즘은 부검의의 부족으로 외인성 체내에 관계없이 경찰의 검시에 의한 사인이 불명인 경우는 감찰 의무원이 행정해부를 진행하지만 다른 사건성이 없다고 판단된 사망에 관해서는 검시 후 시체검안서가 그 의료기관의 의사가 작성하는 사례가 늘고 있다. 검시 결과 범죄에 관련이 있다고 판단되면 감찰 의무원은 보내지 않고, 경찰이 대학병원 법의학교실에 연락해서 대학교에서 부검이 진행되고 법의가 시체검안서를 작성한다(사법 해부, 행정 해부에 대해서는 메모 3을 참조하기 바란다).

오사카시(大阪市), 코베시(神戸市), 요코하마시(横浜市), 나고야시(名古屋市)에 있어도 감찰의 제도가 있어, 도쿄도와 비슷한 부검이 이뤄지는 것 같지만, 그 실태를 제대로 파악하지는 않았다.

01의 경우는 모두 경찰에 연락하고, 검시를 받은 뒤 변사라고 인정되지 않는 경우 이외는 사망진단서를 쓴다. 검시에 의해 범죄와 관련이 있다고 판단될 경우, 의과대학의 법의학교실에 연락하여 부검이 진행되고 법의가 시체검안서를 작성한다. 경찰이 범죄에는 관계없지만 사인이 불명으로 판단할 경우, 임상의사는 사인을 추정하고 사망진단서를 작성하지만 행정해부를 실시하는 감찰 의무원, 사법해부를 수행하는 법의학의 입장에서도 시체를 보고하고 있으므로 시체검안서를 작성할 줄 알아야 한다고 생각한다. 이 차이는 임상현장에서 환자들과 직접 대화를 하며 진료를 하는 현장의사와 처음부터 시체를 보고하는 법의와의 입장 차이에 의한 것으로 보인다. 이상 죽음의 판단에서도 상황은 조금씩 다르지만 일본 법의학회의 가이드라인과 임상의사 사이에서도 견해 차이가 있어 보인다.

원칙적으로 임상의사는 입원했던 환자가 사망했을 때 사망진단서를 쓰게 된다. 시체검안서에는 그동안 어떤 치료를 하였는지를 기록하고 있다. 하지만 환자의 가족들은 시체검안서를 교부하게 되면 의사를 의심하여 치료의 부당성을 주장하기도 하며 시체검안서나 사망진단서를 받는 것을 싫어하는 현상도 종종 있다. 의사의 입장에서도 시체검안서를 작성하게 되면 치료를 제대로 못해서 환자가 사망한 것은 아닌가 하는 죄책감을 느끼는 것도 사실이다. 대부분의 환자의 가족은 외인성의 경우는 경찰의 검시에 협조적이지만, 내인성 질환으로 사망한 경우, 예를 들면 암의 종말 때에 심폐 정지로 내원하거나 뇌혈관 장애에서 와병 생활의 환자가 심폐 정지로 내원한 경우 가족은 검시 자체를 거부한다. 이러한 점만 보더라도 자신이 진료하지 않은 환자라도 의료기관의 진료 이력이 분명하다면, 사인을 추정할 수 있는 내인성 질환의 경우 검시가 필요하지 않을 수도 있다. 이러한 측면에서 구체적인 법률적 정비가 필요하다고 생각한다. 검시를 받지 않으면 두 사람 이상의 의사의 동의와 환자 가족의 양해가 필요하다.

04의 경우는(04의 증례는 부상으로 입원했던 환자가 입원 중 급성 심근경색과 뇌혈관 질환으로 사망할 수도 있다. 또 입원 중 식도정맥류 파열로 사망할 수도 있다. 이 증례를 경찰에 신고하고 검시를 받은 뒤 경찰이 문제없다고 판단한 경우 등), 사인이 된 병명을 사망진단서에 기록하는데 이때 내원 시 심폐 정지된 병명이 사망

원인과 관계가 있는 경우는 I란에, 직접 관계가 없는 경우는 Ⅱ란에 관계되는 병명을 적는 것을 잊어서는 안 된다. 경찰에 신고하여 법의의 부검이 필요하다고 판단될 경우, 법의가 시체검안서를 작성하게 된다면 심폐 정지된 병명을 I란에 쓸 것인가, Ⅱ란에 쓸 것인지는 법의 부검 후에 결정될 것으로 보인다.

정리를 하면 일단 입원 후 사망한 03, 04에 대해서는 임상의사와 법의의 의견이 다르다고 생각되지만, 경찰에 신고하고 검시를 받은 뒤 사망진단서를 교부하는 것은 법적으로는 큰 문제는 되지 않는다고 판단된다.

결론적으로 본래 CPAOA는 내원 시 심폐 기능 정지 상태로 내원한 것은 이상 죽음이다. 외래에서 사망진단을 받은 환자도, 입원 후 사망한 환자도 모두 시체검안서를 쓰는 것이 본래의 절차라고 생각한다. 하지만, 근대 의학의 발달로 인해 일단 심장이 멎은 상태에서 다시 움직일 수 있도록 짧은 시간에서 최적의 치료가 행해졌을 때 기존 시체검안서까지 끝난 환자가 기적적으로 다시 살아나는 사례가 생겨나고 있다 (AED에 따른 회생(사회 복귀)이 대표적임). 외래에서 숨진 환자는 검시 후, 시체검안서를 교부하지만 환자의 가족들은 이러한 조치로 어쩌면 살아날지 모른다는 기대감을 가지며, 의료인도 기대를 가지고 치료를 하지만 성공하는 경우는 아주 드물다. 이러한 결과로 일단 입원했다가 사망한 환자에 대해서는 검찰관이 검시한 후 사망진단서를 작성하는 것이 바람직하다고 생각한다.

검시에서 이상 없음을 받았지만, 진단명이 불명인 경우는 사망의 원인이라고 판단되는 질환을 추정하여 사망진단서를 작성하는 것이 올바른 방법이라고 생각한다. 혹시 시체검안서를 작성한다고 하면 환자의 가족은 도대체 시체에 무슨 치료를 한다는 것인지 의문을 가지게 한다. 하지만 앞의 사례처럼 AED를 사용하기도 한다는 것이다. 또한 보험 진료의 문제도 발생한다. CPAOA에 대한 외래에서의 진료는 치료를 목적으로 당일에 진료가 진행되었기 때문에 보험 진료상 문제는 없다. 시체검안서는 당일 이후의 진료가 보험진료 의료로 인정받을지 여부는 불명확하다. 이 점은 향후 임상의사와 법의와 논의하여 일정한 체계를 갖추는 것이 필요하다.

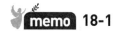 **18-1**

한국 의료법 제17조(진단서 등), 18조(처방전 작성과 교부)

제17조 (진단서 등)

① 의료업에 종사하고 직접 진찰하거나 검안(檢案)한 의사 [이하 이 항에서는 검안서에 한하여 검시(檢屍)업무를 담당하는 국가기관에 종사하는 의사를 포함한다], 치과의사, 한의사가 아니면 진단서 · 검안서 · 증명서 또는 처방전[의사나 치과의사가 「전자서명 법」에 따른 전자서명이 기재된 전자문서 형태로 작성한 처방전(이하 "전자처방전"이라 한다)을 포함한다. 이하 같다]을 작성하여 환자(환자가 사망하거나 의식이 없는 경우에 는 직계존속 · 비속, 배우자 또는 배우자의 직계존속을 말하며, 환자가 사망하거나 의 식이 없는 경우로서 환자의 직계존속 · 비속, 배우자 및 배우자의 직계존속이 모두 없 는 경우에는 형제자매를 말한다) 또는 「형사소송법」 제222조제1항에 따라 검시(檢屍) 를 하는 지방검찰청검사(검안서에 한한다)에게 교부하거나 발송(전자처방전에 한한다) 하지 못한다. 다만, 진료 중이던 환자가 최종 진료 시부터 48시간 이내에 사망한 경우 에는 다시 진료하지 아니하더라도 진단서나 증명서를 내줄 수 있으며, 환자 또는 사망 자를 직접 진찰하거나 검안한 의사 · 치과의사 또는 한의사가 부득이한 사유로 진단 서 · 검안서 또는 증명서를 내줄 수 없으면 같은 의료기관에 종사하는 다른 의사 · 치 과의사 또는 한의사가 환자의 진료기록부 등에 따라 내줄 수 있다. 〈개정 2009.1.30., 2016.5.29.〉

② 의료업에 종사하고 직접 조산한 의사 · 한의사 또는 조산사가 아니면 출생 · 사망 또는 사산 증명서를 내주지 못한다. 다만, 직접 조산한 의사 · 한의사 또는 조산사가 부득이 한 사유로 증명서를 내줄 수 없으면 같은 의료기관에 종사하는 다른 의사 · 한의사 또 는 조산사가 진료기록부 등에 따라 증명서를 내줄 수 있다.

③ 의사 · 치과의사 또는 한의사는 자신이 진찰하거나 검안한 자에 대한 진단서 · 검안서 또는 증명서 교부를 요구받은 때에는 정당한 사유 없이 거부하지 못한다.

④ 의사 · 한의사 또는 조산사는 자신이 조산(助産)한 것에 대한 출생 · 사망 또는 사산 증명서 교부를 요구받은 때에는 정당한 사유 없이 거부하지 못한다.

제18조 (처방전 작성과 교부)

① 의사나 치과의사는 환자에게 의약품을 투여할 필요가 있다고 인정하면 「약사법」에 따 라 자신이 직접 의약품을 조제할 수 있는 경우가 아니면 보건복지부령으로 정하는 바

에 따라 처방전을 작성하여 환자에게 내주거나 발송(전자처방전만 해당된다)하여야 한다. 〈개정 2008.2.29., 2010.1.18.〉

③ 누구든지 정당한 사유 없이 전자처방전에 저장된 개인정보를 탐지하거나 누출·변조 또는 훼손하여서는 아니 된다.

④ 제1항에 따라 처방전을 발행한 의사 또는 치과의사(처방전을 발행한 한의사를 포함한다)는 처방전에 따라 의약품을 조제하는 약사 또는 한약사가 「약사법」 제26조 제2항에 따라 문의한 때 즉시 이에 응하여야 한다. 다만, 다음 각 호의 어느 하나에 해당하는 사유로 약사 또는 한약사의 문의에 응할 수 없는 경우 사유가 종료된 때 즉시 이에 응하여야 한다. 〈신설 2007.7.27.〉

1. 「응급의료에 관한 법률」 제2조 제1호에 따른 응급환자를 진료 중인 경우
2. 환자를 수술 또는 처치 중인 경우
3. 그 밖에 약사의 문의에 응할 수 없는 정당한 사유가 있는 경우

⑤ 의사, 치과의사 또는 한의사가 「약사법」에 따라 자신이 직접 의약품을 조제하여 환자에게 그 의약품을 내어주는 경우에는 그 약제의 용기 또는 포장에 환자의 이름, 용법 및 용량, 그 밖에 보건복지부령으로 정하는 사항을 적어야 한다. 다만, 급박한 응급의료상황 등 환자의 진료 상황이나 의약품의 성질상 그 약제의 용기 또는 포장에 적는 것이 어려운 경우로서 보건복지부령으로 정하는 경우에는 그러하지 아니하다. 〈신설 2016.5.29.〉

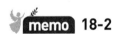 **memo 18-2**

일본 의사법 제20조(무진료치료 등의 금지)

의사법 제20조에는 이하의 내용이 있다.

의사는 스스로 진료하지 않고, 치료를 하거나 진단서나 처방전을 교부하고, 스스로 출산에 입회하지 않고, 출생증명서 또는 사산 증서를 교부하거나 스스로 검안을 하지 않고 검안서를 교부해서는 안 된다. 단, 진료 중의 환자가 진찰 후 24시간 이내에 사망한 경우에 교부하는 사망진단서에 대해서는 제한이 없다.

(주) 후생노동성은, 2012년 8월 31일, 의정의발 0831 제1호에서, 재택 의료에서는 24시간 이내에 의사가 진료하는 환자를 보지 못하는 경우에 있어 24시간을 넘어도 환자의 죽음이 자신이 진료하는 질환으로 사망하면 사망진단서를 교부해도 된다고 했다. 다만, 사망 원인이 자신이 진료한 질환과 다른 질환일 경우는 이상 시체로 경찰에 신고하고, 경찰의 검시를 받아야 한다고 했다. 경찰의 검시에서 이상이 인정되지 않는 경우에는 시체검안서를 교부한다.

(4) 급성기의 종말기 의료

종말기 의료는 지금까지 암(질병)이나 만성질환에 자주 이용됐지만 지금은 급성기 질환에서도 집중치료실이나 인공호흡기가 도입되어 고령으로 의식이 없고 호흡도 못하는 환자가 집중치료실이나 구명구급센터에서 인공호흡 관리 하에 자리 잡고 있는 경우가 늘어나고 있다. 이러다보니 새로운 중증 응급 환자를 수용하지 못하는 일이 발생하면서 구급의료 현장에서는 이들 환자에 대한 대응이 만성질환과 암 환자에 대한 종말기 의료와 같은 상황을 만들고 있다.

다만, 큰 차이는 만성질환과 암의 경우는 죽음에 대한 생각이 오랫동안 자신의 병의 상태를 통해 이해할 수 있지만 급성질환의 경우는 전혀 예상하지 않은 상태에서 갑자기 죽음이 찾아와 자신을 비롯해 가족들도 눈앞에 닥친 죽음에 대해 마음의 정리와 이해를 하지 못하게 된다. 의사와 간호사를 비롯한 의료 관계자는 이러한 사실을 충분히 인지하고 환자와 가족을 대해야 한다. 의료 관계자의 사소한 말 한마디가 환자와 환자가족들에게 커다란 상처를 줄 수 있기 때문이다.

또한 구명구급센터 등에서는 일단 구명 치료를 시작하면 비록 회복의 가망이 없다는 것을 알더라도 중단할 수 없는 상황이 된다. 따라서 이러한 상황을 받아들이기 위해 일본 구급의학회에서는 다음의 종말기 의료에 관한 가이드라인을 제언[11]하고 있다. 이것은 어디까지나 학회의 가이드라인이며, 법적으로 허용된 제언이 아님을 전제한다.

---

11) 日本救急医学会監, 日本救急医学会救急医療における終末期医療のあり方に関する委員会 編·救急医療における終末期医療に関する提言(ガイドライン),へるす出版,東京, 2010. pp21-41.

1) 일본 구급의학회 "구급의료의 종말기 의료에 관한 제언(가이드 라인)"

이 학회는 먼저 구급의료의 종말기 의료를 구체적으로 이하의 4가지로 나누고 있다.

01 뇌사 판정 후나 뇌 혈류 정지의 확인 후 등 전뇌의 기능을 잃고, 두 번 다시 회복 못하고 있다고 진단된 경우(비가역적인 전뇌 기능 부전)

02 갑작스런 병이나 사고 후에 설치된 인공적인 장치에 의존하여 생존하고, 생명의 유지에 필수적인 장기의 기능이 상실되어 두 번 다시 회복되지 않고 장기 이식 등 다른 수단도 없는 경우

03 그 시점에서 제공되고 있는 치료와 함께 더 해야 할 치료 방법이 없고, 또 현 상태의 치료를 계속해도 며칠 이내에 사망할 것으로 예측될 경우

04 악성 종양, 회복 불가능한 질환의 말기인 것으로 구명을 위한 적극적인 구급의료의 개시 후에 판명된 경우

이들 경우의 판단은 주치의 개인이 하는 것이 아니라, 주치의와 주치의 이외의 여러 의사와 상담 후 객관적으로 이루어질 필요가 있으며, 주치의들이 상기의 어느 종말기 의료를 판단하고 그것을 가족에게 설명한 뒤 그 상황을 이하의 4항목에 대하여 확인하는데, 그 대응으로 제언하고 있다.

◆가족들이 적극적인 구명 조치를 희망한 경우

이 경우는 원칙적으로 가족들의 의향대로 치료를 계속하지만 구명의 가능성은 없음을 거듭 가족들에게 설명한다.

◆가족들이 연명 조치 중단에 대해서 "수용하는 의사"가 있는 경우

환자에게 최선의 대응을 한다는 원칙에 따른 A씨의 경우, B씨의 경우의 순서로 연명 조치를 중단하는 방법에 대해서 선택한다.

• A씨(본인의 사전 지시가 존재하며, 가족들이 동의하고 있는 경우)

환자 본인의 생전 서면에 의한 의사 표시가 존재하고, 가족들이 이에 동의하고 있는 경우는 이에 따른다.

• B씨(본인의 뜻은 불명이지만 가족들이 환자 본인의 뜻을 헤아릴 경우)

환자 본인의 의사가 불명이라면 가족들이 환자 본인의 의사나 희망을 헤아리는 가족들의 용인하는 범위 내에서 연명 조치를 중단한다.

- 가족들의 의사가 분명하지 않고, 혹은 가족들이 정할 수 없는 경우

구명 조치의 중단이 적절한지, 시기와 방법에 대한 대응은 주치의를 포함한 의사, 의료 팀의 판단에 맡긴다. 그때 환자 본인의 생전의 의사 표시가 있는 경우에는 그것을 고려해서 의료 팀이 대응을 판단한다. 이 판단과 대응은 주치의는 담당 의사뿐 아니라 의료 팀으로서의 결론임을 가족들에게 설명한다.

- 본인의 의사가 불명이고, 신원 미상 등으로 인한 가족들과 접촉할 수 없는 경우

구명 조치의 중단이 적절한지, 시기와 방법에 대해서 의료 팀은 신중히 판단한다. 의료 팀에서도 판단이 서지 않을 경우, 병원 내 윤리위원회에 판단을 맡긴다. 또 구명 조치를 중단하는 방법에 대한 선택 사항으로서 이하의 4가지 방법(적극적인 대응은 하지 않는다)을 말한다.

① 인공호흡기 페이스메이커, 인공 심폐 등을 중단 또는 제거함(이런 방법은 단시간에 심장마비가 되므로 원칙적으로 가족들의 입회 아래에 행한다)

② 인공투석 혈액정화 등을 하지 않음

③ 인공호흡기의 설정이나 승압제 투여량 등 호흡 관리, 순환 관리 방법을 변경함

④ 수분과 영양의 보급 등을 제한하거나 중단함

다만, 이상의 경과에서 약물을 과잉 투여하거나, 근이완제를 투여하여 사망을 재촉하는 것과 같은 행위를 해서는 안 된다.

아사히신문(朝日新聞)에 의한 전국 구명구급센터에 대한 조사 결과[12])에 따르면 65세 이상 고령자가 내원 시에 인공호흡이나 인공 심폐 등의 연명 치료를 피한 적이 있느냐는 질문에 응답한 146개 시설 중 91개 시설(63%)에서 있었다는 응답을 얻었다는 것이었다. 인공호흡기를 사용 중에 인공호흡기를 중단하기보다는 본인의 희망과 가족의 동의가 있으면 어떻게 할까를 결정하는 편이 가족에게도 의사도 심리적

---

12) 辻外記子・月舘彩子:「延命治療せず」救命センター6割経験搬送の高齢者に、朝日新聞, 2012年11月11日付朝刊.

부담이 적다는 것이다. 일본 구급의학회의 종말기 지침의 발표도 있고 "과잉 의료 공백"이라는 생각이 의료 관계자 사이에 번지고 있기는 하지만, 구급의료 현장의 의사로서 어려운 선택을 강요당하고 있는 셈이다.

2) 일본 노년의학회 "고령자의 종말기 의료 및 관리"에 관한 "입장 표명"

일본 노년의학회는 2001년에 "고령자의 종말기 의료 및 관리"에 관한 "입장 표명"을 발표했지만 10년이 지나 "고령자의 종말기 의료"에 대한 국가 시책, 사회·의료 상황과 개인·가족 의식도 달라졌다며 2012년에 새로운 "입장 표명"[13]을 발표했다. 그 주요 내용은 다음에 소개하겠지만, "◉ 입장-1 나이 차별(에이지즘)에 반대하는" [논거]에서 위 절개술을 포함한 경관 영양, 기관 절개, 인공호흡기 부착 등의 적응은 신중히 검토돼야 한다면서 어떤 치료가 환자 본인의 존엄을 해치거나 고통을 증대시킬 가능성이 있을 때에는 치료를 줄이거나 중단하는 것도 선택 사항으로 고려할 필요가 있다고 덧붙였다.

◉ 기본적인 입장

사람의 "노화"와 "죽음"은 생식 발생, 탄생, 성장과 같은 생명 현상의 한 과정이지만, 특유의 의미를 갖는 중요한 국면이다. 생명 과학은 이런 "노화"나 "죽음"을 포함한 생명 현상을 다루면서 자연과학뿐 아니라 인문과학, 사회과학의 발전과 함께 진보되어 왔다.

사람의 "노화"와 "죽음"에 마주하는 노인 의료는 인문, 사회, 자연과학에서 얻은 폭넓은 성과에 기초한 생명 과학을 기반으로 한 "생명 윤리"를 중시하는 전인적 의료라야 한다고 생각한다. 유엔이 제창하는 "고령자를 위한 다섯 원칙"(유엔총회, 1991년) "자립", "참가", "케어", "자기실현", "존엄"은 일본 노년의학회의 기본적 입장이기도 하다.

---

13) 日本老年医学会:「高齢者の終末期の医療およびケア」に関する日本老年医学会の「立場表明」 2012, 2012年1月28日理事会承認

◉ "입장 표명"을 내는 목적

모든 사람은 인생의 최종 국면인 "죽음"을 맞을 때, 각각의 가치관이나 사상, 신념, 신앙을 충분히 존중하여 "최선의 의료 및 관리"를 받을 권리를 가진다. 일본 노년의학회는 모든 사람이 이 권리를 가진다고 생각하고, 이 권리를 옹호, 추진할 목적으로 "고령자의 종말기 의료 및 관리"에 관한 일본 노년의학회 "입장 표명"을 시행하였다.

◉ "입장 표명"의 용어 정의

"입장 표명"에서의 "종말기"는 "병세가 비가역적이고, 진행성이며, 그 시대의 가능한 치료에 의해서도 병세의 호전이나 진행을 저지할 수 있는 방법을 기대할 수 없어 가까운 장래에 죽음이 불가피하게 된 상태"로 정의한다.

"입장 표명"에서의 "최선의 의료 및 관리"란 "단순히 진단·치료를 위한 의학적 지식, 기술뿐만 아니라, 다른 자연 과학이나 인문과학, 사회과학을 포함한 모든 지적, 문화적 성과를 환원한 적절한 의료 및 관리"로 삼는다.

"최선의 의료 및 관리"란 반드시 최신 또는 고도의 의료 관리의 기술을 모두 사용하는 것을 의미하는 것은 아니다. 특히, 고령자는 개인차가 크고, 장기의 잠재적인 기능 부전이 존재하고, 약물에 대한 반응이 일반 성인과는 다르다는 점 등이 고령자의 특성을 배려하여 과소나 과잉 없이 적절한 의료를 행하고 남은 기간의 삶의 질(QOL)을 소중히 하는 의료 및 관리가 "최선의 의료 및 관리"라 판단된다. 과학적 근거에 기초해서, 고령자답게 "최선의 의료 및 관리"의 방식을 밝히는 것은 일본 노년의학회의 가장 중요한 책무 중의 하나이다.

"입장 표명"에서의 "케어"는 "공식적이든 비공식적이든 상관없이 환자와 그 가족을 대상으로 열리는 간호·의료·기타 지원"으로 한다.

입장-1 연령차별(에이지즘) 반대

어떤 요개호(要介護) 상황이나 인지장애라도, 고령자는 본인에게 "최선의 의료 및 관리"를 받을 권리가 있다.

[논거] 모든 사람에게 "최선의 의료 및 관리"를 받을 권리는 기본적 인권의 하나이다. 어떤 요양환경에서도 고령에 무거운 장애가 있어도, "최선의 의료 및 관리"가 보장되지 않으면 안 된다. 그러므로 위 절개술을 포함한 경관 영양이나, 기관 절개, 인공호흡기 부착 등의 적응은 신중히 검토되어야 한다. 즉, 어떤 치료가 환자 본인의 존엄을 헤치거나 고통을 증대시킬 가능성이 있을 때에는 치료를 줄이거나 중단할 수 있도록 선택 사항으로 고려할 필요가 있다.

이하 "입장"의 [논거]를 할애하였다.

입장-2 개별 문화를 존중하는 의료 및 케어

고령자의 종말기의 의료 및 의학은 일본 특유의 가족관과 윤리관에 충분히 배려하고, 환자 개개인의 사생관, 가치관 및 사상·신조, 신앙을 충분히 존중하고 행하지 않으면 안 된다.

입장-3 자신의 만족을 기준으로 함

고령자의 종말기의 의료 및 관리에 대해서는 고통의 완화와 QOL 유지·향상에 최대한의 배려가 이루어져야 한다.

입장-4 가족도 케어 대상

고령자의 종말기의 의료 및 의학은 환자 본인뿐 아니라 가족 등 관리도 포함된다.

입장-5 팀에 의한 의료와 관리가 필수

고령자의 종말기의 의료 및 의학은 의학뿐만 아니라 간호, 간병, 재활 등 폭넓은 영역을 포함한 학제적인 의료 및 관리이다.

입장-6 죽음의 교육을 필수로

말기 환자에게 최선의 의료 및 관리를 제공하기 위해서, 의료·개호·복지 종사자와 종말기의 의료 및 관리에 종사하는 사람은 죽음의 교육 및 종말기의 의료 및 보호에 대한 실천적인 교육을 받아야 한다. 종말기의 최선의 의료 및 관리에 대해서 국민에게 넓은 이해를 얻기 위한 활동이 필요하다.

입장-7 의료기관이나 시설에서 계속적인 논의가 필요

의료기관이나 시설은 고령자나 가족의 의사결정 지원과 "최선의 의료 및 관리"의 실현을 위하여 종말기의 의료 관리에 대해서 논의하는 윤리위원회 또는 이에 해당하는 위원회를 설치해야 한다.

입장-8 중단 없는 발전을 반영하는

모든 말기의 의료 및 관리에 관한 생각, 결정 과정, 방법 또는 기술 등에 대해서 그것이 환자의 QOL 유지·향상에 유용한 "과학적 근거의 확립, "표준화"를 목표로 노력과 연구 활동이 계속되어야 하며, 충분한 자금 지원이 필요하다.

입장-9 완화 의료 및 케어의 보급

고령자의 종말기에서 완화 의료 및 케어 기술이 널리 이용되어야 한다.

입장-10 의료·복지 제도의 새로운 확충

바람직한 "종말기의 의료 및 관리"의 실현을 위해서는 제도적·경제적 지원이 필수적이다.

입장-11 일본 노년의학회의 역할

고령자의 종말기의 의료 및 관리에 대해서 향후도 과학적 검증을 진행시키고, 널리 국민도 함께 논의를 계속할 필요가 있다.

(5) 구급소생술(심폐소생술) 중단 지시(DNAR: 소생거부)에 대하여

DNAR(do not attempt resuscitation: 소생거부)는 예전에는 DNR(do not resuscitate)으로 알려졌다. 즉, 소생을 위한 처치, 치료를 하지 마라는 것이다. DNAR는 DNR보다 환자의 자기 결정권을 중요하게 반영하여 소생술을 하지 말라는 것을 의미한다.

말기 암으로 예후가 불량한 경우, 살기 위해서 무리한 치료는 필요하지 않다는 환자 본인의 의사를 중심으로 가족의 의견도 들으면서 헛된 연명을 위한 처치, 치료는 하지 않겠다고 한다면 DNAR와 진료기록에 기록된다. 이때 당연히 의사, 간호사 등 관계하는 의료직의 모든 관계자가 참여하고 같은 인식에서 출발하여 환자나 환자가족에게 대응해야 한다. 진료 기록에 DNAR이라고 쓰고 그것으로 기관내삽관을 하거나 가슴뼈 압박 마사지, 응급 의약품 투약 등 연명을 위한 조치는 하지 않는다는 것을 원칙으로 한다.

최근에는 DNAR을 의사들이 너무 광범위하게 동의하고 있는 것에 대해 조금 더 진지한 자세가 필요하다며 윤리적인 잣대로 바라보는 의학서도 출판되고 있다[14]. 이 문제는 현재 의료계가 안고 있는 큰 문제 중의 하나라 사회적 논의가 필요한 것도 사실이다.

2018년 2월부터 한국에서는 "호스피스·완화의료 및 임종과정에 있는 환자의 연명의료 결정에 관한 법률"이 시행되었다. 따라서 이전 방식의 DNR에 대하여 심폐소생술의 중단은 위법이 된다고 명시하고 있어 논란의 대상이 되기 때문에 매우 주의가 필요하다.

(6) 재해시의 검은 색 태그

재해 시에 사용되는 부상자 분류·태그(그림 2)는 후송 순위를 결정하기 위한 태그(명찰)이다. 태그(명찰)에는 빨간색 태그(후송 순위 1위), 노란색 태그(후송 순위 2위), 녹색 태그(자립 보행 가능), 검은 색 태그(비후송, 사망군)의 4종류가 있다. 이 가운데 검은 색 태그는 사망 판단을 하는 태그가 아니라 후송 순위를 나타내는 태그라는 의견도 있지만 도시에서는 다수의 의료기관이 존재하므로, 모두 빨간 태그로서 즉시 의료기관으로 이송해야 한다. 그것이 구급 업무이다.

앞에서도 말했듯이 사망진단은 의사밖에 할 수 없어서 의사는 검은 색 태그를 붙일 수 있지만 다른 의료 관계자는 원칙적으로 어렵다. 일반 시민의 경우는 형법, 민법의 긴급 피난(메모 19), 긴급 사무 관리(메모 20)에서 위반이 되지 않을 가능성이

---

14) 箕岡真子:蘇生不要指示のゆくえ-医療者のためのDNARの倫理・ワールドプランニング, 東京, 2012, pp2-4.

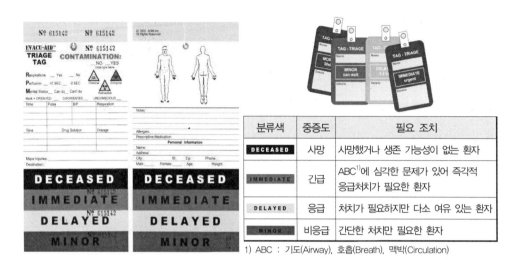

분류색	중증도	필요 조치
DECEASED	사망	사망했거나 생존 가능성이 없는 환자
IMMEDIATE	긴급	ABC[1]에 심각한 문제가 있어 즉각적 응급처치가 필요한 환자
DELAYED	응급	처치가 필요하지만 다소 여유 있는 환자
MINOR	비응급	간단한 처치만 필요한 환자

1) ABC : 기도(Airway), 호흡(Breath), 맥박(Circulation)

그림 2. 환자분류(triage) 태그(tag)

있지만 다른 의료 관련 직종은 업으로서 재해대응을 하고 있으므로 이 법에 적용되지 않는다. 요즘 구급 대원의 구급 업무 확대와 고도화가 알려져 있는데, 구급 대원의 본연의 업무는 소방법 제2조(메모 21)에 적힌 대로 호송 업무가 주된 업무이며, 긴급 시 어쩔 수 없는 경우에 행하는 응급처치와 구급 구명처치가 업무는 아니다. 이것은 큰 문제이며, 공식적으로 다시 검토되어야 할 사안이다.

대상 인구가 많은 도시는 구급 의사가 적극적으로 닥터 카를 운영하고, 구급 대원과 협력하여 현장에서 부상자의 구명에 더욱 적극적으로 활동하는 것이 바람직하다.

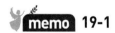 **memo 19-1**

한국 형법 제22조(긴급피난)

> **제22조** (긴급피난)
>
> ① 자기 또는 타인의 법익에 대한 현재의 위난을 피하기 위한 행위는 상당한 이유가 있는 때에는 벌하지 아니한다.
>
> ② 위난을 피하지 못할 책임이 있는 자에 대하여는 전항의 규정을 적용하지 아니한다.

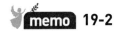 memo 19-2

일본 형법 제37조(긴급피난)

자기 또는 타인의 생명, 신체, 자유 또는 재산에 대한 현재의 위기를 피하기 위하여 부득이 한 행위는 이에 의해서 생긴 피해가 피하려고 한 피해의 정도를 넘지 않은 경우에는 처벌하지 않는다. 다만, 그 정도를 넘어서는 행위는 정상으로 그 형을 감경하거나 면제할 수 있다.

전항의 규정은 업무상 특별한 의무가 있는 자에는 적용하지 않는다.

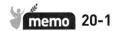 memo 20-1

한국 민법 제735조(긴급사무관리)

제735조 (긴급사무관리)
관리자가 타인의 생명, 신체, 명예 또는 재산에 대한 급박한 위해를 면하게 하기 위하여 그 사무를 관리한 때에는 고의나 중대한 과실이 없으면 이로 인한 손해를 배상할 책임이 없다.

memo 20-2

일본 민법 제698조(긴급 사무관리)

관리자는 본인의 신체, 명예 또는 재산에 대한 급박의 위해를 모면하기 위해서 사무 관리를 했을 때는 악의 또는 중대한 과실이 없다면, 이에 의해서 생긴 손해를 배상할 책임을 지지 않는다.

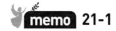 **21-1**

한국 119 구조·구급법 제2조(정의)

제2조 **(정의)**

이 법에서 사용하는 용어의 뜻은 다음과 같다. 〈개정 2016.1.27.〉

1. "구조"란 화재, 재난·재해 및 테러, 그 밖의 위급한 상황(이하 "위급상황"이라 한다)에서 외부의 도움을 필요로 하는 사람(이하 "요구조자"라 한다)의 생명, 신체 및 재산을 보호하기 위하여 수행하는 모든 활동을 말한다.
2. "119구조대"란 탐색 및 구조활동에 필요한 장비를 갖추고 소방공무원으로 편성된 단위조직을 말한다.
3. "구급"이란 응급환자에 대하여 행하는 상담, 응급처치 및 이송 등의 활동을 말한다.
4. "119구급대"란 구급활동에 필요한 장비를 갖추고 소방공무원으로 편성된 단위조직을 말한다.
5. "응급환자"란 「응급의료에 관한 법률」 제2조 제1호의 응급환자를 말한다.
6. "응급처치"란 「응급의료에 관한 법률」 제2조 제3호의 응급처치를 말한다.
7. "구급차등"이란 「응급의료에 관한 법률」 제2조 제6호의 구급차등을 말한다.
8. "지도의사"란 「응급의료에 관한 법률」 제52조의 지도의사를 말한다.

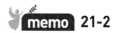 **21-2**

일본 소방법 제2조(용어의 정의)

이 법률 용어는 아래의 예에 따른다.

② ~ ⑧ 생략

⑨ 구급 업무는 재해에 생긴 사고 혹은 야외나 공공출입 장소에서 발생한 사고(이하 본 항에서는 "재해에 의한 사고 등"이라 한다), 또는 정령으로 정하는 경우의 재해에 의한 사고 등에 준하는 사고, 다른 사유로 정령에서 정한 바에 의한 병자 중 의료기관, 기타 장소로 긴급 이송할 필요가 있는 것을 구급 대원이 의료기관(후생노동성령으로 정한 의료기관을 말한다) 등으로 후송하는 것(병자가 의사의 관리 하에 둘 때까지, 긴급으로 어쩔 수 없는 것으로서 응급에 해당하는 것을 포함)을 말한다.

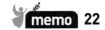 **memo 22**

상병자 불이송 사례

2006년 11월 15일 오전 2시 10분경 일본 가시하라시(橿原市)의 가시하라 경찰서의 부지 내에서 44세의 남자가 의식 없이 머리에서 출혈하고 있다는 구급차 요청이 있고, 구급 대원이 현장에 출동했으나 병원이 받지 않는다고 병자를 의료기관으로 이송하지 않았다. 가족은 남성의 의식이 돌아오지 않는 것이 병원에서 진찰을 받은 결과, 뇌 좌상으로 진단 받고 의식 장애가 지속되고 있다며, 소방기관의 불이송에 대해서 2007년 11월 2일 2억 5230만 엔의 민사 소송을 제기했다. 이 사례에 대해서 나라(奈良) 지방법원은 2009년 4월 27일 불이송은 업무 위반으로 1억 3,860만 엔의 배상 판결을 내렸다. 그 후 이 건은 오사카(大阪) 고등재판소에서 항소심에서 8,000만 엔으로 화해했다.

(7) MC(medical control) 체제

MC 체제는 기본적으로는 구급구명사(응급구조사)의 특정 행위(기관내삽관이나 아드레날린 등의 약제 사용)가 적절하게 이루어지는 것을 담보하기 위해서 의사가 그 행위의 여부를 전화로 지시하는 것을 말한다. 이 MC 체제에는 의사법 제17조(메모 23-2)와 의사법 제20조(무진찰 치료 등의 금지)(메모 18)와 관련되어 많은 논란의 소지가 있다고 생각하지만 여기에서는 언급하지 않겠다.

memo 23-1

한국 의료법 제2조(의료인), 제4조(의료인과 의료기관의 장의 의무)

제2조 (의료인)

① 이 법에서 "의료인"이란 보건복지부장관의 면허를 받은 의사·치과의사·한의사·조산사 및 간호사를 말한다. 〈개정 2008.2.29., 2010.1.18.〉

② 의료인은 종별에 따라 다음 각 호의 임무를 수행하여 국민보건 향상을 이루고 국민의 건강한 생활 확보에 이바지할 사명을 가진다. 〈개정 2015.12.29.〉

1. 의사는 의료와 보건지도를 임무로 한다.
2. 치과의사는 치과 의료와 구강 보건지도를 임무로 한다.
3. 한의사는 한방 의료와 한방 보건지도를 임무로 한다.
4. 조산사는 조산(助産)과 임부(姙婦) · 해산부(解産婦) · 산욕부(産褥婦) 및 신생아에 대한 보건과 양호지도를 임무로 한다.
5. 간호사는 다음 각 목의 업무를 임무로 한다.
   가. 환자의 간호요구에 대한 관찰, 자료수집, 간호판단 및 요양을 위한 간호
   나. 의사, 치과의사, 한의사의 지도하에 시행하는 진료의 보조
   다. 간호 요구자에 대한 교육 · 상담 및 건강증진을 위한 활동의 기획과 수행, 그 밖의 대통령령으로 정하는 보건활동
   라. 제80조에 따른 간호조무사가 수행하는 가목부터 다목까지의 업무보조에 대한 지도

제4조 (의료인과 의료기관의 장의 의무)

① 의료인과 의료기관의 장은 의료의 질을 높이고 병원감염을 예방하며 의료기술을 발전시키는 등 환자에게 최선의 의료서비스를 제공하기 위하여 노력하여야 한다. 〈개정 2012.2.1.〉

② 의료인은 다른 의료인의 명의로 의료기관을 개설하거나 운영할 수 없다. 〈신설 2012.2.1.〉

③ 의료기관의 장은 「보건의료기본법」 제6조 · 제12조 및 제13조에 따른 환자의 권리 등 보건복지부령으로 정하는 사항을 환자가 쉽게 볼 수 있도록 의료기관 내에 게시하여야 한다. 이 경우 게시 방법, 게시 장소 등 게시에 필요한 사항은 보건복지부령으로 정한다. 〈신설 2012.2.1.〉

④ 의료인은 제5조(의사 · 치과의사 및 한의사를 말한다), 제6조(조산사를 말한다) 및 제7조(간호사를 말한다)에 따라 발급받은 면허증을 다른 사람에게 빌려주어서는 아니 된다. 〈신설 2015.12.29.〉

⑤ 의료기관의 장은 환자와 보호자가 의료행위를 하는 사람의 신분을 알 수 있도록 의료인, 제27조제1항 각 호 외의 부분 단서에 따라 의료행위를 하는 같은 항 제3호에 따른 학생, 제80조에 따른 간호조무사 및 「의료기사 등에 관한 법률」 제2조에 따른 의료기사에게 의료기관 내에서 대통령령으로 정하는 바에 따라 명찰을 달도록 지시 · 감독하여야 한다. 다만, 응급의료상황, 수술실 내인 경우, 의료행위를 하지 아니할 때, 그 밖에 대통령령으로 정하는 경우에는 명찰을 달지 아니하도록 할 수 있다. 〈신설 2016.5.29.〉

⑥ 의료인은 일회용 주사 의료용품(한 번 사용할 목적으로 제작되거나 한 번의 의료행위에서 한 환자에게 사용하여야 하는 의료용품으로서 사람의 신체에 의약품, 혈액, 지방 등을 투여·채취하기 위하여 사용하는 주사침, 주사기, 수액용기와 연결줄 등을 포함하는 수액세트 및 그 밖에 이에 준하는 의료용품을 말한다. 이하 같다)을 한 번 사용한 후 다시 사용하여서는 아니 된다. 〈신설 2016.5.29.〉

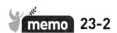 **memo 23-2**

일본 의사법 제17조

의사가 아니면 의업에 종사할 수 없다.

04. 사망진단서

(1) 사망진단서

사망진단서는 통상 기초의학 혹은 응용의학으로서 법의학에서 임상의사 교육을 받기 전에 숙지하긴 하지만, 사망진단서와 시체검안서는 본래 임상현장에서 중요한 서류 중의 하나이므로 임상 의학 교육 속에서 교육되어야 할 강의 항목이다. 왜냐하면, 임상현장에서 진단서, 검안서는 여러 가지 상황에서 작성되게 되므로 실제로 병에 대하여 법률을 배우며, 진단서, 검안서를 작성해야 하기 때문이다. 따라서 임상의사가 중심이 되어 실제 병에 따른 사망진단서와 시체검안서의 작성 방법을 의대생과 수련의들에게 가르치는 것은 중요하다.

사망진단서는 환자의 사망 사실에 대한 의사의 공식적인 증명이다. 생명이나 심신(心身)에 관해 의학적으로 판단하는 것은 의사의 의무이자 권한이다. 사망진단서는 사망신고와 매·화장신고 등 법률적 절차를 밟는 과정에 사용된다. 사망진단서의 사망원인은 사망통계를 작성하는데 사용되며, 사망진단서를 통해 작성되는 사망통계는 건강, 안전 및 복지정책의 기초가 된다. 즉, 국민의 건강수준 측정 지표, 의료서비스 시설, 인력 및 자원 배분의 기초자료, 국민복지 및 보건의료 정책 수립 및 평가의 기초자료, 사망 위험 요인을 연구하는 기초자료, 국가 간 보건복지 수준 비교 등의 자료가 된다.

살아 있는 삶을 중요시하는 것이 임상 의학이기 때문에 사망진단서와 시체검안서 등 죽음에 관한 교육은 임상 의학 교육 속에서 중요하게 여겨지지 않았는지도 모른다. 하지만 사망진단서는 법에 근거하여 교부되는 문서이다. 의사는 법에 의해서 스스로 진찰하지 않고 진단서를 교부하거나 스스로 검안하지 않고 시체검안서를 교부해서는 안 된다.(메모 18).

사망진단서와 시체검안서는 인생의 끝을 결정하는 중요한 증명서이다. 또한 사인 통계 자료가 되기도 하고 의사법으로 의사에만 요구받고 인정된 진단서(검안서)의 작성(메모 24)이므로 이를 작성할 때는 진지하게 의학적인 관점에서 정확히 기입해야 한다. 사망진단서는 의사에게만 허용되는 공적인 서류이다.

🕺 memo 24-1

한국 의료법 제15조(진료거부 금지 등)

> **제15조** (진료거부 금지 등)
> ① 의료인 또는 의료기관 개설자는 진료나 조산 요청을 받으면 정당한 사유 없이 거부하지 못한다. 〈개정 2016.12.20.〉
> ② 의료인은 응급환자에게 「응급의료에 관한 법률」에서 정하는 바에 따라 최선의 처치를 하여야 한다.

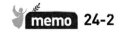 **memo 24-2**

일본 의사법 제19조(응소의무 등)

> 1. 진료에 종사하는 의사는 진찰치료의 요구가 있는 경우, 정당한 사유가 없으면 이를 거부해서는 안 된다.
> 2. 진찰 혹은 검안을 하거나 출산에 입회한 의사는 진단서 또는 검안서 또는 출생증명서 또는 사산증서의 교부 요구가 있는 경우, 정당한 사유가 없으면 이를 거부해서는 안 된다.

1995년 1월에 개정된 후생성 건강정책국의 "사망진단서, 출생증명서, 사산증서 작성 매뉴얼"17)의 "서문에 대신해서"에는 이런 문장이 있다.

"사망진단서, 출생증명서 및 사산증서는 인간의 생사에 관한 엄숙한 의학적 증명이고, 사회적으로 중요한 역할을 맡고 있습니다."

일본 의사법 제19조(메모 24)에서 말하는 정당한 사유는 일반적인 상식으로 사회적, 법적으로 기입할 수 없다고 판단되는 경우이고, 다음과 같은 경우이다.

01 본인의 가족 이외의 사람이 청구(가족의 승낙서가 있거나 가족으로부터 연락이 있고, 사건으로 보이지 않을 경우 교부하는 것은 가능)

02 범죄에 관련된 것으로 생각되는 청구

03 정확하고 진정한 병명이 불명일 때 [이런 경우는 병명(추정)으로 넣거나 병명을 안 쓰고, 전체를 포함한 병명으로 한다. 뇌혈관 장애에는 뇌출혈, 뇌경색, 지주막하 출혈이 있지만 뇌혈관 장애로 표기한다. 진단서에 세부 병명을 쓸 경우 올바른 진단명이 아닌 경우에는 경험상 현장의 의사로서 곤란함을 겪게 된다.]

즉, 의사는 환자가 사망한 경우, 사망진단서 또는 시체검안서를 작성해야 하는 임무가 있다.[검안서는 "법의학의 입장에서"에서 자세히 서술한다].

(2) 사망진단서 작성

사망원인은 의학적 인과관계 순으로 직접사인부터 위에서 아래로 한 칸에 하나씩 기재한다. 직접사인을 첫 번째 칸에 기입하고 인과관계에 따라 차례대로 기입한다. 직접사인은 직접 사망을 일으킨 질병, 손상, 합병증 등을 의미한다. 그리고 가장 앞서 발생한 사망원인을 가장 아래 칸에 기재한다. 의학적 인과관계가 없는 질병을 단순 시간 경과 순으로 기재하지 않는다. 4칸을 모두 기재할 필요는 없으며, 필요한 정보만 위에서 아래로 빈칸을 두지 않고 기재한다.

불명확한 진단명이나 사망에 수반되는 증상 및 징후만 기재하면 안 된다. 호흡정지, 심폐 정지, 호흡부전, 심장정지 등 사망에 수반된 현상만 기재하면 안 되며, 구체적인 질병명을 기재해야 한다. 포괄적 용어를 사용하기보다 구체적인 용어로 기재한다. 종양의 경우 악성·양성 등 행동양식 및 원발부위 정보를 기재하고, 심장질환, 폐질환 등 포괄적인 용어 보다는 심근경색증이나 만성폐쇄성폐질환 등 구체적인 용어로 기재하며, 사인은 한글로 기재하며, 의미가 혼동되는 의학 약어는 사용하지 않는다.

「사망의 종류」는 선행사인 기준으로 선택한다. 외상의 합병증으로 질병이 발생하여 사망하였으면 「사망의 종류」는 '외인사'이다. 질병 외에 다른 외부 요인이 없다는 의학적 판단이 되는 경우만 '병사'를 선택한다.

사망원인이 확실하지 않을 때는 의학적으로 가장 합당한 병명을 적고 뒤에 '(추정)'을 기입한다. 사망원인에 대한 객관적인 근거가 없다면, 진료기록이나 보호자 설명을 참조하여 의사의 재량으로 사망원인을 기재할 수 있다.

기입해야 할 항목은 빠짐없이 기재한다. 그 밖의 신체사항에는 사망에 간접적인 영향을 준 주요 질병이나 상황을 기재한다. 외인사의 경우 외인사 사항을 반드시 기재한다. 발병부터 사망까지의 기간을 누락 없이 기재한다.

■ 의료법 시행규칙 [별지 제6호서식] 〈개정 2015.12.23.〉

사망진단서(시체검안서)

※ [ ]에는 해당되는 곳에 "✔"표시를 합니다.

등록번호	연번호	원본 대조필인

① 성　　　명		② 성　별	[ ]남 [ ]여

③ 주민등록번호	－　　　④ 실제생년월일　　년　월　일	⑤ 직업	

⑥ 등록 기준지	
⑦ 주　　　소	
⑧ 발 병 일 시	년　월　일　시　분(24시간제에 따름)
⑨ 사 망 일 시	년　월　일　시　분(24시간제에 따름)

⑩ 사 망 장 소	주소	
	장소	[ ] 주택　　　　　　[ ]의료기관　　　　　[ ] 사회복지시설(양로원, 고아원 등) [ ] 공공시설(학교, 운동장 등)　　　　　[ ] 도로 [ ] 상업 · 서비스시설(상점, 호텔 등)　　[ ] 산업장 [ ] 농장(논밭, 축사, 양식장 등)　[ ] 병원 이송 중 사망　[ ] 기타(　　　　　　)

⑪ 사망의 원인 ※(나)(다)(라)에는 (가)와 직접 의학적 인과관계가 명확한 것만을 적습니다.	(가)	직접 사인		발병부터 사망까지의 기간	
	(나)	(가)의 원인			
	(다)	(나)의 원인			
	(라)	(다)의 원인			
	(가)부터 (라)까지와 관계없는 그 밖의 신체상황				
	수술의사의 주요소견			수술 연월일	년 월 일
	해부의사의 주요소견				

⑫ 사망의 종류	[ ] 병사　　　　[ ] 외인사　　　　[ ] 기타 및 불상			

⑬ 외인사 사항	사고 종류	[ ] 운수(교통) [ ] 중독 [ ] 추락 [ ] 익사　　　　[ ] 화재 [ ] 기타(　　　)	의도성 여부	[ ] 비의도적 사고　[ ] 자살 [ ] 타살　　　　　　[ ] 미상
	사고 발생 일시	년　월　일　시　분(24시간제에 따름)		
	사고 발생 장소	주소		
		장소	[ ] 주택　　　　　　[ ]의료기관　　　　[ ] 사회복지시설(양로원, 고아원 등) [ ] 공공시설(학교, 운동장 등)　　　　[ ] 도로 [ ] 상업 · 서비스시설(상점, 호텔 등)　[ ] 산업장 [ ] 농장(논밭, 축사, 양식장 등)　　　[ ] 기타(　　　　　　　　)	

「의료법」 제17조 및 같은 법 시행규칙 제10조에 따라 위와 같이 진단(검안)합니다.

년　　　월　　　일

의료기관 명칭 :

　　　주소 :

의사, 치과의사, 한의사 면허번호 제　　　호

　　　　　　　　　　　성 명:　　　　　　　　　　　　(서명 또는 인)

유 의 사 항

사망신고는 1개월 이내에 관할 구청 · 시청 또는 읍 · 면 · 동사무소에 신고하여야 하며, 지연 신고 및 미신고 시 과태료가 부과됩니다.

210mm×297mm[백상지 80g/㎡(재활용품)]

일본에서의 사망진단서 작성에 필요한 기본적인 필요 사항

01 사망진단서는 공적으로 정해진 양식(다음 페이지의 참고 자료)으로 기재돼야 한다(멋대로 사망진단서의 양식을 작성해서는 안 된다)(필요 항목은 일본 의사 법 시행규칙 제20조에 있다)(메모 25).

02 먼저 사망진단서인지 시체검안서인지 분명히 밝혀야 한다.

03 이상 시체의 경우에는 경찰에 24시간 이내에 제기할 필요가 있다(일본 의사법 제21조).

04 사망진단서(보통의 진단서도 마찬가지)를 발행할 수 있는 것은 자신이 실제로 진료하고 있는 환자이어야 한다(다른 의사의 부탁을 받고 사망진단서나 시체 검안서를 작성하거나 대필할 수 없다). 자신이 진료하지 않은 환자의 진단서를 다른 의사에게 부탁하여 작성해도 안 된다. 자신이 진료한 환자를 진료하거나 검안하여 자신의 판단 하에 진단하고 작성해야 한다.

05 사망진단서에 기록되는 질환 이름은 ICD-10(메모 26)에 따른 질환명이어야 한다.

06 난외 번호(19)에서 의사의 서명 란에 대해서는 사망진단의 경우는(검안) 이중 선으로 말소한다(3군데 있다). 진단한 의사의 소속 의료기관의 주소와 명칭을 쓰지만 이름을 서명했을 경우는 날인되지 않는다.

memo 25-1

한국 의료법 시행규칙 제9조(진단서 기재 사항), 제10조(사망진단서 등)

제9조 (진단서의 기재 사항)

① 법 제17조제1항에 따라 의사·치과의사 또는 한의사가 발급하는 진단서에는 별지 제5 호의2서식에 따라 다음 각 호의 사항을 적고 서명날인 하여야 한다. 〈개정 2012.4.27., 2015.12.23.〉

1. 환자의 성명, 주민등록번호 및 주소

2. 병명 및「통계법」제22조제1항 전단에 따른 한국표준질병·사인 분류에 따른 질병 분류기호(이하 "질병분류기호"라 한다)

3. 발병 연월일 및 진단 연월일

4. 치료 내용 및 향후 치료에 대한 소견

5. 입원·퇴원 연월일

6. 의료기관의 명칭·주소, 진찰한 의사·치과의사 또는 한의사(부득이한 사유로 다른 의사 등이 발급하는 경우에는 발급한 의사 등을 말한다)의 성명·면허자격·면허 번호

② 질병의 원인이 상해(傷害)로 인한 것인 경우에는 별지 제5호의3서식에 따라 제1항 각 호의 사항 외에 다음 각 호의 사항을 적어야 한다. 〈개정 2012.4.27., 2015.12.23.〉

1. 상해의 원인 또는 추정되는 상해의 원인

2. 상해의 부위 및 정도

3. 입원의 필요 여부

4. 외과적 수술 여부

5. 합병증의 발생 가능 여부

6. 통상 활동의 가능 여부

7. 식사의 가능 여부

8. 상해에 대한 소견

9. 치료기간

③ 제1항의 병명 기재는「통계법」제22조제1항 전단에 따라 고시된 한국표준질병·사인 분류에 따른다.

④ 진단서에는 연도별로 그 종류에 따라 일련번호를 붙이고 진단서를 발급한 경우에는 그 부본(副本)을 갖추어 두어야 한다.

제10조 (사망진단서 등)

법 제17조제1항에 따라 의사·치과의사 또는 한의사가 발급하는 사망진단서 또는 시체검 안서는 별지 제6호 서식에 따른다. 〈개정 2015.12.23.〉

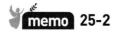 **25-2**

일본 의사법 시행규칙 제20조(사망진단서 등의 기재사항)

의사는 교부하는 사망진단서 또는 시체검안서에 다음에 열거된 사항을 기재하고 기명 날인 또는 서명해야 한다.

 26

ICD(International Classification of Diseases)

WHO(세계보건기구)의 제10회 국제질병상해사인분류가 정한 사망 원인이 되는 질환

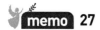 **27**

일본의 경우, 치과의사는 사망진단서의 교부는 있지만 시체검안서를 교부할 수는 없다.

2) 의사가 진단서를 작성할 때 주의사항(총론)

01 진단서는 의사로서 가능한 범위에서 의학적으로 필요한 사항을 환자의 병세에 따라서 판단하고 작성하는 것이므로 스스로 판단할 수 없는 병명을 쓸 필요는 없다. 그렇다고 적당한 진단명을 쓰면 된다는 뜻은 아니다. 자신이 진료한 질환에 대해 충분한 의학적 지식에 의거하여 정확한 진단서를 작성해야 한다(오탈자가 없어야 한다). 불명의 경우는 상사 전문의와 상담하여 적합한 진단서를 작성해야 한다.

02 사망 후 생명보험회사에서 진단서 작성을 의뢰하는 경우가 있다. 보험회사의

진단서에는 안과 의사(전문의)가 아닌데 안과의 항목이 있거나 정신과 의사가 없는데 정신과의 항목이 있기도 하지만, 진단서는 어디까지나 의사가 진단하는 범위에서 기재하는 것이 바람직하다. 생명보험회사의 진단서는 법적으로 의사에게 의무화된 진단서가 아니기 때문에 기입할 수 없는 항목은 무리하게 기입하지 않는 것이 바람직하다. 그 영역의 전문의에게 기입하도록 의뢰하는 것이 바람직하다.

03 사망진단서를 쓰는 것은 의사에게 법적으로 정해진 업무이므로 환자의 가족의 요구가 있을 때에는 정당한 사유가 없으면 바로 필요한 항목을 기입하고, 교부해야 한다. 그러나 사망진단서의 병명이 불명일 때는 미상으로 하던지 불명, 추정, 혐의로 하는 것이 바람직하다. 특히, 사망진단서(시체검안서)에는 자살, 타살의 항목이 있지만 그 의사가 현장 검증과 조사를 하는 것은 무리이므로 단순히 의사가 추측으로 자살, 타살을 판단하는 것은 불가능하다. 그래서 기타 불상으로 하는 것이 바람직하다. 자살에 표시를 하면 보험에 의한 의료급여를 받을 수 없는 경우도 있기 때문이다(메모 28). 이를 감안하면 사망진단서에 자살, 타살의 항목이 있는 것은 관련부서는 필요한 항목이지만 기재하는 측의 의사로서는 보험 진료상의 문제뿐만 아니라 생명보험의 문제, 가족의 상황에 대한 이해가 있어, 자살로 표기하는 것은 신중해야 한다. 경찰도 석유를 사용하여 화상으로 판명이 난 경우 자살보다는 사건이라고 명한다.

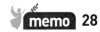 **memo 28**

일본 건강보험법 제116조

피보험자 또는 피보험자였던 자기 자신의 고의적인 범죄 행위로 인하여 또는 고의로 급부 사유를 일으켰을 때는 해당 급부 사유에 관련된 보험 급부는 하지 않는다.

일본 후생노동성 보험국 보험과는 2010년 5월 28일 자살미수자 건강보험 적용에 대해서 다음과 같이 말하고 있다. 건강보험법 제116조에 근거한 자살미수에 의한 병 등의 경우는 자기 행위에 대해서 인식 능력이 없는 경우(주)를 제외하고 보험급여를 받을 수 없다.

(주) 정신질환 등 때문에 반드시 그 동기요인에 대해서 고의가 없는 인식능력이 없는 경우는 고의 사고라 하지 않는대(이것은 자살 미수 등의 환자에 대해서는 보험의료를 실시하는 경우는 정신과 의사를 진찰하고 정신과의 병명을 더하는 것이 필요한 것을 의미하고 있다).

(3) 사망진단서(시체검안서)의 작성

사망진단서(시체검안서)는 인생의 마지막인 사람의 죽음을 의학적 · 법적으로 정한 진단서이자 증명이기도 하므로 의학적 · 논리적으로 기입되어야 한다.

1) 사망진단서(시체검안서)의 의의

사망진단서(시체검안서)는 2개의 큰 의의를 가지고 있다.

01 인간의 사망을 의학적, 법률적으로 증명

02 국가의 사인 통계 작성 자료가 됨

2) 사망진단서와 시체검안서의 사용

다음과 같은 경우는 시체검안서를 교부한다.

01 진료 계속 환자 이외의 사람이 사망한 경우

02 진료 계속 중인 환자가 진료에 관한 질병과 관련되지 않은 요인으로 사망한 경우

3) 사망진단서와 시체검안서의 차이

◉ 사망진단서 : 계속 진료중인 환자가 해당 진료에 관한 병으로 사망한 경우 환자를 진료한 의사가 진료 내용 등의 정보를 바탕으로 기입하는 서류

◉ 시체검안서 : 계속 진료중인 환자 이외의 시체를 검안한 경우 및 계속 진료 중인 환자라도 그 사인이 진료에 관한 병과 관련 없는 원인으로 사망한 경우에 시체를 검안하고 의사가 검안을 바탕으로 기입하는 서류

4) 사망진단서 작성의 주의 사항(각론 ①)

진단서의 오른쪽 여백에도 씌어 있다.

🌰 **[참고사례 1]** 참고사례 1은 38세, 남성, 교통사고로 오른쪽 복부를 타격 당했다, 복통을 호소하여 구급차로 내원했지만, 복통의 지속과 복부 팽만이 있고 혈압도 저하되었기 때문에, 초음파 검사와 CT의 검사 결과, 복강 내 출혈과 간 파열이 있어 긴급 수술을 했지만 출혈로 사망한 사례이다.

01 글씨는 해서체로 쓰고, 번호가 붙은 선택 사항을 택할 경우에는 해당 번호를 ○으로 둘러친다.

02 표제는 "사망진단서(시체검안서)"중에 불필요한 것을 이중의 가로 줄로 지움 (가로 줄 위에 날인은 필요 없음).

03 시분 기입에 있어서는 밤 12시는 "오전 0시", 낮 12시는 "오후 0시"로 표기한다.

04 병명, 수술의 주요 소견, 외인 죽음의 추가 사항 중의 수단 및 상황 등의 사항에 대해서는 가능한 한 상세히 기입한다.

05 서식 란에 기입한 내용의 정정에 있어서는 의사 등의 성명 란이 기입 날인되어 있는 경우는 수정 도장을 찍고, 서명의 경우 정정한 곳에 서명한다.

5) 기타 각 항목에서의 주의 사항(각론 ②)

01 성명 : 호적상의 이름을 쓴다. 호적상의 이름이 불명의 경우는 "통칭 ○○"으로 쓴다. 생년월일이 미상의 경우는 추정 연령을 괄호를 붙여서 기입한다(40~50세(추정)).

02 사망했을 때 : 사망했을 때의 연월일 시분도 불명인 경우는 자신의 여백에 "(불

명)", "(미상)"으로 표기한다. 사후의 변화에서 추정되는 경우는 0년 0월 0시 0분에 "(경)" 또는 "(추정)"을 덧붙인다.

🐚 **[참고사례 2]** 참고사례 2는 노상에 넘어져 구급차로 내원했지만, 노숙자로 나이, 이름, 주소 불명으로 내원 시 의식은 없었지만, 맥박이 있어서 심전도를 기록한 결과 "심근 경색"의 소견이 있고, 의식의 회복 없이 사망했다. 혈액 검사에서 혈당치는 300mg/dl였다.

03 사망한 주소지 및 그 종별 : "노인 홈"은 양호노인홈, 특별양호노인홈, 경비(輕費)노인홈 및 유료 양로원을 말한다. 시설의 경우 그 이름도 기입한다. 사망 장소가 불명할 때는 시체가 발견된 장소를 기입하는 동시에 그 상황도 양식 하단에 "기타 특히 첨언해야 할 것"의 란에 상세히 기입한다.

04 사망 원인 : 병명, 위치, 소견 등을 쓴다. 약어, 외국어 병명으로는 쓰지 않는다. Ⅰ란에서는 각 병에 대해서 발병의 형(예 : 급성), 병인(예 : 병원체 이름), 부위(예 : 위 분문부 암), 성상(예 : 병리 조직형) 등도 가능한 한 자세히 쓴다. 임신 중 사망의 경우는 "임신 만 몇 주", 분만 중 사망의 경우는 "임신 만 몇주 분만 중"이라고 쓴다. 산후 42일 미만 사망의 경우는 "임신 만 몇 주 산후 만 며칠"이라고 쓴다. 각 란에 쓴 질환명은 1개이다. 병명이 아니라 증상 명(예를 들면 호흡 곤란, 복통 등)으로 쓰는 것은 좋지 않다. (가)란에 쓴 질환명은 사망의 원인이 된 질환명이다.

05 수술 : Ⅰ란 및 Ⅱ란에 관계한 수술에 대해서, 술기 또는 그 진단명과 관련된 소견 등을 쓴다. 소개장이나 전문(傳聞)에 의한 정보에 대해서도 괄호를 붙여서 쓴다.

06 사인의 종류 : "2 교통사고"는 사고 발생시간으로 부터 그 사고로 인한 사망이 해당한다. "5 연기, 화재 및 화염에 의한 상해"에는 화재에 의한 일산화탄소 중독, 질식 등도 포함된다.

07 외인사의 추가 사항 : "1 주거"는 집 정원 등을 말하고, 노인 홈 등 주거 시설은 포함되지 않는다. 상해가 어떤 상황에서 일어났는지 구체적으로 쓴다.

일본 사망진단서 (사체검안서)

이 사망진단서(사체검안서)는 일본국의 사인통계 작성 자료로 사용되고 있다. 정자로 안내한 것과 같이 상세히 적어주시기 바란다.

							기입 시 주의사항
성 명			1. 남성 2. 여성	생년월일	명치 소화 대정 평성　　년　　월　　일 오전·오후 시 분		생년월일이 미상의 경우에도 나이가 추정할 수 있는 경우, 추정 나이를 괄호를 붙여서 기입한다.
사망 시간		평성　　년　　월　　일　　오전　오후　　시　　분					밤 12시는 "오전 0시", 낮 12시는 "오후 0시"로 기입한다.
사망 장소와 그 종류	사망 장소의 종별	1병원 2진료소 3개호노인보건시설 4조산소 5노인홈 6자택 7기타					노인홈은 양호노인홈, 특별양호노인홈, 경비노인홈, 유료노인홈을 말한다.
	사망 장소의 주소			번지 번 호			
	시설의 명칭						
사망의 원인 ◆ I 란 II 란 모두 질환의 말기 상태로 심장마비, 호흡 부전 등은 작성하지 마십시오. ◆ I 란에서 가장 사망에 영향을 준 환자 이름을 의학적인 인과 관계의 순서로 적는다. ◆ I 란의 상병명 기재는 각 필드 하나에하십시오. 그러나 I 란이 부족한 경우 (라) 란에 나머지를 의학적인 인과 관계의 순서로 적는다.	I	(가)직접사인		발병 (발증) 또는 수상 (受傷)에서 사망까지의 기간 ◆ 년, 월, 일 등의 단위로 쓴다. 그러나 1 일 미만의 경우,시,분 등의 단위로 쓴다. (예 : 1 년 3 개월, 5 시간 30 분)			상병 등은 일본으로 정확하게 기입한다. I란은 각 상병의 발병형태(예: 급성), 원인(예:원인체명), 부위(예: 위장부암), 성상(예:병리조직형) 등을 기술한다.
		(나)(가)의 원인					
		(다)(나)의 원인					
		(라)(다)의 원인					
	II	직접 사인에 관계하지 않는다. I 란의 상병 경과에 영향을 미친 상병명 등					임산부가 사망 한 경우, 임신 주수는 만 몇 주로, 분만 중 사망한 경우에는 만 몇 주로 기입한다. 산후 42일 미만에서 사망한 경우, 임신 만 몇주 산후 몇일로 기입한다.
	수술	1무　2유		수술년월일	평성 소화　　년　　월　　일		I 란 및 II 란의 상병 명 등에 관련한 수술에 대해서만 기입한다. 수술 및 진단명과 관련 있는 소견(병변정도, 성상, 확산 등) 정보를 아는 범위에서 기입한다.
	해부	1무　2유					
사인의 종류	1 병사 및 자연사 　외인사　불의의 외인사[2 교통사고 3 전도·전락 4익사 5연기, 화재 및 화염에 의한 상해 6질식 7중독 8기타] 　　　　기타 및 미상의 외인사 [9자살 10타살 11기타 및 미상의 외인 12미상의 죽음]					2교통사고는 사고발생으로부터 기간에도 불구하고 그 사고로 인한 사망에 해당한다. 5연기, 화재 및 화염으로 인한 상해는 화재로 인한 일산화탄소중독, 질식 등이 포함된다.
외인사의 추가 사항 ◆ 풍문 또는 추정 정보의 경우에도 써주세요.	상해 발생시간	평성·소화　　년　　월　　일 오전　오후　　시　　분	상해가 발생한 장소	도도부현 시 구 군 정촌			1.주거는 주택, 가정, 노인홈 등 주거시설이 포함된다.
	상해 발생의 종별	1주거 2공장 및 건축현장 3도로 4기타 (　　　)					
	수단 및 상황						상해는 어떤 상황에 있었는지 구체적으로 기입한다.
생후 1년 미만에서 사망한 경우 추가사항	출생시 체중		단태, 다태아 구분 1단태　2다태(자녀중몇째)	임신주수 만　주			임신주수, 최종월경, 기초체온, 초음파계측 등을 추정하고, 정확히 기입하도록 한다.
	임신분만시 모체의 질병 또는 이상 1무 2유(　　　) 3불명		모의 생년월일 평성 년 월 일	전회의 임신결과 출생아　명 사산아　태 (임신22주이후가한계)			모자보건수첩을 참조한다.
기타 특기할 사항							

위와 같이 진단합니다.　　　　　　　　　　진단 일자 년 월 일

본 진단서 발행 일자 년 월 일

병원, 진료소 또는 개호노인보건시설 등의 명칭 및
위치 또는 의사의 주소
(성명) 의사명　인

08 생후 1년 미만에서 병사한 경우 추가 사항 : 임신 주는 최종 월경, 기초 체온, 초음파 계측 등으로 추측하고, 가급적 정확히 쓴다. 모자건강수첩 등을 참고하여 쓴다.

09 I, II란 함께 질환의 종말로 심부전, 호흡 부전은 쓰지 않는다.

10 뇌사의 사망진단서 기입 예를 참고사례 3에 나타내었다.

11 사망 원인은 직접 사망의 원인이 된 질병명을 쓴다.

(4) 사망진단서(시체검안서)가 없으면 매장 허가서는 발행되지 않는다.

사망진단서(시체검안서) 양식은 법률에 정하고 있어 섣불리 사망진단서를 작성할 수가 없다. 시행규칙 제20조에 적힌 사망진단서 또는 시체검안서를 제출하지 않으면 매장허가서는 교부되지 않는다.

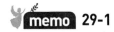 **memo** 29-1

한국 가족관계의 등록 등에 관한 법률

제84조(사망신고와 그 기재사항), 제85조(사망신고의무자)

제84조 (사망신고와 그 기재사항)

① 사망의 신고는 제85조에 규정한 사람이 사망의 사실을 안 날부터 1개월 이내에 진단서 또는 검안서를 첨부하여야 한다.

② 신고서에는 다음 사항을 기재하여야 한다.

　1. 사망자의 성명, 성별, 등록기준지 및 주민등록번호

　2. 사망의 연월일시 및 장소

③ 부득이한 사유로 제2항의 신고서에 제1항의 진단서나 검안서를 첨부할 수 없는 때에는 사망의 사실을 증명할 만한 서면으로서 대법원규칙으로 정하는 서면을 첨부하여야 한다. 이 경우 제2항의 신고서에 진단서 또는 검안서를 첨부할 수 없는 사유를 기재하여야 한다. 〈개정 2016.5.29.〉

제85조 **(사망신고의무자)**

① 사망의 신고는 동거하는 친족이 하여야 한다.

② 친족·동거자 또는 사망 장소를 관리하는 사람, 사망 장소의 동장 또는 통·이장도 사망의 신고를 할 수 있다.

memo 29-2

일본 호적법 제86조(사망선고)

① 사망 신고는 신고 의무자가 사망 사실을 안 날로부터 7일 이내(국외에서 사망이 있을 때는 그 사실을 안 날로부터 3개월 이내)에 해야 한다.

② 신고서에는 다음 사항을 기재하고 진단서 또는 검안서를 첨부하여야 한다.

1. 사망 연월일시분 및 장소

2. 기타 법무성령으로 정하는 사항

③ 부득이 한 사유에 의해서 진단서 또는 검안서를 제출할 수 없을 때는 사망 사실을 증명하는 서면으로 이를 대신할 수 있다. 이 경우에는 신고서에 진단서 또는 검안서를 얻을 수 없는 사유를 기재하여야 한다.

memo 30

일본 사인규명법

2012년 6월 15일 일본에서는 "경찰 등이 취급하는 시체의 사인이나 신원 조사 등에 관한 법률"(사인, 신원조사법) 및 "사인 규명 등의 추진에 관한 법률"(추진법)이 성립되면서 사인 규명 제도의 미비한 점을 보완할 것을 요청하였다. 이에 대해서 일본 법의학회는 현재 상태로는 대응이 미흡하다며, 설비 및 인원 등의 보완을 요구했다.

05. 사회적 죽음

사회적 죽음은 의학·의료와는 직접 관계가 없지만 사회적으로 고립된 상태에 맞이한 죽음이라 언론에서 표현하고 있는 죽음의 종류이다.

(1) 무연사(無緣死)

NHK가 "NHK 스페셜 무연사회-무연사 3만 2천명의 충격"을 방영하고, 이를 서적[15]으로 출판함으로써 널리 사회에 알려진 유행어가 되었다. 요컨대 가족이나 친척, 친구가 있기는 하지만 혼자 죽어가는 것을 말한다. 노숙자들에게 가장 많이 일어나는 경우이다. 유의어로 고립사(孤立死)가 있는데 무연사와는 조금 다르다. 고립사는 가족이 뿔뿔이 흩어져 생활함으로써 각자가 혼자서 죽는 것을 말한다. 예를 들면 아들이 시골집에서 도시로 나간 경우이거나, 친구도 없이 도시의 아파트에 살면서 혼자 죽는 경우이다. 부모님도 한 분이 먼저 죽고, 남은 쪽의 부모가 혼자 죽는 경우이다.

(2) 고독사(孤獨死)(고립사, 孤立死)

혼자서 죽는 것을 말한다. 무연사도 포괄적으로 말하면 고독사에 포함된다. 고령화 사회가 도래하면서 혼자 사는 노인이 증가하고 있는 추세이기에 향후 고독사는 더욱더 증가할 것으로 예상된다.

(3) 고립사

고립사는 고독사와 거의 동의어이다.

---

15) NHK[無縁社会プロジェクト]取材班/編著:無縁社会-"無縁死"三万一千人の衝撃, 文藝春 東京, 2010.

(4) 재택사(在宅死)

자택에서의 사망을 말한다. 국민 대부분이 자택에서의 죽음을 바라고 있으며 국가도 자택에서의 요양을 기대하고 있다. 하지만 현실은 8할 이상의 사람이 병원과 시설(양로원·개호시설)에 수용되거나 사망하고 있다. 현실적으로 집에 있다하더라도 보살필 수 있는 여건이 안 되는 경우가 많다. 고령사회가 도래하면서 노인들이 혼자서 죽음을 맞이하는 경우가 늘고 있다.

(5) 돌연사(突然死)

많은 질환이 심근경색, 부정맥 등 급성관상동맥증후군(acute coronary syndrome: ACS), 대동맥류 파열, 지주막하 출혈 등에 의한 것이다.

(6) 사고사

교통사고, 산업재해, 자해 등이 있다.

(7) 자살, 살인

자살은 연간 3만 명을 넘어서 사회 문제가 되면서 국가적 대책이 실시되고 있다. 살인도 무차별 살인 등 흉악한 살인이 증가하고 있다.

06. 죽음에서 생(生)에 대한 의학, 의료

(1) 심폐소생술

심폐소생술은 ILCOR(International Liaison Committee on Resuscitation : 국제소생연락위원회)가 작성한 CoSTAR(International Concensus on cardiopulmonary resuscitation and emergency cardiovascular care science with treatment recommendations) 2010 도입 이후 크게 변하였다. 종래, 심장 마사지와 한 손 기술이 흉골 압박으로 바뀌었고, 그 절차도 기도 확보 → 인공호흡 → 심장 마사지 → AED(automated external defibrillator : 자동 체외식 제세동기)에서 흉골 압박 30회 → AED나 흉골 압박 30회 → 기도 확보 → 인공호흡 2회 → AED로 바뀌었다. 그리고 AED가 일반 시민에게도 허용됨에 따라 흉골 압박 → AED만이 강조되고, 종래, 심폐소생법의 기본인 기도 확보 → 인공호흡이 무시되고, 구급소생법이 덧붙여진 것 같다. 흉골 압박 → AED가 유효한 것은 산소 포화도 100% 가까이에서 심장 정지가 되심원성의 갑작스런 심장마비를 결정하기 때문이다. AED가 아닌 경우나 AED에서 효과가 없을 경우, 질식이나 익수 등의 호흡원성의 저산소혈증에 의한 심장마비로 산소를 공급하는 기존의 기도 확보 → 인공호흡을 실시한 응급소생이 아니면, 심장 정지의 상병자를 구명할 수 없다는 것은 많은 의료 관계자들도 이해하고 있다.

시간 경과에 의한 뇌 카테고리 양호 비율에서 기도 확보 → 인공호흡 기존의 방법이 새로운 흉골 압박 → AED보다 유의로 높은 것은 인공호흡에 따른 산소의 투여가 가슴뼈 압박보다 유효한 데 따른 차이라고 생각한다[16]. 현재의 의학과 의료처치로는 심장 정지 3분 이상의 상병자의 뇌를 소생시키는 것은 매우 어려운 일이다. 심장마비 환자의 저산소혈증을 얼마나 빨리 개선하느냐가 병자의 뇌 소생을 결정하는 것은 지금도 변함이 없기 때문이다.

(2) 저체온요법

저체온으로 대사를 억제하는 뇌 소생술을 시도하는 치료법은 예전부터 많은 의료기관에서 시행되고 있었다. 그러나 확실한 예후 개선은, 심장 정지 전부터 저체온이 아니면 얻을 수 없다는 것이 현 상황이라 생각된다. 그래서 겨울 익수, 우발성 저체온에는 체온을 적절하게 관리하는 것이 회생(사회 복귀)율을 향상시키기 위해 효과적이다. 대다수의 응급실에서는 상병자의 저체온과 산소화가 조기에 가능한 경피적

---

16) 小川俊夫、赤羽学,田邊晴山,他:病院外心停止傷病者への胸骨圧迫のみと従来法(胸骨圧 迫+人工呼吸)の予後に関する一考察。脳死・脳蘇生24 : 51-56, 2012.

심폐보조(PCPS)가 심장마비 환자의 예후를 개선할 수 있는 적극적인 치료법이다.

(3) PCPS(Percutaneous cardiopulmonary support, 경피적 심폐보조)

PCPS는 경피적으로 체외로 혈액 순환회로를 만드는 혈액의 산소화와 저체온을 동시에 할 수 있는 치료법이다. 현재 많은 응급센터에서 실시하고 있으나 완전한 회생(사회복귀)율을 향상시키기에는 아직 부족한 것이 현실이다. 병원까지 환자의 운송 시간이 너무 느린 것도 개선해야 할 점이다. 어느 학회에서 환자가 30분 안에 의료기관에 도착한다는 전제로 PCPS의 효과를 논의했으나, 30분이면 심장을 움직일 수는 있지만 뇌 소생은 어렵다는 것이 확인된 사실이다(심장 박동의 재개는 기존의 응급 소생법에서도 30%가량은 얻을 수 있다). 이 점에서 PCPS의 효과를 얻기 위해서는 환자의 치료 개시까지의 시간을 얼마나 빨리 하느냐에 달려 있다. 도시에서는 닥터카를 적극적으로 운용하고, 의사가 대기하고, 상병자 발생현장에서 치료를 개시해야 한다. 또한, 도시지역에서는, 구급구명사의 현장 체재 시간을 정하고, 가급적 특정 행위는 현장에서 제한하는 것이 바람직하다. 특정 행위를 함으로 병원에 도착하는 시간이 늦어지면 뇌 소생 개시 시간도 늦어지기 때문이다. 향후 논의가 필요하다.

맺음말

지금까지 얘기했듯이 죽음은 본인에게도 가족에게도 인생에서 겪게 되는 가장 중대한 일이다. 죽음에는 많은 법률이 연관되어 있다. 이 점에서 사망진단(시체 검안)에서는 의학적·사회적인 관점에서도 법률적인 관점에서도 폭넓게 이해하고 교부해야 한다. 특히, 존엄사가 법제화되면 이 문제는 더욱 복잡해진다. 초고령사회가 도래하면서 의료 관계자는 죽음과 삶에 대해 진지하게 판단하고 환자나 그 가족에 대한 배려가 무엇보다 중요하다.

CHAPTER 02

법의학의 입장에서

이 장은 임상의사를 염두에 두고, 법의학의 관점에서 쓴 것이다. 임상의사로서 제일선에서 활약하는 가운데 검안할 때 중요한 법의학적 소견을 놓치지 않도록, 또한 요령 있게 시체검안서를 작성할 수 있도록 요점만을 기록했다. 일본에서는 감찰의 제도를 실시하는 일부 대도시를 제외하고는 일반 임상의사가 이상 시체와 변사체의 부검을 하고 있다. 질병을 예방하고 치료하는 것은 의사의 가장 중 중요한 사명인 것은 말할 필요도 없지만 시체를 검안하고, 사인이나 병사, 외인 죽음을 판단하고, 사법과 행정 문제 해결에 기여하는 것도 의사의 중요한 사명 중의 하나이다.

01. 시체

생명 활동의 기본 단위는 세포이며, 인체는 60조개의 세포로 구성되어 있다. 인체는 이들 세포의 집합체로서 개체의 생명 활동을 운영하고 있다. 죽음이란 그 개체로서의 생명 활동이 비가역적으로 영구 정지된 상태이다. 그러므로 시체란 개체로서의 생명 활동이 영원히 소실된 시신을 가리키고 있다. 시체는 결코 살아나지 않지만 가사 상태와 죽음의 의심 징후(의징)나 불확정 징후를 나타내고 있는 사람을 시체라고 오판하고, 소생술을 포기하고 죽음을 선고해서는 안 된다.

사람이 사망할 경우, 생명 활동을 하던 세포 모두가 동시에 활동을 정지하는 경우는 드물다. 개체로서의 생명 활동이 극히 약한 시기를 거치면서 점차 죽음으로 한걸음씩 다가가고 있는 것이다. 전신의 생명 활동이 극히 약해지면 생명이 유지되고는 있지만, 객관적으로 살아 있는 징후를 증명할 수 없는 상태를 가사(假死)라고 한다. 종종 이 상태를 외관상 진정한 죽음과 구별되지 않아 사망한 것으로 추정하는 일이 발생한다. 특히, 한랭폭로에 의한 저체온증, 익수, 최면제 중독, 질식, 급성 알코올 중독, 감전, 뇌출혈, 고도 빈혈 등의 경우, 가사상태를 죽은 것으로 오판하는 경우가 있으니 반드시 소생술을 포기하지 않도록 주의가 필요하다.

임상의사가 죽음을 판정할 때 호흡 정지, 순환 정지, 동공산대, 광반사 소실이 일어나면 죽음의 의징 혹은 불확징이며, 이것이 영구적, 비가역적인 것으로 명료하게 판단되면 그 개체는 사망하였다고 할 수 있다.

시체가 되면 비교적 조기에 조기 시체현상이 나타나지만 이런 현상 중 시반, 시강은 죽음의 확징인데 이 중에 1개만이라도 인정되면 진정한 죽음으로 인정할 수 있다. 그래서, 소생술을 실시하지 않고 사망을 선고하고, 사망 시각을 추정한다. 법은 사망 후 24시간이 경과하지 않으면, 매장이나 화장이 안 되는 규정이 있다. 시반, 시강 등의 조기 시체 현상은 사후 1~2시간 정도에서 출현하고, 사후 몇 시간 지나면 뚜렷해지므로 사망 확인이 정확하게 이루어진다.

필자는 사후 24시간 이내의 시신을 부검한 경험이 상당히 많이 있다. 조기 시체 현상에 계속 일어나는 사후 변화를 만기 시체 현상이라고 말하지만 이는 시체가 분해, 붕괴하는 과정 정도이다. 최종적으로는 연부 조직을 잃어버린 백골이 된다. 법의학의 실무에서는 만기 시체 현상에서 사후 경과 시간을 추정해야 하는 사례들도 상당히 존재한다. 참고로 "시체 현상과 사후 경과 시간"의 표를 법의학의 교재에서 인용하였다(표 1).

표 1. 시체 현상과 사후 경과시간

	현상	경과시간		현상	경과시간
시체냉각	노출부위가 차가운 느낌	1~2시간	자가용해부패	체강내혈액소침윤	24~36시간
	피복부위가 차가운 느낌	4~5시간		하복부담록색변색	1~2일
	직장내 온도강하			부패혈관망, 부패수포출현	3~4일
	(매시 1℃)	10시간까지		거인상형성	3~10일
	(매시 0.5℃)	10시간이후	백골화	구더기 발생으로 백골화	최단기 10일
안구의 변화	에제린 점안후 축동	4시간		건, 인대가 남은 상태에서 백골화	
	아트로핀 점안후 산동			지상	반년~1년
	안압측정불능	7~8시간		흙속	3~4년
	각막혼탁	12시간		연부조직소실	
	동공투시관찰가능	24시간		지상	3~5년
	각막백탁, 동공투시관찰불가능	1~2일		흙속	5년
시반	출현 시작	1~2시간		골수내 지방소실	5~10년
	상당히 명료해짐	2~3시간		뼈의 풍화 시작(전유기물소실)	10~15년
	시체전위시 이전시반 소실, 새로운 시반출현	5~6시간		뼈의 붕괴	50년
	시체전위시 이전시반, 새로운 시반 공존	8~10시간	시체밀랍화	피하지방의 밀랍화	
	최고에 이름	12~15시간		시작	1~2개월
	지압시 퇴색	15~24시간		완성	2~4개월
시체경직	골격근경화시작	2~3시간		근육의 밀랍화 시작	3개월
	전신경직	6~8시간		전신 밀랍화	반년~1년
	재경직가능	6~8시간	미이라화	성인 미이라화	2~3개월
	최고에 이름	12~15시간		소아 미이라화	2~3주
	완해시작	24~36시간	기타	골수의 적아구 핵붕괴	3시간
	완해이완	2~5일		기관상피의 섬모운동	8~10시간
	심근, 횡격막 경화 시작	30분~1시간		골수내백혈구감소	10~30시간
	심근경직 완해	12–14시간		정낭내 정자의 운동능력소실	3~4일

(이케다 노리아키: 시체 현상, 이시즈 히데오, 타카츠 미츠히로 감수, 표준 법의학(제7판), 의학서원, 2013, p.23에서 인용)

02. 이상 시체, 변사체

(1) 이상 시체

사람의 사망을 구별하면 자연사(병사, 노쇠사)와 불자연사(이상사) 등이다. 이상 시체는 사인이 분명히 자연사(병사, 노쇠사)라고 인정되는 것 이외의 모든 시신을 말한다. 액사(목을 매단) 등의 자살 시체, 자기 과실에 의한 사고사의 시신, 사망시에 목격자가 없기 때문에 사인이 내인성(병으로 인한)인지 외인성인지의 구별하기 어려운 급사 등도 이상 시체이다. 어쨌든 시체로 발견된 경우는 물론 진료 중의 환자가 자연적으로 병의 경과로 숨진 경우 등을 제외하고는 범죄성의 유무와 상관없이 모두 이상 시체의 범주에 들어가며, 이를 진료한(검안한) 의사가 관할 경찰서에 의무적으로 신고해야 하며 검시의 대상이 된다.

(2) 이상 시체의 신고

의사법 제21조 "이상 시체 등의 신고 의무"에서는 "의사는 시체 또는 임신 4개월 이상의 사산아를 검안하고, 이상이 있다고 인정했을 때는 24시간 이내에 관할 경찰서에 신고해야 한다"고 규정하고 있다. 여기서 말하는 검안은 의학적인 눈으로 시체의 외표를 보며, 기본적인 판단을 내리는 것을 말한다. 이상한 병리학적 혹은 병적 이상이 아닌 법의학적으로 이상한 불자연사를 모두 포함한다. 특히, 시신으로 발견된 경우는 반드시 이상 시체로 간주해야 한다. 신고는 구두나 전화로도 가능하며, 꼭 서면으로 할 필요는 없다. 규정에서는 24시간 이내로 하고 있지만 시체검안서를 발행하기 전에 신속히 신고하는 것이 좋다.

(3) 변사체

신고를 받은 이상 시체 중에서 경찰이나 사법부에서는 범죄에 연관되었을지 모르는 시신이나 범죄로 인하여 발생한 수상쩍은 시체를 변사체라고 말한다. 이에 대해서는 형사소송법(메모 1)에 근거하여 표면적으로 검찰관이 검시를 하게 되지만 실제로는 사법 경찰원이 대행하여 사법 검시가 진행되고 있다.

이상 시체 중에서 범죄 혐의가 농후한 경우에도 사법 검시가 진행되고 있다. 그러나 강도 살인 피해자처럼 처음부터 범죄 시체임이 분명한 때는 재판관이 전달하는 영장을 얻어 검증을 하고 현장답사가 실시된다.

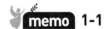 **memo 1-1**

한국 형사소송법 제222조(변사자의 검시)

제222조 (변사자의 검시)

① 변사자 또는 변사의 의심 있는 사체가 있는 때에는 그 소재지를 관할하는 지방검찰청 검사가 검시하여야 한다.

② 전항의 검시로 범죄의 혐의를 인정하고 긴급을 요할 때에는 영장 없이 검증할 수 있다. 〈신설 1961.9.1.〉

③ 검사는 사법경찰관에게 전2항의 처분을 명할 수 있다. 〈신설 1961.9.1.〉

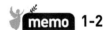 **memo 1-2**

일본 형사소송법 제229조

변사자 또는 변사의 혐의가 있는 시체가 있을 때는 그 소재지를 관할하는 지방 검찰청 또는 구 검찰청 검사는 검시를 해야 한다. 검사는 검찰 사무관 또는 사법 경찰원에 전항의 처분을 시킬 수 있다.

(4) 일본의 이상사(異狀死) 가이드라인(일본법의학회)

일본 의사법 제21조는 의사의 이상 시체에 대한 신고 의무를 부과 벌점까지 규정하고 있음에도 불구하고, 어떤 시체를 "이상이 있다"라고 할지, 정의나 내용에 대해 법률상의 규정은 없다. 1994년에 일본 법의학회는 실무적 관점에서 신고할 이상 죽음이란 어떤 것인지를 구체적으로 제시하였다. "이상사 가이드라인"을 발표했다. 그것에 따르면 이상사란 다음과 같다.

01 외인에 의한 사망(진료의 유무, 진료 기간을 불문)

불의의 사고, 자살, 타살, 기타 사망에 이른 원인이 미상의 외인사

02 외인에 의한 상해의 속발증 또는 후유 장애로 인한 사망

03 상기 **01** 또는 **02**의 의심되는 것

04 진료 행위에 관련된 뜻하지 않은 사망 및 그 혐의가 있는 것

- 주사, 마취, 수술·검사·분만 등 모든 진료 행위 중 또는 진료 행위 직후 뜻하지 않은 사망

- 진료 행위로 인한 있을 수 있는 사망

- 진료 행위 중이나 직후 급사로, 사인이 불명의 경우

- 진료 행위의 과오나 과실의 유무를 불문

05 사인이 분명치 않아 사망

- 시체로 발견된 경우

- 건강하게 생활하던 사람의 뜻하지 않은 급사

- 초진 환자가 진찰 후 극히 짧은 시간에 사인이 되는 병으로 진단하지 못한 채 사망한 경우

- 의료기관의 진료 이력이 있어도, 그 질병으로 사망한 것으로 진단할 수 없는 경우(최종 진료 후 24시간 이내 사망이라도 진단된 질병으로 사망한 것으로 진단할 수 없는 경우)

- 그 밖에 사인이 불명인 경우

- 병사나 외인사가 불명의 경우

일본 후생성 건강정책국도 "이상"의 기준을 일률적으로 규정하는 것은 어렵지만 일본 법의학회"의 이상사 가이드라인" 등을 참고한다.

그런데 상기 가이드라인 중 **04** "진료 행위에 관련된 뜻하지 않은 사망 및 그 혐의가 있는 것"에 대해서 일본 외과학회 외 12개 단체가 "진료에 관련된 "이상사"에 대해서"라는 성명을 발표하고 "임상의사의 입장에서 진료 행위에 관련된 「이상사」는 어디까지나 진료 행위의 합병증으로는 합리적인 설명을 할 수 없는 「뜻하지 않은 사망 및 그 혐의가 있는 것」을 말하는 것이라고 하였다, 진료 행위의 합병증으로 예상되는 사망은 「이상사」에는 포함되지 않는 것을 최근 확인했다"로 되어 있다. 이것은 일본 법의학회 "이상사 가이드라인"이 말하는 것과는 견해가 다른 것이다. 의료 행위는 침습에 따른 합병증이 생길 수도 있다는 것은 허용된 위험으로 인정받는 것이며, 고지된 동의(informed consent)를 얻어 의학적으로 타당한 방법으로 진료하면 환자가 합병증으로 사망했다고 해서 이상사가 된다고는 생각하지 않는다. 그 성명에서는 의료 과실 혐의사건을 수사기관이 조사하는 것은 적합하지 않기 때문에 학식과 경험이 많은 전문가와 법조 및 의학 전문가 등으로 구성된 중립적인 기관의 설립을 요구하고 있다. 전적으로 이 의견에는 동감한다. 현재 의료과오에 의한 환자의 급사 사건인 의사법 제21조 위반 사건에 대해서 시체를 검안하고, 이상을 인정한 의사는 사고가 사인의 이유를 진료 행위의 업무상 과실치사로 책임을 물을 우려가 있더라도 신고 의무를 지는 것은 헌법 제38조제1항을 위반하는 것이 아니라고 해석하는 것이 합당하다는 대법원의 판단이 있었다[17].

---

17) 最三小判 2004.4.13 형집 48권 4호 247쪽, 헤세이 15년(ぁ) 제156호, 의사법 위반, 허위 유인 공문서 작성, 同行使 피고사건

03. 시체 검안

(1) 시체 검안의 2가지 형태

시체 검안은 임상의사의 진찰에 해당하며, 의사는 시체 외표를 법의학적 지식에 기초하여 검사하고, 얻은 의학적 소견을 바탕으로 의학적 판단을 내리는 것을 말한다. 검안은 의사에게만 맡겨진 행위이지만, 여기에는 2가지 형태가 있다.

01 내원시 이미 사망한 환자를 검안하는 경우

02 경찰관이 하는 검시의 한 보조 행위로 의사가 경찰에서 요청을 받고, 시신의 외표를 검사하고, 의학적 판단을 내린 검안(이 경우 부검이라고도 함)의 경우

검안·검사에서는 상처의 유무(있으면 품행, 상처기관의 추정), 사인, 사망 시각, 병사, 자살, 타살, 사고사의 구별 등을 밝히고, 개인 식별을 위한 소견을 얻는 것 등을 목적으로 한다. 검안 결과를 적은 서류가 시체검안서이다.

시체를 검안하고 이상이 있다고 인정한 의사가 관할 경찰서에 신고를 하면 경찰 담당관에 의한 검시(행정 검시, 사법 검시)(메모 2)가 이루어지는데 이 때 신고 의사가 다시 검안(부검)을 하는 것도 바람직하다. 감찰의 제도가 있는 대도시에서는 감찰 의사에 의한 검안(부검)이 이루어진다(일본 부검보존법 제8조). 기타 지방에서는 일반 임상의사가 검안(부검)에 협조하고 있다. 검시(검시의 보조 행위로서의 사체 검안)에 대해서는 일본 의사법 제19조의 응소의무는 적용되지 않지만 의사라는 직무의 공공성을 생각하면, 요청이 있으면 최대한 협조하는 것이 바람직하다. 현재 일본의 경우, 경찰본부의 수사과에 검시관이라는 검시 전문관이 배치되어 임상의사도 안심하고, 부검할 수 있도록 제도화 되어 있다.

memo 2

검시

- **행정 검시** : 신고를 받은 이상 시체 중 사망 원인이 범죄에 의하지 않다고 생각되는 경우 (자살, 자기 과실 등의 비범죄 시체의 경우)에는 경찰관이 사인이나 사망 상황을 실제로 답사하고, 시체 견분조서(見分調書)를 작성한다(일본 시체취급규칙 제4조). 이 때 필요에 따라서 의사의 입회(부검)가 요구된다(일본 시체취급규칙 제6조제2항).
- **사법 검시** : 변사자 또는 변사의 혐의가 있는 시체에 대해서 검찰관 또는 그 대행자(사법 경찰원)가 의사의 입회(검시)하에 시체의 상황을 실제로 답사한다(일본 형사소송법 제 229조, 일본 검시규칙 제3조, 제5조).

(2) 시체 검안의 실제

1) 검안의 마음가짐

01 유체에 대한 예의를 다하여 조심스럽게 다루어야 한다. 또 실의에 빠진 유족의 감정을 배려하고 언행을 올바르게 한다.

02 그러나 불필요한 걱정으로 옷을 벗기는 것을 주저하거나 검안을 서두르거나 하면 중요한 소견을 놓치게 되므로 관찰은 냉정하고 침착하게 철저히 하도록 마음의 안정을 찾아야 한다.

03 이를 위해서는 유족이 부검에 입회하고 싶다고 원한다 해도 "나중에 자세히 설명 드리겠다"라며, 참여하지 않도록 유도하는 것이 바람직하다.

04 선입견(예를 들어 목을 맨 채 발견되었으므로 자살에 틀림없다는 것 같은 고정 관념)과 소망(예를 들면 범죄로 인한 죽음이 아닌 병사로 인한 죽음이었으면 하는 소원)을 버리고, 법의학적 소견에 입각하여 생각하는 것이 중요하다.

05 검시의 시작과 종료 시는 시신에게 인사를 하고, 개시 시각, 종료 시각을 반드시 기록한다.

06 부검에서는 온몸을 구석구석까지 관찰하고, 관찰 소견을 즉시 기록한다. 나중

에 기록하다보면 생각이 나지 않아 오류가 생기기도 하니 바람직하지 않다. 또한 소견은 근거에 의하여 판단하도록 한다. 유추를 하여 기록하는 것은 바람직하지 않다. 외부관찰에서 잘 모르겠다고 판단되는 것은 모르는 것이다.

07 검시에 의한 사인 판단은 외부관찰에 근거한 추정 진단에 불과한 것이므로 궁금한 것이 많다. 시체검안서에 "급성 심근경색"나 "익사"라는 사인명을 기재할 경우, 병력이나 사망 전의 상황이나 현장의 상황 등 간접적인 근거에 따른 추정 진단을 내린 것으로 판단된다. 특히, 검안의 실무부터 말하면 빈도는 많으나 외부관찰부터 특이 소견 없는 돌연사(급성의 병사)의 진단은 교사(絞死)와 액사(縊死) 등의 질식사나 외부관찰 소견에서 진단이 어려운 중독사를 제외하고는 소극적으로 진단하는 것이 바람직하다. 범죄성은 없어 보이지만 사인을 확정하지 않으면 차후에 문제가 될 소지가 있는 사례나 조금이라도 미심쩍은 점이 남아 있다면 해부를 권하는 것이 바람직하다. 현재는 범죄 시체와 변사체의 부검뿐 아니라, 유족의 승낙에 의한 부검에 준한 법의 부검(부검보존법 제7조에 근거한 승낙 부검)도 진행 중이다. 검시의 단계에서 범죄사 혐의를 가지고 해부한 결과 예상하지 못한 병의 발병에 의한 급사(돌연사)가 있었다든가 음독자살이었다는 것이 판명되면 나름대로 해부한 의미가 있기 때문이다. 법의 부검 중 행정 해부나 승낙 해부는 이상 시체의 사인을 확정한다. 부검은 변사체가 범죄 시체가 아닌 것을 밝히기 위해서도 크게 도움이 된다. 범죄의 증거를 찾기 위해서라도 사법 해부는 의미가 있는 것이다.

08 사법 해부를 할지 여부는 검시권자인 검찰관과 경찰이 부검을 결정할 권한을 가지고 있고, 담당 의사는 부검을 건의할 수 있다. 따라서 해부를 하지 않아 나중에 차질이 생겼다 할지라도 원칙적으로 의사에게는 책임이 없다. 부검은 검시 중 보조행위란 점에서 검안한 의사가 오진으로 소송당하는 일은 발생하지 않는다.

2) 시체 검안의 방법

01 검시 담당관과 유족 등에게서 설명을 듣는다.

경찰의 검시에 따른 검안(부검)의 경우는 담당관으로부터 사전에 사망 전후의 상황이나 발견시의 상황에 대한 설명이 필요하다. 필요한 경우에는 유가족 등에게서 사망자의 병력이나 증상 등을 듣기도 한다. 이러한 행위는 환자의 "문진"에 해당하는 것이며, 이로 인해 사망 원인이나 사인의 종류를 어느 정도 예측가능한 경우가 있다. 부검에서는 실제로 담당관의 설명을 참고하면서 시체를 살펴보도록 하고, 임상 진단의 경우와 같은 방식으로 접근하는 것이 바람직하다. 다만, 사전 정보로 인해 발생하는 선입견은 주의해야 한다. 어디까지나 법의학적인 객관적인 관점에서의 소견에 근거하여 판단하여야 한다.

부검 순서로는 온몸을 개관하고, 다음에 머리끝에서 발끝까지 신체 외표를 샅샅이 관찰하는 것이 바람직하다. 부검현장에서는 그 전에 시체의 체위와 의복의 상황 등도 관찰해야 한다.

02 시체의 체위, 자세의 관찰

위로 바라보고 있는지 엎드려 있는지? 발견 시의 자세와 시반의 발현 부위 사이에 모순이 있지 않은지? 예전에 밖에서 엎드린 채 발견된 여성 시체의 등에 시반이 있어 살인 시체를 유기한 것이 발각된 사례가 있었다. 목매어 죽은 시체를 가족이 발견하여 목에 끈을 잘라 눕혀 놓았지만 다리의 시반이 아주 분명하여 사후 장시간 입위(立位)상태였음을 유추할 수 있었다. 아무튼 시신은 범인이나 가족에 의해 옮겨지기도 하기 때문에 보다 세심한 주의가 필요하다.

03 시체 주위의 상황과 의복 상황의 관찰

토물의 여부도 주의해야 한다. 알코올 의존증의 중년 남성의 머리맡에 검붉은 혈액이 퍼져 있어 간경화 식도정맥류 파열로 숨진 것으로 추정한 사례가 있다. 옷 입은 상황은 크게 참고가 되므로, 옷을 벗기면서 세심히 관찰해야 한다. 교통사고의 경우,

자동차 바퀴자국이 있다면 사고의 상태를 짐작할 수 있다. 옷을 입고 있는 상태에서 위로부터의 자창이 있다면 타살을 의심해도 무방하다. 자살의 경우는 비록 얇은 셔츠라도 직접 칼로 자른다.

04 전신의 관찰

시강은 옷을 벗기기 전에 본다. 모든 관절을 움직여 보고, 저항의 정도를 살펴보아야 한다. 온 몸을 벌거벗긴 다음 전신 소견을 관찰한다. 우선 키를 계측하고, 체격, 영양 상태, 피부색, 시반의 색 정도를 본다. 키는 개인의 계급을 구분하는 데 중요한 요인이 된다. 아동이 또래보다 키가 작으면 아동 학대를 염두에 둔다. 영양 상태는 병의 유무, 생활 상태를 추측하는 데 도움이 된다. 아동 학대가 장기간에 이루어진 경우에는 몇가지의 증상이 나타난다. 시반은 사후 경과시간의 추정에 도움이 되지만 사인의 추정에도 유용하다. 급성 심장사에서는 시반은 검보라색이 강하고, 전신 피부도 심장 모양의 것이 많다. 질식 시체에서는 시반은 더욱 짙고 어둡다. 출혈 시체에서는 많은 경우 시반은 희박하다. 시반의 색깔은 아주 중요하며, 선홍 색조로 있으면 일산화탄소 중독(CO-Hb에 의함)을 의심하지만, 동사체, 찬 곳에 놓인 시체, 겨울의 수중 시신도 시반이 선홍색(O_2-Hb에 의한)이라 시체의 냉각의 정도는 사후 경과시간을 추정하는데 도움이 된다. 냉각의 정도는 직장 온도의 측정치(내장 온도)로 나타낸다. 구체적으로는 항문에 막대 온도계를 삽입하고, 몇분동안 관찰하여 체온을 기록한다.

05 신체 각 부위의 관찰

◆두부

두발 길이를 계측하고, 성상을 잘 관찰한다. 머리는 머리 때문에 손상이 생기지 않지만 손상이 있다 하더라도 발견하기 어렵기 때문에 주의가 필요하다. 특히, 야간에 부검할 때는 머리 위쪽이나 후두부의 손상을 놓칠 수 있으므로 조명을 밝게 하고, 두피를 자세하게 관찰한다. 머리는 눈으로 진찰하는 것 뿐만 아니라 두피 전면을 손

으로 자주 만져 상태를 확인하여야 한다. 지방성 종창(두피 하혈종) 피하가 으스러짐
이 있거나, 함몰 골절 여부를 판단해야 할 경우에는 시진과 촉진을 병행한다. 머리의
손상은 재해에 의한 것이 많기 때문에 손상부분을 절대 간과해서는 안된다.

◆안면

- 안면의 색을 보면 만성질환으로 인한 병사나 정형적 액사(縊死)의 경우, 안면
  은 창백하다. 출혈사의 경우는 아주 창백하다. 급성 심장사, 지주막하 출혈 등
  의 돌연사(급성의 병사)에서는 안면에 울혈성 푸른빛을 보인다. 안면의 울혈
  이 아주 분명하여 피부에 일혈 점(溢血点)을 다수 볼 때는 안검 결막에 출혈
  점이 다수 있을 것이므로, 질식사 중에서도 교사(대부분 교살)와 액사(오로지
  액살, 縊殺)를 염두에 두고, 경부의 관찰을 신중히 해야 한다. 질식사를 급사
  로 오진하지 않는 것이 검안에서는 가장 중요하다.
- 안검을 본다. 안검에 눈살이 붙어 있을 때는 수면제 중독이 가장 의심스럽다.
  이 경우 직장 온도가 의외로 높을 때도 있다. 궤도부의 피부가 판다의 눈처럼
  검푸르게 둘러싸고 있고 부어 있을 때는 직접 안부를 타박한 경우 외에, 두부
  외상에 의한 두개 바닥골절인 경우가 있다(안경 혈종).
- 안검 결막은 창백하거나 혈관망이 충영(充盈)하고 있는지, 또 출혈 점이 있는
  지 여부는 꼭 관찰해야 한다. 출혈 점이 다수 보일 때는 질식, 특히 머리부
  압박에 의한 질식(교살과 액살)이 많다. 정형적 액사에서는 경부의 혈관(총경
  동맥, 추골동맥)이 완전히 압박되어 두부 안면에 혈액이 못 가게 되기 때문에
  안면은 창백하고, 안검 결막에 출혈 점이 없다. 돌연사와 중독사에서도 어느
  정도 안검 결막에 출혈 점이 나오는 적은 있지만 출혈 점이 다수가 있을 때는
  경부 압박에 의한 질식사 혐의가 농후한 것으로 질식의 수단 방법의 흔적(색
  구와 액흔, 索構과 扼痕)이 없는지 머리를 자세히 관찰한다.
  안구 결막은 황달의 유무를 보는 데 도움이 된다.
- 각막 혼탁의 정도를 보자. 각막의 성상은 사후 경과시간의 추정에 유용하다.

죽음 직후 투명했던 각막은 눈을 감은 상태에서는 사후 12시간 경과하면 안개 상태로 24시간 경과하면 반장도 혼탁하지만 동공은 아직까지 관찰이 가능지만, 48시간이 경과하면 강한 혼탁이 오고 동공은 거의 관찰할 수 없게 된다.

• 동공의 크기(지름)를 척도로 계측하면 보통 사망 직후 동공은 산대하지만, 유기인 농약 중독사는 축동되어 있다.

• 코 부위를 관찰한다. 신선한 수중 시체에서 비강에서 미세한 백색포말을 누출하고 있으면, 적어도 직접 사인은 익사라고 추정할 수 있다(하지만 익사를 초래한 원사인을 염두에 두고 있어야 한다). 급성 심장사, 최면제 중독, 농약 중독에서도 폐의 울혈부종 때문에 비강에서 포말을 내는 것도 있지만 익사만큼 가늘고 적지 않다. 익사인 경우는 면도용 거품 같은 미세 포말을 누출한다. 비강 내에서 출혈하고 있는 경우는 두개골 바닥 골절의 가능성도 의심된다. 그러나 경부 압박에 의한 질식이라도 두부 안면의 울혈 때문에 코 출혈, 귀 출혈이 일어날 수 있다. 오래된 시체에서는 오염되어 어두운 적색의 출혈성 액을 누출한다. 특히, 오래된 익사체에서는 용혈된 출혈성 액이 비강 내에서 누출되기도 하지만 오래된 시체 현상의 하나로 특별한 의미는 없다.

• 입이 열려 있는지 다물고 있는지를 보자. 입은 보통 사후경직으로 다물고 있다. 그러나 액사(縊死)에서는 대부분 혀를 내밀고 있으며, 이는 설근부가 삭상물(索狀物)로 압박함으로써 교경(絞頸, 목졸림)과 액경(扼頸, 밧줄로 조임)에 의한 질식사에서는 혀를 깨물고 있다. 부패된 시체에서는 가스 압력 때문에 혀를 내밀고 있다.

• 입술의 색깔과 성상을 보면 급성 심장사나 질식사에서는 푸른색을 띈다. 일산화탄소 중독사에서는 선홍색을 띠고 있다. 입술 점막에 미란과 부식이 보일 때는 독극물 복용을 의심한다. 입술의 타박에 의한 구순 점막에 좌창, 출혈이 일어나지만 때로는 사전 시기의 경련에 의해 자신의 이빨로 입술을 씹는 경우도 있다. 유아의 입술은 건조하기 쉽고 어두운 적갈색 혁피상을 보이고 있는 경우가 있으므로 손상과 구분해야 한다.

- 구강 내의 이물질과 다른 액체의 유무를 보자. 보통 입 안은 공허하고 우윳빛 액체를 소량 간직하고 있는 경우가 많다. 구강 내에 토물이 있을 때는 뇌에 이상이 있는 경우(뇌압 항진에 의한 중추성 구토, 예를 들면 뇌출혈이나 두개 내혈종의 뇌 압박)와 중독(일산화탄소, 농약, 식중독 등)을 생각한다. 익사체 에서는 구강 내에 미세한 하얀색 포말을 머금고 있다. 최면제 중독, 농약중독, 급성 심장사 등의 허파의 울혈 부종에 의한 구강 내의 포말은 익사의 것에 비해서 점조성이 없다. 구강 내에 혈액을 있는 경우는 머리 바닥 골절을 염두에 둬야 하지만 토혈, 각혈도 있고 혀와 구강 점막의 손상도 의심할 수 있다. 사인에 관계없이 사후 변화에 따른 구강 내에서 출혈성 액이 누출되는 경우도 있다. 표류 시체는 부패에 의해 오염된 갈색의 출혈성 액이 누출될 수 있다. 구강 점막의 색깔 · 일혈 점의 유무도 관찰한다. 경부 압박에 의한 질식에서는 구강 점막에 일혈 점이 보여질 때가 많다.

- 치아 상태를 보자. 신원미상의 시체에서는 치아의 특징이 개인 식별상 중요한 단서이므로 치아 소견을 상세히 관찰 기록한다.

- 귓바퀴의 손상 유무, 외이도내 출혈 유무를 본다. 귓바퀴에 손상이 있을 때에는 다른 원인을 생각하며 신중하게 부검을 한다. 귓바퀴 후면의 손상은 놓치기 쉬우므로 귓바퀴를 뒤집어 보라. 귓바퀴 뒤의 유양돌기부가 푸른 게 부었다면 두개 바닥 중 두개골 오금 뒤의 골절이 있다(배틀 징후). 외이도내에 출혈이 있다면 우선 두개 바닥 골절을 의심하지만 교사 등의 경부 압박에 의한 질식사에서도 외이도에서 혈액이 누출한 경우이다. 이것은 두부 안면의 아주 분명한 울혈에 따른 누출성 출혈과 같다. 검안 시 주의해야 할 것은 바로 누운 시체의 코에서 나온 혈액이 흘러 외이도 입구를 오염한 경우이다. 귀에서의 출혈과 구분하는 것이 중요하다.

- 안면 손상은 주로 사고에 의한 것이 많다. 병의 발작(지주막하 출혈, 급성 심부전, 간질 등)로 쓰러지면서 안면이나 머리를 타박하는 경우가 있으며, 외인 죽음과의 구별이 어려울 수 있다. 발작에 따른 전도(넘어짐)에서 이차적으로

손상이 생긴 것인지, 시체의 손상 부위나 형상을 세심히 살펴보고 현장에서의 상황도 제대로 검토해야 한다.

◆ 경부

- 색구와 액흔(索構와 扼痕)의 유무를 보자. 검시에서 자주 보는 액사의 경우, 정형적 색구는 앞쪽 경부가 깊고, 왼쪽 오른쪽 경부는 뒤 대각선 위쪽으로 나아감에 따라서 얕아지고, 귓바퀴 뒤의 후두부로 소실되고 있다. 액사의 색구는 종종 수포를 동반하지만 출혈을 동반하지 않는 것이 일반적이고, 색구의 상하에서 피부색은 변함이 없다. 비정형적 액사의 색구에는 수평에 가까운 것이 있으며, 교사의 색구와 구별이 어려울 때도 있지만 액사의 경우, 체중을 걸치거나 처지는 경우가 있어 색구에 꼭 농담(濃淡)이 있다. 교사의 경우와는 다르다. 어쨌든 안면이 울혈, 안검 결막에 출혈 점이 많은 시체에서는 교살을 염두에 두고, 특히 경부를 자세히 관찰한다. 수평으로 경부를 일주하는 색구가 있는데 목에 밧줄 같은 것이 없는 현장의 경우, 일단 타살(교살)을 생각해야 한다. 그러나 교사를 감추기 위해서 가해자가 밧줄 같은 것을 없애는 경우도 종종 발생한다. 케이블 같은 것이 목에 두른 채로 있고, 이것이 느슨해진 경우에는 타살을 유추할 수 있다. 스스로 목맨 교사의 경우에는 밧줄이 여유가 없고, 또 결절(매듭)은 앞쪽 정중앙에 있는 경우가 많고(드물게 뒤쪽 정중앙도 있음), 밧줄의 양 옆 길이가 거의 같다.

  액흔으로는 가볍게 표피이탈이 있을 수도 있고, 어수선한 변색(피하 출혈)도 있다. 어쨌든 옛날의 법의학 교과서에 있는 예쁘게 늘어선 손가락에 흔적이나 상처가 있다고 기대하지 않는 편이 좋다. 피해자는 필사적으로 저항하므로 액흔은 불규칙적으로 산재해 있다. 가해자에 의한 손가락 흔적, 손톱자국뿐만 아니라 가해자의 손을 물리치는 과정에서 피해자의 상처가 가중되는 점도 참고해야 한다. 또 경부 이외에 하악부와 입술에 마멸과 피하 출혈을 수반하는 경우도 종종 있다. 교살의 피해자는 일반적으로 여성, 어린이, 노인, 병약자

등 체력이 약한 자이며, 대장부의 목을 맨손으로 졸라 죽이는 것은 쉽지 않다. 하지만 어려운 순간에 피해자를 액경하고, 의식이 사라진 뒤 밧줄 같은 것을 이용하여 교살하는 경우도 있다. 이런 경우는 경부에 교경과 액경의 양쪽의 소견이 혼재한다.

- 경부에 자창, 절창이 있을 때는 자살과 타살의 감별이 중요하다. 주저하거나 망설임것 같은 상처, 창(創)(준순창, 逡巡創이라고도 한다. 몇 개~수십 개의 평행으로 달리는 얕은 절창으로 자해임을 시사한다)의 특징이 있으면 자살로 판단된다. 경동맥을 절손하면 출혈사하지만 동시에 기관을 자르면 출혈한 혈액의 흡인에 의한 흡인성으로 질식사 할 수도 있다. 경부 정맥의 손상되면 공기 색전증을 일으키기도 한다.

- 경추의 골절 여부를 보자. 추락 시체와 교통사고 시체에서는 머리를 안고, 전후 좌우로 움직이며 후두 하부를 들어 올리면 목뼈 골절 여부를 알 수 있다. 상위 경추의 고도의 탈구 골절이나 이개(離開)는 그것만으로도 사망 원인이다.

◆ 흉부

- 피부색을 보자. 전흉부에 시반이 있으면 엎드리고 있었음을 알 수 있지만, 급성 심장사 등의 급사체에서는 위를 보는 자세에서 사망하고 있어도 상흉부가 울혈성 시반 형태의 피부 변색이 인정된다.

가슴 복부가 압박되어 사망하는 압사에서는 상흉부에 강한 울혈(두부 안면, 경부는 물론)이 있어 흉부에는 압박의 흔적으로 입고 있는 옷의 솔기가 올라가게 된다. 또한 유방이 잘 발달된 젊은 여성이 배후에서 대형차에 부딪혀서 유방부에 브래지어에 의한 압흔이 남는 경우도 있다.

여성 시체에서는 필요에 따라서 유방의 발육 상황, 임신 흉터의 유무, 유륜의 빛깔, 유두의 크기, 유즙 분비의 유무도 살펴보면 나이, 임신 또는 분만의 유무 등을 추측할 수 있다. 임신 5개월 이상이 되면 유즙을 분비한다.

또한 사후 2~3일 이상 지난 시체에서는 상흉부에 어두운 파랑~암자색의 부패 정맥망이 출현하지만 이는 그저 시체 현상이지 이상 소견이 아니다. 잘 보면 몸의 다른 부위, 예를 들면 다리 등에도 출현하고 있을 것이다.

- 팽륭(膨隆)하지 않은지, 압평상(壓平狀)은 아닌지 좌우가 대칭인지를 보자. 시체의 전면에서 흉부를 관찰할 뿐 아니라 머리 쪽에서 발쪽으로 즉, 위쪽에서 아래쪽을 향해서 흉부를 바라보면 좌우 비대칭성이 잘 드러난다. 노상에서 발견된 시신은 일견 외상이 적어도 자동차 사고와의 관련 가능성이 없는지 염두에 두고, 흉곽의 변형(비대칭성)의 유무를 보자.

흉부 외상에서 분명하고 광범위한 피하 기종을 발생하는 경우가 있다. 흉부의 바깥, 안면, 경부, 음낭도 크게 종대하지만 이들의 소견에서 기도 손상이나 늑막의 피하 손상을 추측할 수 있다. 피하 기종은 손가락으로 누르면 패이며, 특유의 악설감(握雪感), 염발음(捻髮音)을 느낀다.

오래된 시체에서 발생하는 현상으로 부패 가스에 의해 가슴 복부가 팽만하는 경우가 있다.

- 골절 여부를 확인한다. 자동차 충돌사고 시 운전자가 핸들로 가슴 복부를 강타하고, 흉골, 늑골 골절, 간 파열 등을 일으킬 수 있다. 흉골 골절 여부는 손가락으로 흉골부를 위에서 아래로 가볍게 누르고 가면 알 수 있다. 갈비뼈 골절 여부는 흉부 전체를 가볍게 압박하면서 촉진하면 이해할 수 있다. 완전히 골절되어 있는지, 가동성이 있는지 골절 소리를 감지한다. 외표에 손상이 없어도 내부에서 갈비뼈가 부러지고 있는 경우가 있으므로, 가슴은 눈으로 보기만 아니라 촉진이 아주 중요하다. 쇄골 골절은 팔을 움직이면서 쇄골부에 닿으면 알 수 있다. 흉골 압박에 의한 양쪽 갈비뼈에 다발성 골절이 발생하니 이 점을 미리 확인한다.

- 흉부의 자창과 총상은 타살에 많다. 흉부를 흉기로 찌르고 자살할 수도 있지만, 이 경우는 옷을 올리고 박혀 있는 것이 많아 단번에 찌른 것처럼 보이고, 상처를 잘 관찰하면 반드시 주저하거나 망설임 상처(준순창, 逡巡創)의 특징을 가지고 있다.

심장 천자를 보면 알지만, 흉벽에서 심장까지의 거리는 수 cm이며, 짧은 과일 칼 등에 의해서도 치명상이 생길 수 있다.

◆ 복부

• 평탄한지 팽륭하고 있는지를 보자. 사후 장내 가스의 발생에 의해 복부는 팽륭한다. 복벽의 지방 침착에 따라 복부가 팽륭하는 것처럼 보이지만 손으로 복벽을 잡으면 피하 지방 두께를 알 수 있다. 또 비만의 경우는 배꼽, 오금이 패인다.

간경화 복수가 저장된 경우는 개구리의 배와 같은 팽륭에서 배꼽 오목의 구덩이만 아니라 파동을 언급한다.

여성은 임신에 의한 복부 팽륭도 고려해야 한다.

• 복벽의 색을 본다. 사후 24시간 정도 지나면 하복부에 암녹색의 부패성 변색이 출현하고, 시간의 경과와 함께 상복부, 흉부 등으로 번진다.

• 수술 자국의 유무를 본다. 복부의 수술 자국은 신원 확인 및 기왕증을 추정할 수 있는 유력한 정보를 확인할 수 있다.

• 손상을 주의 깊게 살펴본다. 복부의 외상은 교통사고와 상해 치사 사건에 많지만 내부에 치명적인 손상을 입고 있어도 피부 외표의 소견이 부족한 것이 있으며, 임상적으로도 주의가 필요하다. 복부에 마멸과 피하 출혈이 있으면 내부에 있는 간, 비장, 장간막 등의 파열 가능성도 생각해야 한다. 옆구리를 박차고 신장이 파열한 사례, 복부에 무릎 차기를 받고 십이지장이 파열한 사례, 작업 중에 복부로 날아온 판의 양끝이 십이지장을 파열한 사례 등 복부의 정중부(등뼈)로 가다가 동력을 받아 둔부와 등뼈 사이에 장기나 장간막이 붕괴되어 터지기 쉬운 것이다. 방광, 위 등은 내용이 가득차 있을 때 파열되기 쉽다.

골반 골절의 검사는 하지를 움직이면서 촉진한다.

복부 자창, 절창은 자살이나 타살과 함께 할 가능성이 있지만 복부의 정중에는 대동맥이 달리고 있어 이를 손상하면 즉사에 가까워진다. 간, 신장을 훼손하면 15~30분에 사망하고, 장간막 동맥을 손상시키면 30분~1시간 만에 사망하며, 장관이 손상 받으면 복막염을 일으켜 2~3일로 사망했으나 현재는 의학의 진보로 구명되는 경우가 많다.

◆ 배부(등)

시체는 앙와위의 사례가 많아 대부분의 시체의 등에 시반이 있으므로 피하 출혈을 놓치지 않도록 주의해야 한다.

등에 칼과 같은 도구에 의한 창상(절창, 자창, 자절창)과 총상이 있을 때의 경우는 매우 다르다. 둔적(鈍的, 무딘) 손상은 자의(고소의 투신), 타의, 또는 사고(교통사고 등)의 경우가 있다. 등은 흉부의 뒤쪽이니 등의 자창, 자절창, 총상은 심장, 폐를 훼손하기 때문에 아주 치명적이다.

흉추, 요추의 골절 여부를 확인하려면 손가락으로 강하게 누르면서 촉진한다.

◆ 상지

어깨 부위에서 손가락 끝까지 전면과 후면을 관찰한다.

팔꿈치 오목부에 주사 자국이 보이는 경우는 의료에 의한 것이 많지만, 각성제를 상용한 경우도 있으므로 주의해야 한다. 급성 각성제 중독자는 젊은나이에도 급사할 수 있다.

상지의 둔적 손상은 교통사고나 추락 사고에서 발생되며 돌출 부위인 어깨 봉, 팔꿈치 머리, 손등 등에 표피 박탈이나 피하 출혈을 살펴보자. 심한 린치, 징계에서 팔과 다리의 피하 근육조직이 광범위하게 고도로 으스러져 있다면, 그 부위는 어두운 청색~암자색을 띠고 있다면 종창이나 내장에 손상이 없어도 창상성 쇼크로 사망할 수 있다.

상지의 예기(銳器, 날카로운 물건)에 의한 손상에는 방어 상처(방어창, 防禦創)가 있다. 칼로 자르고, 찌르기 할 때 손으로 이를 막음으로써 손이나 전완에 절창과 자절창이 발생하는 것, 이 손상이 있다면 타살이라고 판단할 수 있다.

한편 전완 전면 하부(손목의 전면)에 주저하거나 망설임 상처(준순창, 逡巡創)와 같은 얕은 절창이 있으면 자살을 기도한 것으로 추측된다. 손목의 혈관(요골동맥, 척골 동맥)을 자른 것만으로 자살할 수 있을지에 대해서는 논란이 있을지도 모르지만, 사망할 수 있다. 그러나 자살의 경우는 손목을 긋는 것뿐 아니라 경부에 치명적으로 절창하거나, 손목을 자르다 죽지 못하고 입수하는 예, 액사하는 사례도 있다. 과거 손목의 상처 자국(자살 미수의 흔적)은 사망자의 전력, 성격 경향을 아는 데 참고가 된다.

수중 시체에서는 손바닥의 표모 껍질(標母皮) 형성(표피 각질층이 물에 반하여 가죽에 덮여 흰 주름이 잡힘)이 보인다. 이는 사후 경과 시간의 추정에 도움이 된다(다만, 물속에 오래 젖어 있었기 때문의 담금 현상으로 시체를 물속에 투기해도 생긴다). 손톱(瓜床)의 색깔을 유심히 살펴본다. 병으로 인해 평화롭게 사망했을 때나 출혈사의 경우, 손톱은 창백하지만 질식사인 경우에는 암자색을 띠고 있다. 일산화탄소 중독 시체에서는 선홍색이다. 색이 검은 사람으로 시반의 선홍색조가 퍼져있지 않는 경우에도 손톱을 보면 일산화탄소 중독의 특징이 나온다. 진단상 유력한 소견이다.

손톱도 본다. 가해자를 할퀴다보면 손톱 안에 혈액과 박리한 표피를 남긴 경우가 있다. 또 교살될 때 경부에 묶인 밧줄 같은 것으로 자신의 목을 할퀸다. 이들의 경우 손톱 속의 이물질은 상황을 설명하기 위한 유력한 증거가 된다. 후자의 경우, 색구 주위에 생긴 손톱자국을 경찰에서는 교살(타살)의 특징으로 간주한다.

신원 미상 시체에서는 지문이 유력한 단서인데, 이것은 경찰의 감식 담당 업무이다.

◆하지

여성 시체의 넓적다리 안쪽 상부의 마멸과 피하 출혈은 성 범죄를 추정케 한다.

종아리 앞쪽 둔적 손상은 격투의 흔적이 있어 무릎 같은 손상은 넘어짐(전도)에 영향을 끼치는 것이 많다.

액사 시체에서는 사망 전의 경련에 의한 하지(팔도 마찬가지)가 주위의 물체에 의해 손상이 생기는 것이다. 시체는 현장에 있던 위치를 살펴보면 합리적인 설명이 가능해진다. 보행자가 자동차 범퍼에 충돌해서 생기는 범퍼 상처(창, 創)는 승용차에서는 하퇴부에, 트럭 등 대형 차량에서는 허벅지에 보인다. 자동차 보닛 충돌에서는 대퇴 상부와 전부에 손상을 발생시킨다. 범퍼로 인한 상처의 외표는 단순한 피하 출혈로 인정하는데 막상 해부하면 피하의 근육 사이 특히, 뼈 부착부 후층에서 출혈을 일으키는 경우가 많다. 범퍼의 높이를 추측하기 위해서 족저에서 창상까지의 높이를 계측하여야 한다.

익사체에서는 족저에도 표모 껍질들 변화가 발생하므로 그 상태를 관찰한다.

신원 미상 시체에서는 족저의 길이도 계측한다.

◆ 외음부

외음부 음모 발생의 유무, 밀도, 색깔, 특히, 백발을 혼재하고 있다거나(45세 이상), 길이 등으로 연령을 추정한다.

외음부는 일반적으로 손상되기 힘든 부분이지만, 음낭에 손상이 있는 경우는 린치 등에 의한 것이 있다. 실금 등으로 습윤한 음낭 표면은 역설적인 것 같지만 표피 구조가 흐트러지고, 건조하기 쉬워지므로 표피 이탈화를 막기 위해 마멸과 뒤틀리지 않도록 주의해야 한다.

여성 시체에서 외음부에 손상 유무가 있으면 그 성상에 대한 관찰과 기재도 중요하지만 외음부에 손상이 있으면 범죄성이 농후하므로, 검시의 단계에서 무리하게 질 내용물을 채취하지 않고 담당관에 사법 해부의 절차를 취하도록 권유한다.

질식 시체에서는 종종 오줌을 실금하며, 남자는 외뇨도구에서 정액을 누출하기도 한다.

◆ 항문

항문이 열려 있는지 닫혀 있는지, 항문 주위에 배설물의 오염이 있는지를 보자. 일반적으로 항문은 닫혀 있지만 질식사나 급성 심장사 등의 급사에서는 자주 항문이 열려있어 탈분하는 경우가 있다. 시체가 오래되면 부패 가스에 의해 항문이 열리고, 탈항처럼 보이지만 시체 현상이므로 특별한 의미는 없다.

06 심장 천자, 후두 밑 천자, 방광 천자

검시의 보조 행위인 부검에서 오감을 최대한 발휘한 시체 외표 검사에 기초하고, 사인의 종류, 사후 경과시간 등을 판단해야 하며, 시체를 훼손하는 행위는 허용되지 않는다. 예를 들면 변색부위를 메스로 절개하고, 피하출혈 유무를 확인하는 것 등은 법관이 발행하는 감정 처분 허가장이 없으면 허용되지 않는 것으로 해석하고 있다.

그러나 일산화탄소 중독 시체, 불에 탄 시체에 대한 CO-Hb 농도 측정이나 혈중 알코올검사, 심장 천자를 통한 혈액 채취, 지주막하 출혈 진단을 위한 후두 밑 천자에 의한 수액 채취, 오줌에 의한 여러 종류의 선별 검사(남용 약물의 간이 검사 등)를 위한 방광 천자에 의한 소변 채취 등은 시신의 외형을 훼손시키지 않는 범위에서 유족의 승낙이 있으면 가능하며 실제로 이루어지고 있다. 유족이 불명할 때는 승낙이 없어도 가능하다.

3) 사인별 검안의 포인트

교통사고를 제외하고, 경찰에서 취급하는 변사체(이상 시체 및 변사체)중 다수(약 2/3)는 병사가 있고, 그 다음은 질식사(약 1/3)이다. 손상으로 사망하는 사람은 10% 정도이다. 손상이 눈에 띄는 시체에 대해서는 누구도 주의하지만 손상이 눈에 띄지 않는 시신이야말로 주의해서 검시를 해야 한다. 아래에 주된 사인별로 검안시의 유의사항을 정리하였다.

01 돌연사(내인성 급사)

급성으로 뜻하지 않은 병사가 있지만 대부분이 심장혈관계 및 중추신경계 질환이다. 급성 심장사가 돌연사의 대부분을 차지한다. 특히, 허혈성 심질환, 즉, 관상동맥 경화증에 의한 급성 심부전이 가장 많다. 엄밀히 말하면, 형태학적으로 심근에 경색 현상이 회복하기 전에 치명적 부정맥을 일으키고, 돌연사하는 것이다. 이 경우 부검에 의한 진단명은 "급성 허혈성 심질환"으로 하든지 임상적으로 잘 발생하는 "급성 심근경색"이라고 하는 것이 타당하다. 급성 심장사에서는 시체 외표 소견에 특징적인 것은 없지만 안면에서 위 가슴에 걸쳐 울혈이나 외경정맥이 심하게 늘어나 있는 시반이 짙은 것이 특징이라면 특징이다. 그러나 경험상 이런 소견은 지주막하 출혈로 인한 돌연사이기 때문에 후두 밑 천자에 의한 뇌척수액의 성상을 보고 감별할 필요가 있다. 만약 두부 CT 검사가 가능하면 감별에 도움이 된다.

유아(생후 2-6개월에 많은)는 주로 수면 중에 갑자기 사망상태로 발견되는 원인 불명의 돌연사 "영아돌연사증후군"은 코, 입 폐색에 의한 질식이나 토물 흡인에 의한 질식, 학대에 의한 사망과 분리하여 조사가 필요하며, 생전의 건강상태, 사망 상황의 상세한 검토, 정밀한 해부를 거친 뒤 진단해야 할 진단명이며, 검안만으로 영아돌연사증후군으로 진단해서는 안 된다. 특히, 어린이 집에서의 사망은 나중에 문제가 되기 쉽기 때문에 반드시 부검을 권유한다.

02 액사(縊死, 목을 매어 죽음)

자살의 수단으로서 가장 많은 자살의 절반은 액사이다. 그러므로 부검에서 자주 만난다.

정형적 액사에서는 전경부(목의 앞쪽부위) 위에서 왼쪽 오른쪽 경부를 비딱하게 되어, 위에 밧줄 같은 것이 걸려있고, 좌우의 총경동맥, 추골동맥이 압박 폐색되기 때문에 ① 안면은 창백, ② 안검 결막도 창백하고 출혈이 없다. ③ 경부의 색구(액구)(素構, 縊構)는 밧줄 같은 것에 의해 압흔인 전경부 위에서 왼쪽 오른쪽 목 부분을 뒤 대각선 위쪽으로 달리며, 체중은 가장 많이 전경부에 많이 받고 뒤쪽으로 점점 얕아진다. 통상 액구는 창백하고 출혈을 수반하지 않는다.

비정형적 액사에서는 경부의 동맥이 완전히 폐색되지 않아 ① 안면이 울혈, ② 안검 결막에 출혈 점이 출현하는 경우가 많다. 그러므로 교사와 구별을 신중히 해야 한다. 액사는 자기 몸무게에 의한 경부를 압박하므로 체중이 가장 많이 걸린 곳은 색구가 깊고, 그렇지 않은 곳은 얕다. 즉, 색구에 농담이 있다. 이것이 시반의 위치와 모순되지 않은지 검토한다. 가족이 발견하고, 밧줄 같은 것이 제외된 상태에서 이불 위에 뉘어졌던 액사 시체의 시반의 위치에서 사후의 체위를 추정한 경우가 있었다.

03 교사

교사에서는 ① 색구가 경부를 수평으로 일주하고 있다. 총경동맥 압박폐색은 있어도 추골 동맥의 폐색이 없고 ② 안면은 울혈, 피부 출혈점이 있고, ③ 안검 결막에 출혈 점이 많다. 경부 피부는 색구보다 윗부분은 울혈, 하부와 피부색이 다른 색구부에는 마멸과 피하 출혈을 수반하는 것이 많다. 교사는 대부분 타살(교살)이고, 자살은 드물다. 교사 시체에서 경부의 끈이 느슨해져 있는 것은 교살이다. 교사에서는 탄력성 있는 밧줄에 경부가 지속적으로 압박되어 있어야 한다. 색구의 상하에 손톱자국 등 자탈 손상(길천선, 吉川線)이 있으면 타살이며, 밧줄에 깃이나 두발이 연루된 것도 타살로 추정한다. 액경 후에 쐐기를 박기 위해서 교경하는 경우가 종종 있다.

04 액사(액살)(扼死, 扼殺)

손과 팔로 직접 경부를 압박하여 질식사하는 것이 액사이다. 자신이 불가능하고 오로지 타살 즉, 액살이다. ① 피해자는 어린이, 여성, 노인, 병자인과 체력이 약한 자이다. 성인 남자를 교살하려면 만취시키는 등 저항할 수 없는 상태가 아니면 불가능하다. ② 안면이 울혈, 피부 출혈점이 있고, ③ 안검 결막에 일혈점(溢血点)이 다수 있는 것은 교사의 경우와 마찬가지이며, ④ 경부에 액흔이 보이지만 단순 마멸과 피하 출혈로 나타날 경우 간과하지 않아야 한다. 발작적으로 액경을 하고 의식을 잃게 하거나 액사하게 한 뒤 다시 밧줄로 쐐기를 교경(絞頸)하는 경우가 많다. 신문 등에서 교살 시체발견 등으로 씌어 있더라도 액경(扼頸)후 교경(絞頸)하는 경우도 있다.

05 익사

질식사 중에서는 액사에 이어 많다. 그러나 물 속 시체는 반드시 익사체가 아니므로 주의를 요한다. 살해되고 물속으로 투기되는 경우도 있다.

익사체의 시체 소견으로는 ① 얼굴에 울혈이 거의 없다. ② 안검 결막에는 일혈점이 없거나 있어도 수가 적다. ③ 코 입술에서 미세한 백색 물거품이 나온다. 이 백색 물거품이 있으면 사인을 익사로 추정하기에 좋지만 새로운 익사체에서도 40% 정도에서는 볼 수 없다. ④ 수족 표모 껍질들 변화는 사후 수중 정류 시간의 추정에는 도움이 되지만 사인을 정하는 데는 도움이 되지 않는다. 이렇게 부검을 할 때 사체 외표 소견만을 토대로 익사라 진단하는 것은 일반적으로 판단하기 어렵다.

수중 표류 시체에서 신원 미상의 것은 현(縣) 경찰, 해상보안부와 함께 사법 해부를 시행한다. 해부에 의한 익사의 확정 진단은 상기한 체외 소견의 특징 외에 ① 익사 폐의 소견 ② 대순환계 장기에서 플랑크톤의 증명 ③ 외에 사인이 되는 손상, 병변이 존재하지 않는 것 등으로 결정한다. 의학적으로 사인이 익사로 드러났다 할지라도 타살, 사고사의 구별은 수사에 의한다.

06 소사(燒死)

화재로 사망한 것을 소사라고 한다. 소사에는 ① 열의 작용에 의한 화상, ② 불완전 연소에서 발생한 일산화탄소 흡입에 의한 중독, ③ 산소의 결핍 공기의 흡입에 의한 질식 등의 기전(발증 기전)이 혼재하고 있다. 일반적으로 사망 후에도 화재가 계속되고 있기 때문에 표면이 새카맣게 탄 소사체로 발견되는 경우가 많다. 그러나 범인이 다른 방법으로 살해하고, 증거를 인멸하기 위해 가옥에 불을 지르고, 시체를 같이 태워서 소사로 위장하는 경우도 있다. 따라서 소사체 부검에서는 진정한 소사인지 시체 소각인지 구별을 해야 한다. 생전의 소사라면 ① 제1번~ 제2번의 생활 반응의 화상 소견, ② 심장 혈중의 CO-Hb 포화도 상승을 증명해야 한다. 단, 옥외에서 등유를 덮어쓰고, 분신자살과 같은 "화상 죽음"의 예에서는 심장 혈중에 CO-Hb이 거의 검출되지 않는다. 이런 경우에도 해부하고, 기도를 보면 적지만 그을음을 흡인한 흔적이 있다.

소사체에서는 개인 식별도 필요한 것이 많아 최근에는 경찰도 원칙적으로 해부할 방침을 정하고 있다. 해부에서는 ① 기도 내에 검댕을 흡인하고 있다 ② 심장 혈중에 CO-Hb 포화도가 상승하고, ③ 외에 사인이 되는 손상, 병변이 없으면 생전 소사의 진단을 내린다. 그러나 수면 중에 집에 방화하고, 소사된 예도 있어 소사의 경우 자살, 타살, 사고사의 구별은 현장 감식을 포함한 경찰의 수사 경사에 의하지 않으면 의사의 판단만으로는 결정하지 못한다.

07 중독

약독물에 의한 중독은 사체 외표 소견이 부족한 사례가 많아 검안에서 병사의 감별이 중요하다. 항상 중독이 있음을 염두에 두고, 사망자의 과거력, 통원력, 약 복용 경력, 최근의 심신의 건강상태 등의 정보를 최대한 확보한다. 이것은 경찰의 일이지만 현장에 약물의 용기, 약의 빈 포장(쓰레기통을 찾으면 나온 사례가 있다)이 없을까 등 시체 주위의 상황도 소중하다. 중독사가 의심스러우면 위내, 장기, 혈액의 약독물의 검사가 필요한 경우가 있어 가급적 부검을 권한다.

4) 사후 CT의 검안에 이용

검안은 시체를 훼손하지 않도록 사체 외표의 검사에 한한다는 제약 하에서 주로 검안 의사의 오감(시각과 촉각이 주로 이루어지며, 독극물은 후각, 타진은 청각을 통한다)으로 진행된다.

시체 손괴에는 맞지 않는다고 해석되는 심장 혈액 채취, 수액 채취, 소변 채취 검사는 사례에 따라 진단상에 도움이 된다. 이와 함께 최근 사후에 CT를 실시하고, 사인 진단에 도움이 되는 시도가 이루어지게 되었다. 사망자에게 방사선 피폭의 걱정은 없어서 좋은 방법이라고는 생각하지만, CT 검사의 이점과 결점을 숙지한 뒤 사용해야 한다. 두개 내 출혈, 가슴 복부 동맥류 파열, 심장 템포나드(cardiac tamponade)와 같은 특정 출혈성 병변의 검출, 장관 뼈와 두개골 골절 등의 골절 여부 검사에는 유용하다. 그러나 사후에는 시체 내에서 혈액 취하(가라앉음)가 일어나 혈액 분포가 바뀌므로 장기의 함혈량을 생전과 같다고 해석해서는 안 된다. CT에서는 골절은 보이지만 생활 반응으로 출혈 여부는 명확히 판단할 수 없다.

CT에서는 뇌 바닥에 지주막하 출혈이 있는 것은 알 수 있어도 뇌동맥류 파열에 의한 내인성의 것인지, 외력에 의한 추골 동맥의 파열로 인한 것인지 까지는 알 수 없다. 사후의 CT 검사는 검안의 정밀도를 올리기는 하지만, 해부를 대신하지는 않는다. 임상의학에서 말하면 수술 전의 화상 진단의 하나이지만, 법의학에서도 해부 전의 화상 진단의 방법 중의 하나이다.

04. 시체검안서 쓰는 법

시신을 검안한 의사는 유족으로부터 시체검안서 혹은 사망진단서 발급을 요구받을 수 있으며, 이를 거부할 수 없다. 시체검안서는 진료가 계속 중인 환자라도, 사인이 지금까지 진료하던 상병과 관련되지 않은 원인으로 숨진 경우나 진료한 적이 없는 시신을 처음 검안한 경우에 발행한다. 경찰의 의뢰로 검시한 보조행위로 진찰한 적이 없는 시신을 검안(부검)하는 경우에 발행하는 것이 시체검안서이다.

시체검안서의 맞춤법은 일반적인 것은 "사망진단서(시체검안서) 작성 매뉴얼"에 이상 시체 검안(검시, 부검) 때의 검안서 작성만을 말한다.

(1) 사망의 원인

검안 의사는 시체 관찰에서 얻은 시체의 의학적 소견과 담당관에게서 설명을 받은 사망 전후의 상황 등으로부터 종합적으로 판단하고, 가장 가능성이 높은 사인 이름을 적는다. 의사는 검안에서만 사인을 확진할 수 있지만, 돌연사의 병명이나 익사 진단명은 검안 차원에서는 추정 진단명에 지나지 않는 경우가 많다는 것을 알아야 한다.

(2) 사인의 종류

타살인지 자살인지 병사거나 불의의 재해사인지 등 사인의 종류의 판정은 검안서에서 가장 중요한 부분이다. 범죄나 사고를 놓쳐서도 안 되고, 생명보험이나 상해보험, 각종의 배상 보상에도 큰 영향을 미친다. 그러므로 신중하고 성실하게 사인의 종류를 판단해서 결정해야 한다. 사인의 종류는 원사인(직접 사망을 일으킨 일련의 사망 기인이 된 질병, 손상 또는 치명상을 입힌 사고나 폭력)에 의해 분류한다. 그러나 사인을 추정할 수 있어도, 익사, 추락사, 소사 등의 경우 자살이나 불의의 사고나 타살인지를 수사하지 않으면 시체 소견만으로 쉽게 결정하지 못하는 경우가 많다. 외인 죽음의 경우, 사인의 종류는 경찰이 실정을 잘 수사하고, 경찰의 책임 하에서 종합적으로 인정하므로, 검안 의사로서 의문점이 없는지 잘 확인해야 한다.

(3) 외인사의 추가 사항

외인사의 추가 사항은 원래 전문이나 추정 정보에 의하지 않으면 기재할 수 없는 것이다. 검시의 담당관으로부터 들은 내용을 기입하면 된다. 전문인의 부기(付記)는 필요하지 않다.

(4) 사망했을 때

일반적으로 검안할 때 시체에서 01 직장 온도, 02 시체 경직의 정도, 03 시반의 정도, 04 각막의 혼탁도 등의 조기(早期) 시체 현상을 검토했고, 시체가 놓인 구체적인 환경이나 사인을 고려하여 사후 경과 시간을 추정한다. 시체가 시간이 경과하면 자가융해와 부패 등의 만기(晚期)에 나타나는 현상으로 사망 후의 날짜를 추정한다. 시체 소견의 사후 경과 시간의 추정법은 법 의학서를 참조하며 된다.

검안에서는 이들 시체의 소견에 의한 추정만 아니라 사체 이외의 상황에서도 어느 정도 사망 시각을 한정할 수 있는 경우가 있어 때로는 매우 효과적이다. 파리 유충인 구더기는 시신을 훼손하고, 중요한 법의학적 소견을 잃게 하기 때문에 벌레의 크기와 번데기의 여부는 사후 경과 일수 추정에 도움이 된다. 파리는 송장 썩는 냄새를 즐기고, 사후 30분이면 날아오면서 산란 후 12시간에서 구더기가 된다. 하루에 2mm 정도로 성장한다. 여름철은 몸체 길이가 2mm, 봄가을에서는 1mm 정도로 부화 후의 대략적인 경과 일수를 나타낸다. 어쨌거나 새로운 시체를 제외하면 검안에서 가장 어려운 것은 사후 경과시간의 추정이라고 생각한다. 시체에서 얻는 정보와 함께 그 이외의 수사 정보도 참고해서 사망했을 때를 추정하여야 한다.

05. 죽음과 관련된 재판 사례

(1) 안락사를 주장하여 무죄 요구를 했지만, 촉탁살인죄가 된 일본 고치 (高地) 지방법원 판결 [1990년 9월 17일]

법의학 전문가에게는 살인 피의사건과 상해치사 피의사건에서 피해자 부검, 감정 결과가 형사 재판의 증거로 채택된 사례는 무수히 많다. 따라서 부검한다는 것은 상당히 부담스럽고 어깨가 무거운 일이다. 해부소견 기록과 보관, 감정 결과에는 신경을 많이 쓰지만 사건에 관한 일은 기억하지 않으려 하고, 재판의 결과에 일희일비하지 않으려 한다. 사법 해부한 안락사 여부가 문제가 된 살인 사건의 예가 있다.

사건의 개요는 말기 암(연골육종의 전신 전이)에 의한 격통에 시달리던 아내가 집안 목욕탕의 욕조에서 경부를 면도칼로 끊어 자살을 시도했으나, 죽지 못한 아내(53세)가 "죽고 싶으니 죽여 달라"라고 애원했고, 남편(54세)이 이를 수락해 아내의 목을 면도칼로 자른 뒤 수건으로 목 졸라 살해한 후 경찰서에 자수하면서 밝혀진 사건이다. 약 12시간 후에 코치 의과대학에서 사법 해부가 열렸다. 사인은 경부 압박에 의한 질식사였다.

고치 지방법원(이하, 지방법원) 재판에서 피고 측 변호인은 안락사를 주장하는 무죄를 요구했지만, 안락사는 인정되지 않고, 재판관은 촉탁 살인죄(형법 제202조)를 적용하고, 피고소인인 남편에게 징역 3년 집행유예 1년(구형 징역 3년)을 판결했다.

판결 이유에서는 판사가 안락사를 고찰한 결과, 이른바 안락사에 해당하는 경우에는 해당 행위는 위법성이 없고, 범죄의 성립이 이루어지지 않는다는 것은 법원도 같은 견해를 가지고 있었다. 하지만 1962년 나고야 고등법원(이하, 고법)이 제시한 "안락사 허용 6요건"(후술함)에 비추어, 본 건에서는 6요건 중 **01** 의사들에 의해서 이뤄져야 함 **02** 안락사의 방법이 그 자체 사회 통념상 합당한 방법인 것, 이 2가지 요건이 충족되지 않았다고 지적했다. 변호인도 이러한 점을 중하게 여기고 안락사를 인정해야 하고, 피고인의 행위에 대해서 위법성이 조각되어야 할 내용이라고 주장했으나 재판부는 "원래 생명의 존엄성은 절대적인 것이며, 이를 훼손하는 행위가 사회적 상응성을 구비하고, 그 위법성이 조각되는 것은 극히 예외적 경우에 한해 해석되어야 한다"고 명시하며, 안락사로 인정되어야 할 경우의 요건에 대해서 나고야 고등법원 판결에서 제시된 6가지 요건이 모두 충족해야 한다며 유죄를 인정했다.

(2) 안락사 적법 요건

일본에서는 과거의 재판으로 안락사가 문제가 된 것이 위의 고치 지법의 예를 포함해 8차례의 예가 있었지만 그 중에서 안락사가 적법한 요건을 나타낸 것은 나고야 고등법원 1962년 12월 22일 판결 "6요건"과 요코하마 지방법원 1995년 3월 28일 판결 "4요건"이 있다.

1) 일본 나고야(名古屋) 고등법원 판결에 나타난 안락사 허용 "6요건"(1962년 12월 22일)

● 사건내용 : 뇌일혈로 인한 전신 불구로 와병 생활을 하는 아버지(52세)가 병고에 시달려 "빨리 죽고 싶다", "죽여줄래"라고 소리쳤다. 아들(22세)은 주치의부터 아버지의 목숨은 "이후 7일이나 오래가도 10일 정도일 것이다"라고 들어서 아버지를 병고에서 벗어나게 하는 것이야말로 마지막 효도라고 생각하고, 우유에 유기인계 농약을 풀어놓았다. 사정을 모르는 어머니가 이 우유를 아버지에게 먹이면서 아버지는 유기인제 중독으로 사망하게 되었다.

● 판결 : 제1심인 나고야 지방법원 이치노미야 지부의 판결은 "아버지의 촉탁"이

없었다며, 존속 살인죄(형법 구 제200조) 성립을 인정하여 변호인이 항소를 했다. 이 항소심 판결은 원판결을 파기하고, 촉탁 살인죄(형법 제202조)를 인정, 징역 1년 집행유예 3년을 선고했다.

● 판결이유 : 어떤 경우라도 인위적으로 지존한 인명을 끊은 것이기 때문에, 안락사로 행위의 위법성을 조각하려면 다음과 같은 엄격한 요건을 모두 충족함이 필요하다고 했다.

01 병자가 현대 의학의 지식과 기술에서 볼 때 불치병을 앓으며, 죽음이 눈앞에 임박했음.

02 병자의 병고가 심하여, 누가 보아도 진정으로 볼 수가 없는 정도라야 함

03 오로지 병자의 죽음이 고통 완화가 목적이어야 함

04 병자의 의식이 더욱 명료해서 의사를 밝힐 수 있는 경우에는 본인의 진지한 촉탁 또는 승낙이 있는 경우

05 의사의 손에 의한 것이 원칙이며, 이에 의할 수 없는 경우에는 의사에 의한 방법이 없다고 수긍할 만한 특별한 사정이 있어야 함

06 그 방법이 윤리적으로도 타당한 것으로 인용할 수 있는 것이어야 함

이 건에서는 **01**~**04**의 요건이 충족되고 있지만 **05**, **06**의 요건을 결여하고 있어 안락사가 적법하다고 인정하기에 불충분하다고 밝혔다. 이 판례가 제시한 6요건은, 1995년 토카이대 사건의 요코하마 지방법원 판례가 나올 때까지는, 안락사의 판단기준으로서 중요한 의의를 가지고 있었다.

2) 일본 요코하마 지방법원 판결(이른바 도카이대 안락사 판결), 안락사 허용 "4요건"(1995년 3월 28일)

● 사건내용 : 피고인 의사가 입원 중 혼수상태에 빠진 말기의 다발성 골수종 환자의 장남의 강력한 요청으로 호흡 억제작용이 있는 진통제 및 향정신성의약품을 시간간격을 줄이고 양을 늘여 정맥주사로 과다 투약하였다. 하지만 호흡이 멈추지 않자 화가 난 장남이 숨을 거두게 하라고 강력히 요청하여 부정맥치료제 염

산 베라파밀 제제(상품명 : 와소랑 주사액)를 평균사용량의 2배되는 분량을 정맥 주사하고 난 후에도 환자의 맥박 등에 변화가 보이지 않자, 희석하지 않고 사용할 경우 심장마비를 일으킬 수 있는 염화나트륨제제(상품명 : KCl 주사액) 약 20ml을 희석하지 않고, 정맥 주사하여 환자를 급성-칼륨혈증에 근거한 심장마비로 인한 사망을 시킨 경우이다.

검찰 측은 이 사안에서 나고야 고등법원에 나타난 위의 6요건 중 ⑤의 "의사의 손에 의해" 이외는 모두 충족되지 않았다는 판단 하에 살인죄로 기소했다.

◉ 판결이유 : 요코하마 지방법원은 판결 이유 중에서 이 건에서 기소 대상이 되고 있는 의사에게 말기환자에 대한 치사 행위가 적극적 안락사로 허용되기 위한 요건으로서 다음 4항목을 들고 있다.

01 환자가 참을 수 없는 육체적 고통을 겪고 있음(정신적 고통은 인정되지 않는다)

02 죽음이 불가피하고 임종이 임박한 경우

03 육체적 고통의 제거·완화를 위한 방법을 다하거나 대체 수단이 없음

04 생명의 단축을 승낙하는 환자 명시의 의사 표시가 있어야 함

하지만 이 건에서 환자는 혼수상태라 안락사의 전제가 되는 제거, 완화되어야 할 육체적 고통이 존재하지 않지 않아 그것을 제거해야 할 의료 상의 대체 수단이 필요하지 않았고, 다른 대체 수단이 없어 죽을 수 있는 방법이 이 방법 밖에 없었다고 판단할 수도 없고, 또 환자가 명시한 의사 표시도 없었다. 즉, 02 이외는 충족되지 않았기 때문에 안락사가 인정되지 않아 피고인 의사를 살인죄(형법 제199조)로 처벌했다(징역 2년, 집행유예 2년).

위의 4요건은 "오늘날 안락사가 허용되기 위한 최소한 필요한 요건"이라고 판단한 것이지만 당분간은 안락사의 새로운 판단기준으로서 적용될 것으로 보인다.

어쨌든 일본에서는 안락사를 용인한 재판의 예는 보이지 않는다.

"환자의 생명을 고의로 끝나는 행위인 안락사는 비록 환자 자신의 요청이나 친족의 요청이 있더라도 비윤리적"("안락사"에 대한 선언: 1987년 10월 스페인·마드리드

의 제39회 세계 의사회 총회에서 채택)일 뿐만 아니라 일본에서는 상당히 특수한 사정이 없는 한 안락사는 "범죄 행위"로서 형법에서 처벌된다.

맺음말

지금까지 언급했던 것처럼 의학·의료는 항상 삶의 중요성을 강조하고 거기에 맞춰 의료기술이 진일보하고 발전하였다. 대다수 국가에서도 이러한 노력으로 인해 사람들의 수명이 길어졌다. 하지만 수명의 연장으로 고령자가 증가하면서 간호를 포함한 의료비의 급등이 빚어져 장수가 반드시 인간 사회에서 행복한 것이라고 말할 수 없는 상황이 발생하고 있다. 그러다 보니 요즘은 살아가는 것 못지않게 얼마나 존엄성 있는 자연사를 맞이하는 가가 중요한 화두가 되고 있다. 그 중에서 의사는 환자에게 존엄한 삶을 유지하기 위한 방법을 모색하고 법에 저촉되지 않는 범위에서 죽음에 대해서 생각하고 대응하는 법을 연구해야 한다. 법의학을 임상의학의 교육 테두리안에 포함시켜 임상의학의 다양한분야와 협력하여 존엄사에 대한 연구를 활발히 논의하는 것도 바람직하다. 이제는 각 분야에서 죽음에 관련된 사안의 중요성을 인지하고 이와 관련된 교육을 체계화하고 본격적으로 죽음과 관련된 학문을 연구해야 할 시대가 도래하였다.

간호학적 측면

PART

02

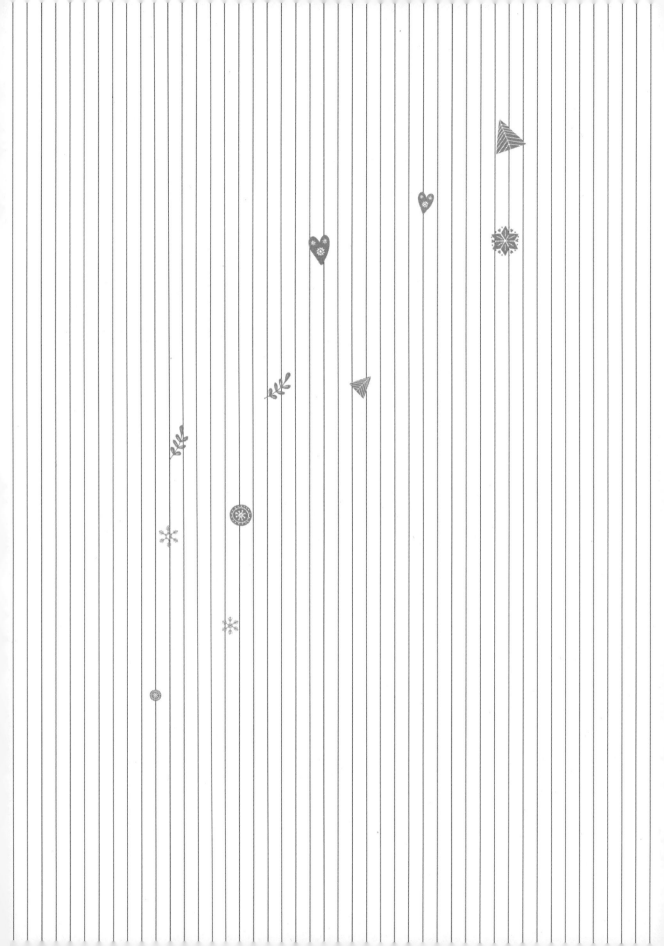

PART 02 간호학적 측면

의료기술의 발달, 경제 발전, 의료보험제도의 대중화 등 사회변화에 따라 의료와의 관계 방식이 크게 달라졌다. 전국민의료보험제도는 모든 국민이 조금이라도 몸이 불편하면 병원에 가서 검사와 치료를 받게 되어 질병의 완치율이 상당히 개선되었다. 불치병에 걸려 죽음이 임박한 환자들도 병원에서 고도의 의료기술 서비스 받으면서 치료가 가능해지고, 생명을 조금이라도 연장할 수 있는 의료 관리를 받게 되었다. 대다수 국민들이 높은 수준의 의료혜택을 볼 수 있게 되면서 국민들의 평균 수명은 과거에 비해 상당히 높아졌다.

그러나 21세기에 접어들면서 초고령사회를 맞은 지금 이 의료 방식, 특히 불치의 만성질환자나 고령자에 대한 의료정책의 변화가 서서히 시도되고 있다. 의료 시설, 자금, 인력 등의 부족으로 모든 사람이 병원에서 장기간, 고도의 의료서비스를 받는 것이 어려워질 것으로 예측되고 있기 때문이다. 새로운 의료의 형태로 복지시설과 자택 등 그동안 일상생활을 해 거주지에서 의료 서비스를 받으면서 최후를 맞이하자는 시도가 시작되었다. 국가는 정책적으로 의료복지 시스템의 정비에 나섰다.

의료에서 지금 주목할 점 중에 하나는 "양질의 적절한 의료"에 대한 해석의 변화이다. 지금까지는 검사 데이터 개선과 생존기간의 연장 등 객관적 지수의 향상을 가지고 양질의 의료라고 인식하고 의학분야에서는 의료 전문가인 의사가 최선이라고 생각하는 의료방침을 정하고, 환자는 그것을 그대로 수용하였다. 그러나 향후 의료는 "환자의 관점에서 질이 높은 효율적인 의료체계" 속에서 수진 받는 사람에 의한 적절한 선택을 지원할 목적으로 변하고 있다. 즉, 구명, 연명만 목표로 하는 것이 아니라 수진자인 당사자(환자 · 가족)의 만족도와 이해도를 높이기 위한 목표로 의료내용의 결정에 당사자가 참여하는 고지된 동의(informed consent, 설명을 받고 합의)가 중요시되고 있는 것이다. 이런 추세는 환자의 자기 결정을 존중하는 생명윤리학의 흐름과도 연관되면서 더욱 거세질 것으로 전망된다.

그러나 오랫동안 건강에 문제가 있으면 병원만 믿고 의료내용의 결정을 전문가에게 맡겨 온 일반 시민은 아무리 자세히 설명을 해도 복잡한 의료복지시스템을 이해하지 못하고, 거기다 자신의 병에 대해 치료방침을 결정할 능력이 부족해 혼란에 빠지는 경우가 많다. 특히, 예후 불량의 질환에 이환하고 있음을 알게 된 환자는 그 자체로 패닉 상태에 빠지면서 어떤 의료를 선택하면 좋은지, 종말기를 어디서 어떻게 지내면 좋을지, 그 결정을 자기 책임으로 해야 한다고 하니 밀려드는 불안감으로 인해 고민이 깊어져 간다.

종말기 케어는 국가의 의료복지시스템을 세로축에 가족이나 관리 전문직 등 배치하고 관련된 사람과의 인간관계를 가로축으로 구축한다. 평안하고 존엄에 찬 인생의 종말기를 받아들이기 위해서는 신뢰할 수 있는 사람, 사랑하는 사람에 대한 관리가 필요하다. 그러기 위해서는 종말기 장소의 선택과 의료 내용의 결정이 큰 영향을 미친다. 간호사는 중대하고 어렵게 결정한 방법에 대한 지원과 관리를 어떻게 실천할 수 있는지, 큰 역할을 맡고 있는 새로운 사회제도와 관리 이념이 임상현장에서는 어떻게 전개될 지가 가장 큰 관심사다. 사람들은 자신의 인생 드라마의 종말을 어떻게 매듭지을 지, 간호사 등 의료 · 복지 전문직은 그것을 어떻게 받아드리는가는 향후의 큰 과제이다.

제2부에서는 간호사의 시점에서 "종말기를 지지하는 의료복지시스템"을 설명하고, 이어서 "간호사의 지원으로 지켜보는 사례 검증"을 소개한다.

CHAPTER **01**

종말기를 지지하는 의료복지 시스템

01. 종말기에 관련된 용어

전통적인 의료는 죽음을 패배로 파악하고 있어 종말기 케어의 이념이 희박하고 사용하는 용어도 제한되어 있다. 1970년대에 현대 호스피스가 출범하면서 "죽어가는 사람에 대한 관리"도 중요한 의료의 일부로 인식되어 종말기에 관한 다양한 용어가 사용되게 되었다. 간호에 사용되는 종말기에 관련된 용어로는 다음과 같다.

(1) 호스피스

호스피스의 기원은 중세 유럽의 기독교 순례자의 여관이었지만 그 후 친척이 없는 환자나 고령자를 수용하고 관리를 하는 자선 시설이었다. 중세 호스피스는 종교 혁명으로 쇠퇴했지만, 1967년 사운더즈가 말기 암 환자에게 심리적 안정을 돕고 안락한 생활을 하도록 관리하는 의료시설로 세인트 · 크리스토퍼 · 호스피스 창설이후 전 세계에 보급되었다[1]. 호스피스는 "말기 암 환자 등 말기에 있는 사람에게 주로 심리적 안정을 돕고 안락한 생활을 하도록 편의를 제공하고, 사람으로서의 존엄을 지키면서 그 사람이 존엄한 최후를 편안하게 보내도록 원조하는 프로그램 및 그 종말기 의료를 제공하는 장소, 연명 치료가 아닌 고통을 완화하고, 또 정신적, 사회적, 종교

---

1) 菊井和子, 大林雅之, 安藤正人:生と死, 改訂版, 西日本法規出版、岡山, 2003, pp88-89.

적 문제를 해결하는 주요 사명을 가지며, 환자와 그 가족에게 최고의 QOL(삶의 질)을 제공하는 것을 목표로 한다"라고 간호대사전에 기록되어 있다.

(2) 완화케어

호스피스는 기독교 사상을 배경으로 발달하는 종교적으로 구제하는 것을 사명으로 하면서 다민족, 다종교에 따른 국제기구인 WHO는 완화케어라는 용어를 사용하고 있다.

WHO에 의한 완화케어의 정의는 "생명을 위협하는 질환으로 인한 문제에 직면한 환자와 그 가족에게 질환의 조기 통증, 신체적 문제, 심리사회적 문제, 정신적인 문제에 관해 적절히 평가를 하고, 그것이 장애가 되지 않도록 예방하거나 대처함으로써 QOL을 개선하는 접근방식이다"라고 하였는데 이는 호스피스 케어의 정신을 계승한 것이다.

일본의 완화케어는 1990년 종말기의 에이즈 환자를 대상으로 완화케어가 인가된 이후 급속히 보급되었고, 2012년까지 257개 시설(5,101개 병상)에 승인되고 있다. 또 2006년에는 재택 완화케어도 시작되어, 향후 급속히 보급될 것으로 생각되고 있다.

(3) 종말기 케어(터미널 케어)

종말기 케어(터미널 케어)는 인생의 마지막 시기를 의미하는 종말기에 제공되는 케어이다. 종말기의 정의는 명확하지는 않지만, 일반적으로 죽음을 맞이하기까지의 기간은 3-6개월 이내로 여겨진다. 2001년 일본 노년의학회에서 종말기의 정의를 "병세가 이미 불가역적이고, 진행성이며, 그 시대에 가능한 최선의 치료로 병의 호전이나 병의 진행을 저지할 수 없어 가까운 장래의 죽음이 불가피하게 된 상태[2]"라며 기간으로 정의하는 것이 아니라 상태를 나타내고 있다. 종말기 케어에 대해서, 「간호대사전」에서는 "회복이 기대되지 않고, 임종이 임박한 환자에게 단순한 연명 조치만

---

2) 日本老年医学会:「高齢者の終末期の医療およびケア」に関する日本老年医学会の「立場表明」
2012, 2012年1月28日理事会承認.

이 아니라 정신적·육체적 고통의 완화와 삶의 질(QOL)의 향상에 역점을 둔 의료 행위"라고 설명했다. 터미널 케어에서 터미널(terminal)은 "종말의, 말기의" 등의 의미로, 터미널 케어와 종말기 케어는 같은 의미로 쓰인다.

(4) 엔드 · 오브 · 라이프 · 케어

미국 의사 폴리가 1999년에 엔드·오브·라이프·케어라는 용어를 사용하고 "인생의 마지막은 대부분 종말의 원인(사인)이 질환인 경우가 많고, 이러한 질환으로 긴시간동안 고통에 시달리고 최후의 나날을 맞이하게 된다. 따라서 고통을 줄이고 심신을 안정시키며, 본인이 원하는 대로 지낼 수 있도록 지원하는 것"[3]이라고 말하였는데, 이후 종말을 의미하는 종말기 케어보다는 엔드·오브·라이프·케어라는 용어를 사용하는 사람이 늘고 있다. 수차례 병의 악화로 인해 죽음의 위기를 반복하면서 긴 시간이 경과한 후에 죽음에 이르는 만성질환자나 고령자의 종말기 케어에 걸맞은 개념이 아닌가 생각한다.

일본에서는 지바(千葉)대학 대학원 간호학연구과에서 "영역 횡단적 엔드·오브·라이프 케어 간호학"과 같은 새로운 간호학을 확립하고, 모든 발달 단계에 있는 모든 이의 인생 종말기, 만년기를 포괄적으로 파악하는 간호방식을 추구하는 학문이 확대되고 있다.

(5) 죽음의 병구완

죽음의 병구완은 죽음이 임박한 환자를 시중드는 것이다. 현실적으로 죽음은 피하기 어렵기에 마지막 며칠간 혹은 몇 시간을 "임종"이라고 한다. 죽음의 병구완에는, "임종"시 임사 과정과 사후 관리 등이 포함된다. 죽음의 병구완 방식에는 지역의 가치관, 종교관, 생사관, 임종관과 죽음의 범절을 포함한 해당지역의 문화와 깊은 관련이 있다.

---

3) Foley KM : An American Perspective on End-of-Life Care, がん患者と対症療法12:57 66, 2001.

(6) 엔젤 케어

간호는 사망 후 관리를 "사후의 처치"라고 말했지만, 현재는 "엔젤 케어[4]"라는 말을 사용하는 사람이 많아졌다(자세한 것은 후술함). 재택 죽음이 주류였던 시절에는 "탕관(湯灌)"이라며 가족이 시체를 닦는 관습이 있었지만, 병원에서의 죽음이 많아지고부터는 주로 간호사가 하게 되었다. 장제업자에게 맡기는 경우도 있지만 법적 규제는 별도로 없다. 화장이 적은 기독교 문화권에서는 시신을 장기 보존할 수 있는 처치를 하는 임바밍이 유자격자에 의해서 이루어진다.

02. 종말기 의료에 대한 의식

종말기 의료에 대해서 의료인, 간병자 및 일반 국민은 어떤 의식을 가지고 있는가? 일본 후생노동성에서 열린 "종말기 의료방식에 관한 간담회"가 2008년에 의사(1,121명), 간호사(1,817명), 개호시설 직원(1,155명), 일반 국민(2,527명)을 대상으로 "종말기 의료에 관한 조사"를 실시하는 그 보고서[5](2010년 12월)의 개요 일부를 발췌하여 요약하였다.

- 종말기 의료에 대한 관심은 높고(80~96%), 연명 치료에 대해서 가족과 논의한 적이 있는 경우는 절반 정도(48-68%)이며, 제대로 논의한 적이 있는 경우는 적었다(3-7%).

- 병태마다 다르지만 회복할 가능성이 없다고 진단된 경우, 연명 의료에 대해서는 소극적이었다. 반면, 자기 자신의 연명 의료에 비해서 자신의 가족은 연명 의료를 바라는 경향이 있었다.

---

4) 角田直枝編:癒しのエンゼルケア:家族と創る幸せな看取りと死後のケア,中央法規出版。東京, 2010, pp2-15.

5) 終末期医療のあり方に関する懇談会:終末期医療のあり方に関する懇談会報告書, 2010. http://www.mhlw.go.jp/bunya/iryou/zaitaku/dL/06.pdf (2013/7/18アクセス)

- 죽음이 임박한 경우, 연명 의료를 중단하고 자연스럽게 죽음을 맞을 수 있는 의료나 관리를 원하는 사람이 지난번보다 증가하였고, 고통을 덜어주는 일에 중점을 두고 의료나 관리를 원하는 사람이 절반 이상을 차지하였다(52~71%).

- 리빙월(서면 생전의 의사 표시)의 이념에 찬성하는 사람의 비율이 지난번보다 증가하였다.

- 리빙월의 법제화에 대해서 일반 국민은 법제화에 부정적인 의견이 60%를 넘어섰고, 의사와 간호사는 의견이 엇갈리고 있었다.

- 연명 의료에 관해서 51~67%의 사람들이 의사와 환자 사이에서 충분한 논의가 이루어지고 있지 않다고 생각하고 있었다.

- 종말기 의료에 대해서 고민이나 의문을 느낀 바 있는 의료복지 종사자는 80%를 넘었다.

- 의료복지 종사자들 사이에서 종말기 상태의 정의나 연명 의료의 시작, 중지 등에 관한 일률적 기준에 대해서는 "상세 기준을 마련해야"라는 의견과 "똑같은 기준이 아닌 의료·케어 팀이 충분히 검토해서 방침을 결정하면 좋겠다"라는 의견이 교차하고 있었다.

- 죽음이 임박했을 때, 요양장소로서 63%의 일반 국민은 자택에서 요양하기를 바라지만 66%는 집에서 최후까지 요양하는 것은 어렵다고 느끼고 있었다. 그 이유로 "가족 부담"과 "갑자기 응급상황이 발생했을 때의 대응에 대한 불안"을 떠올리는 사람이 많았다.

- 죽음이 임박했을 때 요양 장소로서 자택에서 최후까지 요양하는 것이 실현 가능하다는 응답은 일반 국민(6.2%)보다 의료복지 종사자들이 많았다(의사 26%, 간호사 37%, 개호시설 직원 19%).

- 종말기 의료의 보급에 중점사안은 "재택 종말기 의료가 수행하는 체제 만들기", "환자(입소자), 가족상담 체제의 충실"을 원하는 사람이 많았다.

일반 국민, 의료복지 종사자 모두 종말기 의료에 대해서 높은 관심을 가지고 있으나 연명 의료에는 소극적인 태도였다. 그러나 연명 의료를 중단하고 자연스럽게 죽음을 맞이하게 의료·관리에 대한 태도, 리빙·윌의 법제화에 대해서는 의견이 나뉘어졌다.

환자를 치료하는 임상의 현장에서 환자의 임종이 임박한 연명 의료를 어떻게 할지를 결정할 경우, 의료복지 종사자, 가족 개개인이 연명 의료에 대한 인식이 다르다는 것을 충분히 인식하고, 치료를 결정해야 한다는 생각이 많았다.

또한 63%의 일반 국민은 자택에서 요양하기를 바라지만, 재택하면서 최후까지 요양하는 것이 현실적으로 가능하다고 응답한 사람은 62% 뿐이었다. 후생노동성의 정국은 "시설 중심의 의료·간병에서 가능하면 정든 생활에서 필요한 의료·간호 서비스를 받고, 안심하며, 자신다운 생활을 실현할 수 있는 사회를 목표로" 하고 있다. 종말기 의료에 대한 의식과 현실의 차이를 인정하고, 환자 개개인이 요구하는 종말기 케어가 바람직한 방향으로 나아가야 할 것이다.

03. 의료개혁 현황과 종말기 의료

일본은 의료비 폭등에 대해서 2008년에 의료비 적정화 계획(5년 계획)을 발표하였다[6]. 기본적인 내용으로 생활습관병 예방의 준수와 평균재원일수의 단축이었다. 재원일수 단축에 따른 의료기관의 분화·제휴 추진, 재택의료의 추진, 병상전환 지원의 필요성이 대두되었다. 의료기관에는 병원, 진료소, 조산원 등의 의료시설이나 의료와 복지 서비스를 제공하고 있는 요양노인보건시설이 있다(표 1).

(1) 재원일수 단축의 문제점

의료기관의 분화, 연계 추진으로 재원일수 단축에 따른 환자가 병원을 전전하는

---

6) 厚生労働統計協会編:国民衛生の動向 2013/2014·厚生の指標增刊, 厚生労働統計協会。東京, 2013, p25.

경향에 있다. 예를 들면 집에서 쓰러져 의식이 없는 상태에서 가족이 구급차를 불러 지역병원으로 이송을 하였다. 그 곳에서 뇌경색 등의 위독한 질환이 의심되면 특정 기능병원 또는 지역 의료지원 병원으로 전원하여 집중적인 치료를 받는다. 집중 치료로 구명된 환자는 30일이 지나면 지역 의료 연계방침으로 병원을 옮기기를 요구한다. 그러나 이러한 환자는 생활습관 병, 당뇨병이나 고혈압으로 고통 받고 있어 급성기는 벗어나더라도 의식 장애, 반신 마비, 연하 장애, 배뇨 장애, 당뇨병, 고혈압 등 만성질환에 시달리며 병원을 옮기게 된다.

표 1. 일본 의료법에서의 의료기관의 정의

시설	정의
병원	의사 또는 치과 의사가 공중 또는 특정 다수인에게 의업 또는 치과의업을 하는 장소 · 20명 이상 환자를 입원시키기 위한 시설이 있는 곳
특정기능병원	병원으로 ① 고도 의료를 제공하는 능력, ② 고도 의료기술의 개발 및 평가를 실시하는 능력, ③ 고도의 의료에 관한 연수를 하는 능력 및 ④ 후생노동성령으로 정한 진료과명을 가지고 ⑤ 400명 이상 환자를 입원시키기 위한 시설을 가진 병원
지역의료지원병원	국가, 도도부현, 시정촌, 특별의료법인 기타 후생노동대신의 정하는 자의 개설하는 병원에서 ① 다른 병원 또는 진료소에서 소개된 환자에 대한 의료를 제공하고 ② 해당 병원 건물의 전부 혹은 일부, 설비, 기계 또는 기구를 해당 병원에 근무하지 않는 의사, 치과의사, 약사, 간호사 기타 의료 종사자의 진료, 연구 또는 연수 때문에 이용시키기 위한 체제가 정비되어 있고 ③ 응급의료를 제공하는 능력을 가지고 ④ 지역 의료종사자의 자질의 향상을 도모하기 위한 연수를 실시하는 능력을 갖춘 병원
진료소	의사 또는 치과의사가 공중 또는 특정 다수인에 의업 또는 치과 의업을 하는 곳. 환자를 입원시키기 위한 시설이 없는 것, 또는 19명 이하의 환자를 입원시키기 위한 시설이 있는 것
개호노인보건시설	개호보험법의 규정상 요양간병인에 대해서 간호의학적 관리 아래에서의 간호, 기능 훈련, 기타 필요한 의료와 함께 일상생활상의 뒷바라지를 제공하는 곳
조산소	조산사가 공중 또는 특정 다수인 때문에 업무 장소. 조산원은 임산부, 산모 또는 산욕부 10명 이상의 입소 시설을 가질 수 없다

(2) 의료 의존도가 높은 요양개호자

의료 의존도가 높음에도 재원일수 단축 때문에 퇴원을 요구받은 환자는 경구 섭취가 곤란하여 중심정맥영양법(intravenous hyperalimentation:IVH)이 이루어지고 있는 경우에는 위루를 만들어 퇴원하기도 하고, 병원을 옮기고 30일 후에는 의료 의존도가 높은 상태로 퇴원을 해야 한다. 가족의 개호력이 없거나 지역의 재택 의료를 담당할 의사가 적은 경우에는 개호노인보건시설의 병원을 옮기거나 복지시설인 간호노인복지시설과 지역 밀착형 간병 시설, 그룹 홈 등에 입소하게 된다.

이러한 제도는 입원 기간이 짧다는 점에서 환자·가족과 의료인이 충분히 논의가 되지 않은 채 구명의 시점에서 치료가 진행되며, 현실과는 동떨어진 의료지원을 받게 되어 환자가 원하는 재택에서의 병구완은 불가능하다. 또 의료인이 적은 고령자 개호시설이나 개호노인보건시설에서 종말기 케어를 받게 된다.

주 : "의료 의존도가 높은" 경우는 개호노인복지시설 입소자나 재택간호를 받고 있는 대상자로 의료수요가 높은 사람을 말한다. 개호노인복지시설에서 의료 의존도가 높은 장정의 지원으로 문제가 되는 것이 의사, 치과의사, 간호사 등의 면허를 보유하지 않는 자(홈 헬퍼, 기숙생으로 돌보는 여자 등의 개호 직업)에 의한 의업은 의사법 제17조, 치과의사법 제17조, 보건사, 조산사, 간호사법 제31조 및 기타 관계 법규에서 금지되어 있는 것이다. "의업"은 해당 행위를 하는데 있어 의사의 의학적 판단 및 기술을 가지고 하는 것이 아니면 인체에 위해를 끼치고 또한 위해를 미칠 우려가 있는 행위(의사 행위)를 반복하여 계속할 뜻을 가지고 하게 되는 것이다. 재택 간호나 개호노인복지시설에서 의료 의존도가 높다고 하는 의료행위에는 IVH, 인공호흡기식 입고, 관급식(위, 경비 카테터), 인슐린 주사, 산소 흡입, 기관 캐뉼라 장착, 기관 내 흡인 링거, 욕창의 처치, 동통 컨트롤, 관장(摘便), 방광 내 유치 카테터 삽입과 그 관리 등이 있다[7].

(3) 엔드·오브·라이프·케어의 시점에서의 의료·복지의 연계

의료 개혁의 추진이 효율적으로 기능하면서 사람들이 원하는 종말기 케어를 제공하려면 환자 본인이 어떤 인생의 종말기, 만년기를 원하는지를 포괄적으로 파악하여야 한다. 지원할 엔드·오브·라이프 케어의 시점에서 의료·복지가 연계하여 지속적인 관리를 하는 것이 필요하다.

---

7) 宮原伸二:ホームヘルパーと介護者のための医療サイン創元社大阪, 2006, pp244-250.

04. 사망에 이르는 경과와 의료·복지 시스템

　죽음에 이르는 경과는 병의 종류와 발생 경과, 개개인의 체질, 받은 치료 등 다양하지만 전문가들은 사망까지의 과정을 4가지로 유형화(표 2)[8]하고 있다.

　일본의 2011년 주요사인별 사망 수의 비율은 그림 1에 나타낸 것처럼, 악성신생물이 28.7%로 가장 많다[9]. 악성신생물로 죽음에 이르는 경과를 유형으로 보면 예후불량 질환형이다. 심장질환(심근경색), 뇌혈관질환(뇌출혈)에서 급사와 불의의 사고는 "급사형"이다. 만성질환으로 급성적 악화를 반복하면서 오랜시간 경과 후에 심장질환·뇌혈관질환, 폐렴으로 죽음에 이르는 프로세스는 "장기 부전형"으로 생각된다. "노쇠형"은 48%이다.

표 2. 사망에 이르는 경과의 유형

급사형	신체 기능이 높은 단계에서 심근경색, 뇌출혈, 심부전 등에 따른 갑작스러운 사망
예후불량 질환형	암 등 예후불량의 질환으로 사망까지의 경과
장기부전형	만성질환에 따른 기관계의 기능 저하나 장애가 서서히 나아가는, 그 과정에서 뇌경색의 재발과 오연성(흡인성) 폐렴 등을 반복하면서 진행되는 경과
노쇠형	노쇠의 진행이나 신체질환을 합병하지 않는 치매 노인이 조금씩 쇠퇴하는 경과

---

8) Lunney JR, Lynn J, Foley DJ, et al : Patterns of Functional Decline at the End of Life. JAMA 289 : 2387-2302, 2003.

9) 厚生労働省：平成23年人口動態統計月報告年計(概数)の概況2012, http://www.mhlw go.jp/toukei/saikin/hw/jinkou/geppo/nengaill/kekka03.html (2013/9/26 アクセス)

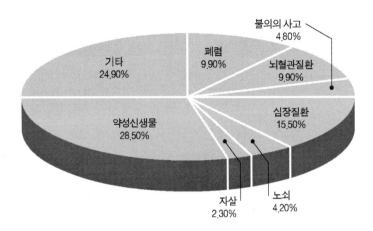

그림 1. 주요 사인별 사망자 수 비율(2011년)

(1) 급사형의 종말기 케어

사망에 이르는 경과별로 본 의료·복지의 연계 시스템을 그림 2에 나타내었다. "급사형"은 응급실, 특정기능병원, 지역의료지원 병원 등 의료기관에서 주로 의료만으로 대응하고 있다. "급사형"의 종말기 케어의 특징은 병이나 증상에 대해서 적극적인 치료를 했는데도 불구하고, 환자가 위독하거나, 임종, 죽음의 경과를 밟는다. 가장 중요한 것은 위독한 상태에 빠졌을 때, 가족에게 병세 설명이나 향후의 상황 등을 상세히 설명하는 것이다.

의사의 설명에는 반드시 간호사가 동석하는 것이 필요하다. 가족은 의사의 설명을 충분히 이해하지 못하는 경우가 있다. 가까이 있는 간호사는 환자나 가족의 반응을 확인하면서 안정된 상태에서 상황을 이해하도록 지원하는 것이 중요하다.

위독한 상태는 잠시라도 회복가능성 있는 상태에서 사용되는 말이다. 간호사는 위독한 상태에서 회복시키기 위한 의료적 돌봄과 동시에 위독한 상태에 빠지지 않도록 주의깊게 관찰을 해야 한다. 중태는 의료의 어떤 방법을 사용해도 더 이상 생명을 유지할 수 없다고 판단하고, 곧 죽음을 맞이할 상태를 말한다. 현재 중태는 생명 징후(바이탈 사인)에 변화가 보이며, 동시에 표 3에 나타낸 신체적 변화를 나타낸다[10].

---

10) 中村惠子, 小山敦代編:基礎看護11(看護学入門7卷), メヂカルフレンド社東京, 2011. pp41-45.

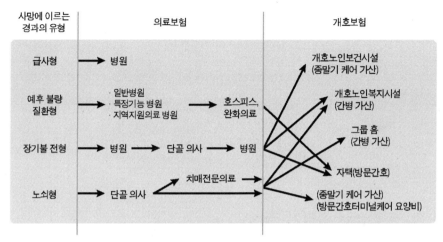

그림 2. 사망에 이르는 경과의 유형별 의료 · 복지의 연계 시스템

표 3. 위독 시 신체적 변화

호흡	얕은 불규칙, 콧방울 호흡, 하악 호흡, 호흡 곤란
맥박	빈맥, 미약, 부정맥, 요골 동맥에서 촉지 곤란
혈압	혈압 하강, 청진에서 측정 어려움
피부	사지의 냉감각, 창백 황토색, 입술과 손톱에 푸른 색 변화
근육	긴장성 저하에 따른 아래 턱 하수, 근 이완, 구순 이완, 안구 위축
반사	모든 반사기능 저하, 동공산대, 인두에 점액 저장으로 인한 천명, 변뇨실금
의식	뇌의 기능 저하로 인한 의식혼탁, 말하기 곤란, 언어 불명료, 경면(傾眠), 혼미

"급사형"의 종말기 간호에는 ① 환자의 관찰, ② 신체적 · 정신적 안락한 케어, ③ 가족에 대한 배려가 있다.

(2) 예후 불량 질환형의 종말기 케어

악성신생물 등의 "예후불량 질환형"의 종말기 케어는 특정기능병원과 지역의료지원 병원에서 최신의 의료서비스를 받아 회복을 기대하거나 죽음의 공포와 불안을 느끼면서 치료를 받는 환자 곁에 암 병변의 치료 개시 초기부터 계속적으로 전인적 고통[11])에 대한 지원을 한다.

전인적 고통은 그림 3에 나타낸 것처럼 신체적 고통, 정신적 고통, 사회적 고통, 정신적인 고통 등이다. 적극적인 치료에도 불구하고 암 병변의 치료보다 완화케어의 비율이 증대한 대상자에는 완화케어병원, 완화케어 전문병원 및 재택 완화보호로 변경된다. 2007년 "암대책기본법" 시행과 개호보험의 2호 피보험자의 특정 질병에 암이 규정되었으며, 더불어 재택완화케어의 제공이 쉬워졌다.

(3) 장기부전형의 종말기 케어

급성 악화를 반복하는 단계에서는 병원에 입원하거나 진료소의 주치의의 지원을 받고, 자택에서 생활할 수 있지만, 장기부전의 진행에 의한 의료와 간병이 지속적으로 필요한 단계가 되면, 개호보험에 의한 재택서비스, 시설 서비스, 지역 밀착형 서비스의 이용 지원 등으로 변경된다.

시설 서비스에는 개호노인복지시설(특별 양호 노인 홈), 개호노인보건시설이 있다. 그 후에 종말기가 되면 병원에 입원하는 사람, 개호시설에서 사망하는 사람이 있다. "장기부전형"의 경과를 밟는 유형으로는 지속적인 의료서비스와 복지의 연계 체제가 필요하다. 재택간호에서는 "종말기 케어 가산(加算)", "방문간호종말기 케어 요양비", 개호노인보건시설에서는 "종말기 케어 가산"(2009년), 개호노인복지시설에서는 "중증화 대응 가산", "개호간병 가산"(2006년)이 인정받아 병원 이외의 장소에서 종말기 케어 등의 법이 정비되고 있다.

개호노인복지시설에서 종말기 케어의 상황은 시설에서 종말기를 희망하는 국민이 많아졌고, 이와 더불어 시설측도 긍정적으로 종말기 케어에 임하겠다고 했지만, 시설에서 종말을 맞은 경우는 2%에 그쳤다. 시설 내 사망의 성립 조건으로서 "시설 방침의 명확화", "입소자, 가족에 대한 설명과 의사존중", "직원의 공통적인 이해하의 케어", "의료제공 체제의 충실" 등이 필요하다.

---

11) 淀川キリスト教病院ホスピス編,柏木哲夫監·緩和ケアマニュアル-ターミナルケアマニュアル第4
版最新医学社, 2001, p34

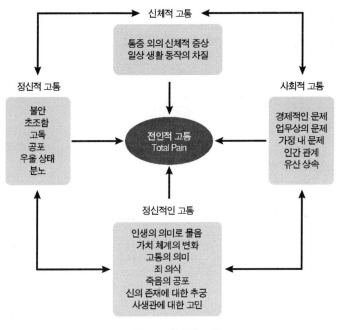

그림 3. 전인적 고통

(4) 노쇠형의 종말기 케어

"노쇠형"은 재택으로 지켜보는 것이 바람직하지만, 치매가 발병하여 간병이 필요하게 되면, 개호보험의 대상이 되고, 시설서비스, 재택서비스, 지역밀착형 서비스가 제공된다. 신체 질환의 합병증이 발병하지 않는 치매 노인이 조금씩 쇠퇴하고, 개호가 필요한 상황이면 지역밀착형 서비스인 그룹 홈의 이용과 세탁지원도 있다. 개호 노인복지 시설과 그룹 홈에 대해서 2006년 "개호간병 가산"이 제도화되고, 정든 시설에서 종말기 관리가 가능하게 되어 있다.

그룹 홈 입소자 가족의 64%가 관찰하고 있는 장소는 "현재의 그룹 홈"이라고 답했고, 25%는 병원으로 보고하였다[12]. 입소 기간이 길어진 가족들은 "현재의 그룹 홈"을 희망하고 있었다. 그룹 홈만의 병구완 이점은 다음과 같이 이용자의 자기실현을

---

12) 特定非営利活動法人全国認知症グループホーム協会：認知症グループホームにおける看取りに関する研究事業調査研究報告書，介護保険制度の適正な運営、平成18年度厚生労働省老人保健事業推進費等補助金周知に寄与する調査研究事業、2007.

위한 지원이 성사되기 쉬운 점에 특징이 있다.

01 정든 지역과 관련성 속에서 종말기가 환영받는다.

02 안심감과 신뢰관계 속에서 관리를 받을 수 있다.

03 본인의 의사 존중이 중시된다.

04 의료, 가족, 관리 직원들의 팀 관리가 제공된다.

그러나 그룹 홈의 배치조건인 간호직원 한 명을 채우고 있는 시설은 45%에 그쳤다. 종말기 케어의 경험이 있는 간호사 그룹 홈 등의 복지시설에 취업자의 증가가 필요하다. 현재, 간병 복지시설에서 개호케어에 임하고 있는 간호사는 수당의 보증이 없는 온 콜 업무나 병구완에 관한 방침이 불명확한 상태 등 많은 문제를 안고 일하고 있다[13].

05. 엔드·오브·라이프·케어의 시점에서의 의료와 복지 연계 시스템

앞으로 종말기 케어를 생각하는 경우, 의료·복지의 제휴가 중요한 과제인 예후불량 질환형의 환자가 재택완화케어를 원할 경우, 장기부전형, 노쇠형에서의 급성 악화를 초래한 경우 이외는 의료와 복지의 지원하에 종말기를 맞이하게 된다. 의료기관에서의 의료 연계에 머무르지 않고, 의료와 복지가 이음새 없이 제휴함으로써 질 높은 의료와 환자, 가족의 희망을 이루는 종말기 케어가 제공된다. 그림 4에 엔드·오브·라이프·케어의 시점에서의 의료·복지의 연계를 보였다. 의료연계나 의료와 복지의 연계는 그 방편의 연계가 이루어지지 않는 대상자의 라이프 스테이지에 따라 장기적 전망이 필요할 것이다.

의료연계는 급성기 치료를 담당하는 병원과 재활을 담당하는 병원이 환자 치료과

---

13) 日本看護協会:平成24年度高齢者ケア施設で働いている看護職員の実態調査-看取りの基本方針の整備は7割未満。日本看護協会ニュース1547 : 2013

정에 따라 계속 연계하는 것을 말한다. 급성기부터 회복기 단계에서는 일반적으로 환자의 병 회복 과정에 주안점을 두고, 연계가 이루어진다. 이러한 의료 연계에 환자의 일상 생활상, 가족 관계, 그 사람의 삶과 어떤 종말기를 맞고 싶은지 등을 알고 있는 주치의가 참여하여 위독한 병에 걸렸을 때 어디서 치료를 받는지 등을 관리하며 상담을 받는다. 엔드·오브·라이프·케어의 시점에 선 종말기 케어에는 주치의가 있는 것이 유효하지만, 현재는 주치의를 결정하는 주민이 감소하고 있다.

병원에서의 급성기 치료부터 회복기, 만성기의 경과를 밟는다, 의료와 복지 지원이 필요한 대상자에는 많은 전문직의 연계가 필요하다. 우선 입원했을 때에 퇴원을 염두에 둔 치료 계획이 제시된다.

퇴원 날짜가 정해지면 퇴원 전 컨퍼런스에서 병원 간호사, 가족, 받아들이는 측의 케어매니저, 개호보험의 서비스 담당자 등이 한자리에 모여서 환자의 향후의 생활에 이용 가능한 의료·복지 서비스에 대해서 검토한다. 퇴원 후에는 서비스 담당자 회의에서 필요한 서비스가 제공되고 있는지, 서비스 제공자, 이용자 본인, 가족의 의견

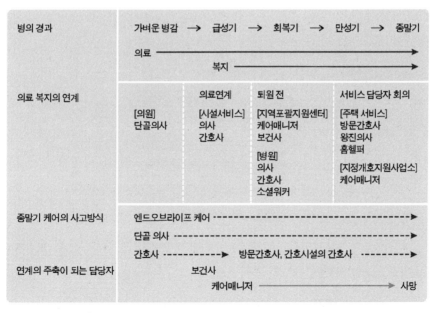

그림 4. 엔드·오브·라이프·케어의 시점에서의 의료복지의 연계

을 들으면서 조정된다.

의료와 복지의 연계를 위한 퇴원 전 회의와 서비스 담당자 회의에서 이용자 각각의 "엔드·오브·라이프·케어"에 대해서도 검토해야 한다. 주치의의 역할을 분담하고, 병원간호사, 보건사, 케어매니저, 방문간호사, 간호시설의 간호사는 본인이 어떤 종말을 원하고 어떤 지원을 원하는지 등의 정보공유의 코디네이터가 되고, 연계할 필요가 있다. 이용자의 생각은 변하지 않는 것이 아니라 상황에 따라서 변화하는 것을 염두에 두고, 어떤 지원을 원하는지를 파악해야 한다.

06. 종말기 의료에서의 의사 결정

의식 장애로 긴급 입원을 하게 되면 의사는 검사 결과나 진료에서 가족에게 병세와 향후 치료 방침의 설명과 함께 급변시의 대응에 대해서 인공호흡기를 장착할 지, 심장 마사지를 희망하는지 등을 정중하게 설명한 뒤에 동의서의 사인을 요청한다.

치료 방침에서는 몇 가지 선택사항이 제시되고, 본인에게 판단능력이 없는 경우에는 가족의 의사결정이 요구된다. 급성기를 벗어난 후에도 위도관설치술을 할 것인지, 어디에서 요양할 것인지 등 환자 본인이 분명한 의사를 표명하지 못할 경우 가족이 의사결정을 해야 한다.

위독한 병세이지만 의식이 청명한 환자에게는 가까운 장래에 죽음이 찾아옴을 전하고, 그 때의 치료방법에 대한 선택과 요양장소를 스스로 결정하도록 하는 것에 대한 지원에는 어려움이 많다. 의료와 간호의 윤리원칙은 환자 본인의 자기결정을 존중하지만, 환자는 주어진 정보의 이해가 부족하거나 가족에 대한 배려 때문에 자신에게 불리한 결정을 하기도 한다. 환자·가족과 의료진이 논의하여 본인 및 가족의 의사, 의학적 타당성, 법적 정당성을 종합적으로 감안하여 최종적으로는 의사결정이 환자 위주로 진행되는 것이 중요하다.

종말기에서 환자의 자기 결정, 존엄성을 보장하는 것으로서 거실·윌(living will) 이나 어드밴스 디렉티브(지시문)(advance directives)가 발전하고 있다.

거실·윌은 판단력이 있을 때, 자신의 종말기의 기본 방향에 관한 희망을 미리 말해서 두는 것으로 차후에 판단능력이 상실된 상태가 되어도 본인의 희망에 따라 종말기를 맞이할 수 있게 된다.

어드밴스·디렉티브(지시문)는 "사전 지시"의 의미로 사용된다. 병태의 종말적 증상, 또는 의식 회복의 가망이 없는 혼수상태, 인지기능의 회복이 절망적인 경우를 상정하고, 환자 또는 일반인이 장래의 자신의 종말기에 이뤄지는 의료행위를 대리 결정자에게 위임하겠다고 의사에게 미리 표시하는 것이다.

거실·윌에 대해서 2008년 종말기 의료방식에 관한 간담회의 조사에서 "찬성"이라고 응답하는 일반 국민은 62%, 의사는 80%, 간호사는 83%, 개호사는 82%였다. 그러나 "그 같은 서면이 유효하다는 법률을 제정해야 한다"에 대해서 찬성자는 절반 이하로 낮았다.

미국에서는 1990년에 환자의 자기결정권법이 통과하고, 거실·윌과 어드밴스·디렉티브의 권리가 있음을 설명하도록 의무화하고 있지만 일본에서는 법제화기 이루어지지 않았다. 한국에서는 2018년 비로소 호스피스·완화의료 및 임종과정에 있는 환자의 연명의료 결정에 관한 법률이 시행되었다.

07. 사후 케어(엔젤 케어)의 실제

엔젤 케어는 사후 특유의 변화된 육체를 보존하고 청결히 하여 의료 행위를 통한 침습과 병상에서 잃어버린 생전의 모습을 가능한 범위에서 되찾기 위해 엔젤 메이크로 그 사람다운 용모·치장을 갖춘 케어이다. 또 가족의 의향을 중시하여 관리함으로써 가족에 대한 그리프(슬픔) 케어의 의미도 포함된다.

(1) 사후에 일어나는 시신의 변화

삶에서 죽음을 맞으면 생체 기능의 모든 것이 사라지는데 "가역적 상태"에서 "비가역적 상태"가 된다. 시신의 내부에서는 생체의 균형이 파괴하면서 급속히 물리학적, 화학적, 미생물학적 변화가 생긴다. 시신의 변화의 특징과 대응에 대해서 표 4에 나타냈다.

의료 현장에서 숨진 환자의 시신은 생전에 이환하고 있던 질병과 치료 내용에 의해서 변화하는 특징도 있다. 예를 들어 혈액내과 질환, 패혈증, 위독한 폐렴, 개방창, 화상, 욕창, 황색포도상구균, 연쇄상구균 등의 감염증으로 특유의 변화가 보인다. 엔젤 케어에서는 시신의 변화의 차이를 고려해서 조치가 필요하다.

(2) 임종에서 배웅까지 관리

01 임종의 고지 직후

의사가 임종을 알렸을 때 간호사도 의사와 함께 가족에게 향하고, 공손히 절을 한다. 이때 부주의한 언행은 삼간다.

02 이별의 시간

가족에 인공호흡기, 수액 펌프, 모니터 등의 의료 기구에 대한 철거 허가를 얻어 환자와의 이별의 시간을 준비한다. 가족에게는 퇴원 준비를 설명하고 가까운 곳에 간호사가 있음을 전하고 이별의 시간을 보낼 수 있도록 배려하고 방을 나간다.

03 엔젤 케어

가족에게 생전의 모습을 남기기 위해서 신체를 청결히 하고 갈아입을 옷가지와 퇴원 준비과정을 전한다. 엔젤 케어의 참여가 가능함을 가족에게 전달한다.

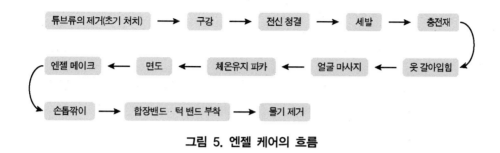

튜브류의 제거(초기 처치) → 구강 → 전신 청결 → 세발 → 충전재

엔젤 메이크 ← 면도 ← 체온유지 파카 ← 얼굴 마사지 ← 옷 갈아입힘

손톱깎이 → 합장밴드·턱 밴드 부착 → 물기 제거

그림 5. 엔젤 케어의 흐름

04 병실에서 마중 차로 이송

영안실을 사용할 지, 병실에서 직접 이송할 지를 가족에게 확인한다.

05 배웅

입원 중에 관계된 의사·간호사들은 차가 안 보일 때까지 말없이 절을 하면서 배웅한다.

08. 가족에 대한 죽음 준비교육

(1) 가족에 대한 종말기에 보이는 신체 징후의 설명

요양자가 종말기를 자택에서 보내고 싶다고 생각하는 가족에게는 미리, 종말기가 어떻게 경과하는지를 설명하는 것으로 질병상태의 변화에 대응하기 쉽도록 하는 것이다. 표 5에 나타낸 고령자의 종말기에 보이는 주요 신체징후는 종말기의 진행기준이기 때문에 개개인이 병이나 치료의 내용에 의해서 다른 경우가 있음을 감안하고 가족에게 설명해야 한다.

표 4. 사후에 일어나는 시신 변화의 특징

변화	어떻게 생길까?	일어나는 일	어떻게 대응하나?
창백화, 시반	얼굴의 창백화는 사후 30~60분에서 볼 수 있고, 등이나 목 뒤 등에 시반이 출현한다.	심장마비에 의한 혈액순환 정지가 혈장과 혈구를 분리하게 되면서 비중이 무거운 적혈구가 등에 집중한다.	붉은 빛을 더한 파운데이션을 사용해서 화장한다.
얼굴의 울혈	급사의 경우나 살이 찢어진 경우 발생한다.	심장마비 후까지 남아 미세혈관의 압력에 의해서 발생한다. 내경부정맥에 피하지방에 의하여 압박함으로써 나타난다.	머리 앞으로 구부림에 의한 경부 압박을 막고, 사망 직후에 얼굴에 핫팩을 한다.
얼굴의 평판화	사후 경직 전 짧은 사이에 일어난다.	중추신경 지배가 소실되고, 얼굴 근육이 처지기 때문이다.	화장을 연구하고, 얼굴 양 옆에 쿠션을 맞춘다.
색조 변화 : 황달	24~36시간에서 노란색 → 담녹색 36~48시간에서 담녹색 → 담록 회색	빌리루빈 색소의 산화에 의해서 생긴다.	모근부에 파고드는 메이크업 법을 적용한다.
근육의 이완·경직	턱 관절 경직이 나타난 후, 상지 경직, 다리에 경색으로 이행한다. 며칠 경과하면 자기 효소나 부패로 분해되고, 이완 상태가 된다.	아데노신 삼인산이 관여한다.	최대한 빨리 아래 턱 고정한다.
건조	구순, 안구 등의 얼굴부, 전경부, 수배부, 손발의 손가락 끝에 사망 직후부터 일어난다.	많은 시체내 수분과 주위의 습도 차이가 클수록 발생한다.	건조 방지처치방법 : 피막법, 환경조정을 한다.
부패	부패변색, 부패물집, 팽윤, 체액, 부패액 누출, 악취, 붕괴 등의 증상이 나타난다.	사망 전부터 체내에 존재한 세균군의 이상 번식에 의해서 일어난다.	보냉제를 높이고, 냉각을 한다.
피하출혈	고령의 여성, 혈액내과 질환, 위독한 간기능 장애 등으로 혈관의 표면 부분(측경부, 수배부, 족배부)에 호발한다.	혈류가 소실되고, 정체나 체류가 발생하고, 혈액이 응고하기 때문이다	사망 직전의 의료행위의 절개 부분과 천자부 등을 압박한다. 피하변색에 대해서, 커버 메이크업을 한다.

(伊藤茂：ご遺体の変化と管理─死後の処置─に活かす。照林社。東京, 2009, pp6-41.)

(2) 상태 변화시의 대응

임사기가 되면 요양자의 병세가 시시각각 변화하기 때문에 가족의 불안과 고통은 증가한다. 사망 1~2일 전에 징후는 의식이 없어 답답해 보이고, 곁에 있는 것이 견딜 수 없게 된다.

요양자는 의식이 없어져도 가족이 옆에 있는 것이 안심이 되는 것이니 가족이나 친인척은 그 자리에 모인 요양자와의 추억을 이야기함으로 그 뜻을 전한다.

(3) 병의 변화와 의료진에 대한 연락 시기

질병 상태의 변화에 대해 대응이 곤란할 때에는 수시로 연락을 하고, 좋은 일도 전한다. 또한 하악 호흡, 체인-스토크스 호흡, 죽음 전 천명 등 호흡에 이상이 일어났을 때, 맥이 촉진되지 않게 되었을 때는 빨리 연락하라고 한다. 가족이 병세의 이상을 느낄 수 있도록, 호흡 곤란, 이상한 호흡에 대한 설명과 맥박을 촉진하는 방법 등을 안내한다.

(4) 죽음 전 천명에 대한 대응

죽음 전 천명은 인두 아래 부분에 저장된 분비물에 의한 "제로 제로"라는 호흡에 따른 소리이다. 죽음 전 천명은 가족에게는 고통으로 견디기 어려운 상황이지만, 의식이 저하되고 있는 요양자 본인에게는 고통이 없음을 전한다. 또한 구강 내에 저장된 분비물을 흡인하는 방법이 있음을 표명하고 필요하면 흡인기의 사용법, 흡입 실행에 대해서 지도한다.

(5) 임종의 자리에 대해서

의료인이 임종의 자리에 너무 늦을 수도 있음을 설명하고, 그래도 채택의 병구완을 해도 좋을지의 양해를 구한다.

(6) 사망 확인과 사망진단서에 대해서

진료하던 질환이 사인인 경우나 사후 24시간 이내에 담당 의사가 사망을 확인한 경우에는 사망진단서의 발행이 가능하다.

사망 시각에 대해서는 의사가 임종 시각에 함께 사망을 확인하지 않더라도 가족이 확인한 시각을 알려준다. 가족에게는 사전에 사망 확인방법과 사망 시각을 기록하도록 알려준다.

(7) 그리프(grief, 슬픔) 케어에 대해서

소중한 사람을 잃은 유족들은 깊은 슬픔을 체험한다. 오랫동안 함께 살아온 사람이 죽는다는 것은 정서적 고통을 초래하고 때로는 우울증이 발병하는 것으로 알려져 있다. 병구완을 한 가족이 슬픔의 과정을 순조롭게 진행하여, 새로운 생활에 적응하기 위한 지원으로서 그리프 케어가 있음을 알려준다. 그리프 케어는 외래, 방문간호스테이션, 의료상담실, 셀프 헬프 그룹 등이 정보를 제공한다.

표 5. 고령자의 종말기에 보이는 주요 신체징후

사망 6개월~ 수개월 전	사망 1~2개월 전	사망 1~2주 전	사망 1~2일 전
걸을 수가 없어서 체중 감소 실금	잠들다 연하 곤란 식사섭취량의 저하 발열을 거듭 낮잠의 증가	거의 먹지 않는다 경면 경향 뇨량의 감소 혈압의 저하	호흡곤란·호흡이상(하악 호흡, 체인 -스토크스 호흡) 저체온 맥박이 약해짐 죽음 전 천명 의식 수준의 저하, 혼수 무뇨

CHAPTER **02**

간호사의 지원으로 지켜보는 사례 검증

간호의 사명은 "존엄을 유지하고, 건강하고, 행복을 바라는 인간의 보편적인 요구에 응하는 사람들의 건강한 생활 실현에 공헌하는 것"이다. 그 사명을 달성하기 위해서 간호사는 의료 제도에서 정한 임상현장에서 환자·가족을 직·간접적으로 관리한다. 간호 이념이 관리 시스템 속에서 어떻게 실행되고 있는지 사후 관리 대상자는 그것을 어떻게 평가하고 있는지, 사례를 통해서 검증하였다.

01. 아름다운 죽음 - 뇌졸중

"존엄성 있는 바람직한 종말을 맞는 방법"에 관련하여 "아름다운 죽음"이라는 키워드가 있다. "아름다운·예쁘다"란 말에는 외모의 아름다움뿐만 아니라 "청결"이란 뜻도 포함하고 있다. 일본인은 특히 청결, 불결에 큰 애착을 갖고 있다. 일본 최고의 역사서 「고사기(古事記)」에는 "이자나기노 미코토는 아내인 나미노 미코토의 죽음을 슬퍼하며, 저승에 따라가지만 구더기에 의해 추해진 모습을 보고, 도망치듯 돌아가서 강물 위에서 몸을 깨끗이 하는 목욕과 의식을 행하였다"[14]라는 내용이 있다. 죽음에는 "끔찍한", "추악한", "더러운"이라는 이미지가 붙는다. 장기요양에서 병이 깊어지면 분비물이나 배설물로 오염된 모습의 이미지는 죽음을 더 받아들이기 어렵게 만든다. 최근에는 사망이 확인되면 모든 의료기기가 제거되고, 아름다운 엔젤 케어로

---

14) シャーリー ドゥプレィ著, 若林一美訳:シシリー・ソンダース-ホスピス運動の創始者。日本看護協会出版会, 1989.

꾸며져서 다른 사람에게 추한 모습을 보이지 않도록 배려하고 있다. 종말기로 바이탈 사인이 떨어지고 있는 고령의 환자를 입욕시키고, 아름다운 모습으로 지켜본 사례를 소개한다.

A씨, 92세 여성, 뇌졸중 후유증, 흡인성 폐렴
가족 : 아들 부부와 동거, 주 개호자는 며느리 B씨

A씨는 뇌졸중 발작 후 완전개호(요양보호)가 필요한 후유증이 남았다. 방문진료, 방문간호를 이용하고, 아들 부부의 도움으로 재택요양한 지 약 5개월이 경과했다. 아들의 며느리 B씨는 시어머니의 시중은 자신의 역할로 여기고, 열심히 간호했다.

A씨는 1달 전부터 숨이 막혔으며, 이 일이 잦아지면서 흡인성 폐렴으로 진단되었다. 항생제 투여로 증세가 다소 개선됐지만, 나이를 감안하여 의사와 가족 간에서 협의를 하여 적극적인 연명 조치는 하지 않고, 자연적인 과정(natural course)을 선택하기로 하였다.

A씨는 심야에 불편을 호소해 진정제를 투약하여 잠든 상태가 됐다. 점차 병이 진행되고, 바이탈 사인도 저하되며, 죽음의 징후가 보여 가족에게 통보하였다.

이 시점에서 B씨는 "매일 몸을 닦고 있기는 하지만 깨끗하게 되지 않은 머리와 더러워진 배설물로 악취를 풍기는 몸으로 시어머니를 시아버지가 기다리고 있는 저승에 보내드리는 것이 미안"하다는 생각을 하였다.

B씨의 이야기를 들은 간호사는 방문목욕서비스를 제안했다. 하지만 혈압 78/58 mmHg, 맥박 102(회/분)에서 목욕을 하면 위험이 높다고 생각하고, 아들 부부에게 급변이 있을 수도 있음을 설명했다. 가족은 망설이지 않고, 목욕 서비스의 제안을 받아들였다.

다음날, 입욕 서비스 팀이 방문했다. 아들이 A씨를 안고 욕조에 넣고, 전원이 몸과 머리를 감았다. 눈을 감고 있던 A씨가 순간 또렷하게 눈을 떴다. "기분이 좋다 "라고 하고 있는 것 같았다. 목욕 후 몸을 큰 타월로 닦아 새로운 잠옷으로 갈아 입혔다. "예뻐졌다", "기분이 좋은 듯하다"며 무사히 목욕시킨 것을 기뻐했다.

이튿날 아침, A씨의 숨이 멎고 있다는 연락이 왔다, 간호사와 함께 달려간 의사가 사망을 확인했다. 가족과 함께 간호사가 엔젤 케어를 했지만 전날에 목욕한 A씨의 몸은 예뻤다. 옅게 화장한 A씨는 아름다운, 10살이나 젊어진 듯했다. "목욕을 시키고, 깨끗이 해주어서 정말 다행이다"라고 가족들은 만족해했다.

02. 자기 결정이 불확실한 신경난치병 ALS(근위축측삭경화증)

한번 언급했듯이 고령에 불치병인 병세가 진행되고, 스스로 판단할 수 없게 되기 전에 자신이 원하는 의료 · 간호에 대해서 전해 두고, 사전 지시서나 리빙 · 월을 남기는 활동이 보급되고 있다. 그러나 사전 지시서나 리빙 · 월은 법적 근거가 없어 의료 현장에서는 자칫하면 환자의 의사보다 가족의 결정이 우선된다. 특히, 임사기에서 환자 자신의 의사결정 능력이 상실된 경우에는 비록 환자가 그 동안의 고민 끝에 선택한 결정에도 가족의 순간적인 마음의 흔들림으로 번복될 수 있다.

그런 사례를 검증하였다.

사례 2

C씨, 50대 남성, ALS(근위축측삭경화증)
가족 : 아내와 둘만의 생활

손가락 저림과 근력 저하가 계속된 C씨는 진료소와 침술원에서 치료를 계속했지만 개선되지 않아 1년 전 신경내과에서 ALS라고 진단되어, 불치난치병으로 설명하였다. 가정의학서나 인터넷 검색으로 병의 진행 상태나 개호가족의 고생을 알고, "최후까지 존엄하게 살고 싶고, 가족에게 폐를 끼치기 싫다"며 경관영양, 인공호흡기 등의 연명 의료는 받지 않기로 결심했다.

그러나 환자회에서 ALS에서도 의욕적으로 행동하고 있는 사람의 말을 듣고, 경관영양은 받아들이기로 하고, 위 삽관술하는 시점에서 다시 주치의와 간호사에게 "인공호흡기는 장착하지 않겠다"라는 뜻을 알렸다. C씨의 아내는 "본인의 희망을 존중하고 최후까지 집에서 자신이 돌보고 싶다"는 의사를 전달했다. 병을 받아들인 부부는 방문간호의 지원을 받고, 생활을 조정하고, 휠체어로 산책도 하게 되어, 한때는 나름대로 안정된 시간을 보내는 것 같았다.

그러나 점차 가래의 객출이 어려워져 흡입이 필요하게 되면서 불안이 커지고 "빨리 마감하고 싶다"라는 마음과 "사는 데까지 살고 싶다"라는 마음이 교차되었다.

그 후 병세가 악화되면서 리프트 목욕이나 화장실에서 배설시 부축을 할 수가 없었다. 점차 호흡이 얕아지는 재택 산소요법(HOT)을 도입했지만 개선되지 않았다. 심야에 아내가 호흡이 빨라져 괴로운 것 같다는 연락이 있었고, 아내는 "구급차를 불렀다"라고 했다.

이송된 구명구급센터에서 C씨는 기관내삽관을 받았지만 상태가 악화되면서 응급실 침대에서 숨졌다. 아내는 "할 만큼 했다. 후회는 없다"고 말했다.

ALS(amyotrophic lateral sclerosis : 근위축측삭경화증)는 치료법이 확립하지 않은 진행성 신경 변성질환으로 의료·간병에는 많은 의학적, 복지적, 윤리적, 법적 과제가 남아있다. ALS가 진행되면 직접 생명유지에 관계하는 영양과 산소의 공급 기능을 방해하는 연하 장애, 호흡 장애가 일어나지만, 인공영양보급(위 등)과 인공호흡기를 장착하고 적절한 관리를 하면 상당 기간(때는 10년 이상) 생존하는 사람도 있다. ALS의 진단이 붙으면 의사는 초기에 환자와 가족이 병명, 병세의 진행에 대해서 설명하고, 초기부터 위 절개술, 인공호흡기 장착하는 것을 결정하도록 권한다. 중대한 선택을 해야 하는 환자와 가족은 이런 선택을 힘들어 하게 된다.

초기의 단계에서는 아직 죽음이 임박하지 않은 상황이라 많은 사람이 상상하는 죽음은 "무(無)", "저승" 등 의료와 직접 관계없는 추상적인 것을 생각하기도 하고 진행된 경우라도 구체적인 신체증상까지는 생각하지 않는다.

임종기의 고통의 시간을 단축시키기를 원하고, 간호하는 가족의 부담을 배려하여 "편안한 자연사", "깨끗한 죽음", 즉 "연명치료 거부"를 선택하는 사람이 많아졌다. 특히, 인공호흡기는 24시간 간호가 필요하고, 일단 장착하게 되면 중단하는 것은 법에 저촉될 수도 있어 "장착하지 않은 것"을 결정하는 경우가 많다.

그러나 정작 증상이 악화되어 환자가 고통 받는 모습을 보게 되면, 환자와 가족들이 논의하여 연명조치를 하지 않기로 결정한 경우에도 가족의 마음이 흔들려서 구급차를 부르는 경우도 있다. 이송된 구급병원에서는 당연히 응급처치로서 환자에 기관내삽관을 한다. 결과적으로 환자의 의사는 존중되지 않는다.

인생 드라마는 개인이 가족과 함께 엮어 주는 것이기 때문에 사전 지시서로 지명했던 가족의 대리 결정을 지키는 것이 가능해야 하지 않을까. 아내는 "할 만큼 했다, 후회는 없다"라며 눈물을 보였다.

03. 끝까지 빛나며 살 수 있는 - 암 치료

1960년대 말 큐블러 로스는 "암 환자의 죽어가는 과정과 죽음의 수용"설을 발표하였고[15], 사운더즈가 말기 환자를 위해서 의료시설 "세인트·크리스토퍼·호스피스"를 창설한 이후 의료계에는 종말기 의료에 대한 관심이 높아지면서 완화케어 의료가 보급되었다.

그러나 "죽음의 수용"설은 반드시 모든 사람에게 적용된다고는 할 수 없다. 특히, 젊은이들은 받아들이기 힘든 현실이다. 젊은 암 환자의 대부분은 조기에 신체 이상

---

15) Kubler-Ross E : On Death and Dying. Touchstone, NY, 1969.

을 알면서도, 설마 자신이 암이라고 생각하지 않아, 진찰이 늦어져 이미 진행된 상태로 치료가 시작된다. 하지만 암을 진단하면서 동시에 예후가 좋지 않음을 말해야 한다. "아무 것도 잘못한 게 없는데 왜?"라는 분노와 질문은 구약성서 "욥기"에 통하는 것이다. 이 물음에 신은 직접 대답하지 않는다. 환자는 "건강진단을 받지 않았다", "생활방식이 나빴다"며 자신을 질책하고 젊어서 암에 걸려 인생 중반에 세상을 떠나야 하는 충격에 절망의 구렁텅이로 빠지게 된다.

이들은 포기하지 않고 의학적으로 소용없다고 생각되는 치료를 끝까지 하려고 하였다. 그런데 기적이 일어났다. 그의 생의 마지막을 가장 빛날 수 있게 된 것이다. 그런 사례를 검증하였다.

사례 3

D씨, 27세, 남성, 기업의 엔지니어, 설암 말기
가족 : 어린 시절에 아버지와 사별, 어머니(교원 · 기독교인)와 둘만의 생활

1년 전부터 입안에 응어리를 느꼈지만 일이 바빠 진찰이 늦어졌다. 초진 때 이미 진행된 설암이 임파선에 광범위하게 전이되어 있었다. 수술을 거부하여 방사선 치료와 항암제 치료가 시작되었다.

D씨는 진단을 늦게 받은 것이 억울하다고 했다. 열심히 방사선 치료와 항암제 치료를 받고, 완치되지는 않더라도 치료를 받으며 오래 살고 싶다고 기원했다. "좋은 일을 하고 싶다", "효도하고 싶다", "연애하고, 결혼하여 아이를 낳고 싶다" 등 성실한 청년이면 누구나 가지는 꿈을 버리지 못하고 있었다.

그러나 암의 진행이 너무 빨랐다. 의사는 더 이상의 치료는 무의미하니 완화케어 의료로 전환하면 어떻겠냐는 의견을 말했다. D씨는 충격을 받은 모습이었다.

자리에 동석했던 간호사는 완화케어의 훌륭함을 설명했다. 그러나 D씨는 집중해

서 듣지 않았다. 간호사는 D씨가 아직 투병의지를 버리지 못하고 있다고 판단하고, 다른 의료기관에서 진단을 받기를 권했다.

D씨는 열심히 인터넷을 검색하여, 새로운 치료(미승인)약을 자비로 할 수 있는 병원이 도쿄에 있다는 것을 알아냈다. 어머니는 퇴직하고, 아들과 함께 도쿄로 이주했다. 비싼 치료비와 생활비 때문에 아버지의 유산으로 지불했다.

미승인된 약의 치료 효과는 별로 없었고, 병은 점점 더 악화되었다. 입으로 식사하기가 쉽지 않아 절개술한 위 주입으로 영양은 보급하려 했지만, D씨는 IVH는 "쇠사슬에 연결하는 것 같다"라며 거부했다. 말라가는 아들을 보며 어머니는 "마치 아우슈비츠에서 나온 유대인 같다"라며 가슴아파 했다. 불면에 시달리는 아들에게 그가 소년시절에 애독한 책을 읽어 주기도 하며 아들을 위로하였다.

그러던 어느날 그의 인생에 기적이 일어났다. 새로운 병원의 접수처에 있던 여성에게 호의를 품은 그는 치료 후 그녀에게 차를 마시자고 제안했다. 그 후 두 사람은 주 1회 치료 때마다 차를 마시고 귀가하면 메일을 보내고 전화통화를 하였다. 어느날, 거칠게 호흡을 하며 그녀와 긴시간 전화통화를 나눈 D씨는 어머니에게 그녀에게 청혼을 했는데 허락을 했다며 무척 기뻐했다. 다음날 아침, 어머니는 간호사에게 전화를 하여 D씨의 사망을 알렸다. 몇시간 후 의사는 사망을 확인하였다. 1년 후 어머니는 "아들은 끝까지 포기하지 않았다. 훌륭하게 살았다", "기적에서 그 아이는 사랑을 하고, 약혼한 것이다", "아들을 천국에서 다시 만날 것이다"라고 믿으며, 온화한 표정으로 말했다.

의료인은 종종 환자, 가족보다 빨리 환자의 예후를 알게 된다. 상태가 완화되어 일시적으로 연명이 이어진다고 해도 어차피 죽음은 불가피하다.

부작용이 강한 치료를 더 이상 계속하는 것이 무의미하다는 것이 판단된다면 빨리 완화케어 의료로 전환하고, 손상 없이 편안하게 최후의 시간을 보내는 것이 바람직하지 않을까? 의료인의 관점에서도 그것이 최선이라 생각되어 완화의료를 권하게 된다.

D씨도 새로운 치료로 암을 극복할 수는 없었다. 치료비용으로 재산마저 잃게 되었

다. 약혼은 했지만 "결혼해서 아이를 만드는 꿈"은 실현하지 못했다. 애인과 어머니에게도 큰 슬픔을 주었다.

D씨가 치료를 받은 것은 어떤 의미가 있는가? 의학적으로는 헛된 노력이라고 볼수도 있을지도 모른다. 하지만 D씨의 인생 드라마를 보면 그는 투병을 포기하지 않고, 긍정적으로 사는 것에서 자신의 인생을 가능한 한 완성시켰다고도 볼 수 있지 아닐까? 그는 인생의 최후에도 사랑을 하고 생명을 빛낸 것이다.

04. 최후까지 집에서 보낸 암 말기 독거노인

일본 후생노동성이 보고한 "사망 장소별로 본 사망 수·구성 비율의 연도별 추이"를 보면, 1960~1970년대까지는 자택에서 사망하는 비율이 병원에서의 죽음을 웃돌았다. "종말기 의료방식에 관한 간담회 보고서"에 따르면 아직도 많은 사람들은(60%이상) 임종이 닥치더라도 집에서 요양하기를 바란다. 그러나 66%의 사람은 그것은 곤란하다고 생각하고 있다. 왜냐하면, 종말기는 병원에서 고도 의료를 받고 가능한 한 생명을 연장하고, 의료인의 관리를 받고 죽는 것이 사회적으로 상식화 되어 버렸기 때문이다. 한편 70% 이상의 사람이 "종말기의 연명의료를 원치 않는다"고 응답했다. 이 차이를 메우는 방법은 무엇이 있을까?

거기에서 후생노동성은 "재택 의료·개호 안심 2012"로, 정든 집과 간호시설 등 환자가 원하는 장소에서 지켜보는 의료 체계를 갖췄다. 관계기관과 관련 직종이 연계하여 환자·가족을 지원하는 시스템이다. 단, 이 제도는 출범한 지 얼마 되지 않아 시민들이 충분히 활용하고 있지 있다. 특히, 혼자 사는 말기 환자의 병구완에는 과제가 많은 것도 사실이다. 현실적으로 이 제도를 이용하면 집에서 편안히 죽음을 맞이할 수 있고, 가족도 납득할 종말기 케어가 되는지도 검증되어야 한다.

지금까지의 상식을 깨고, 중병을 앓은 독신인 초고령자가 주치의, 방문간호사, 돌봄 등의 연계 지원으로 마지막까지 집에서 보내고, 아무도 없을 때 조용히 숨진 사례를 소개한다.

사례 4

E씨, 97세, 남성, 전립선암 말기(폐 전이), 저영양
가족 : 아들 가족이 밖에서 거주

E씨는 몇 년 전 아내를 집에서 돌보았다. 만년의 두 사람은 낮에는 정원이 보이는 거실에 의자를 2개 나란히 놓고 차를 마셨고, 밤에는 침대에서 함께 자는 사이좋은 부부였다. 아내가 죽은 후 E씨는 독신이 되었다.

그 뒤 E씨도 전립선암이 걸렸다. 이미 말기로 접어들어 나이를 감안하여 적극적인 치료를 하지 않았다. 아들은 중병의 아버지를 집 근처 병원에 입원시키기를 원했지만, E씨는 나이에 비해 인지력, 판단력이 있어 "어떤 것도 괜찮아, 어머니가 죽은 이 집이 좋다"라고 막무가내로 응하지 않았다.

아들과 의논을 하여 방문의료, 방문개호를 받는 재택요양을 하기로 결정하였다. 방문 개호 일일 4회, 방문간호 주2회, 왕진 주1회 정도가 되었다. E씨는 침대 주위에 휴대 전화, 페트병 차, 영양 드링크, 텔레비전 리모컨 등을 곁에 두었다.

서서히 식사 곤란이 발생하여 영양과 탈수가 진행되어 링거를 처방받았지만, 혈관이 가늘게 약화되어 몇 번이나 바늘을 찔러야 했으며, 들어가도 곧바로 새어나와 더이상의 조치를 거부하였다. 아들은 E씨가 홀로 밤을 보내니, 아침에 방문했을 때 숨겨있는 것은 아닌지 불안감이 가득했다. 중증 노인을 혼자 밤을 보내게 하는 것이 바람직한지 고민을 하면서 지원 팀과 가족에게 여러 차례 간병 방침을 확인했다.

결국, E씨는 혼자 있던 새벽에 숨을 거뒀다. 도우미가 발견하여 신고하고, 간호사, 의사들이 방문하니 죽은지 1시간 정도로 지난 후였다. 고통스러운 모습이 아닌, 온화한 표정으로 영면을 했다. 아들은 "좋은 인상의 간호사와 도우미의 도움으로 아버지의 바람대로 이 집에서 임종을 맞이하여 행복하셨다"고 말했다.

E씨는 상식적으로 독신생활은 무리라고 생각할 수 있는 초고령 말기 환자였다. 재택 지원하는 간호사와 도우미는 아침 방문 때 야간에 혼자 죽는 것 아니냐는 불안감으로 방문해야 했다. 그러던 어느 날, 온화한 표정으로 숨진 E씨를 발견하고, 편안한 최후였다고 안도하였다. 가족도 "아버지는 행복했다"고 감사의 말을 했다.

이 사례는 최근 언론에서 화제가 된 고독사, 고립사와는 전혀 별개의 것이다. 고독사는 생존 중 누구와도 교류가 없는 가족들에게도 연락이 되지 않아 사후 며칠 만에 시신이 발견되는 것을 말한다. 고독사에 적막감, 죄책감을 가지는 것은 혼자 최후를 맞아서가 아니라 거기에 이르기까지의 삶이 외롭고 비참했기 때문이다.

E씨는 홀로 갔지만, 그것은 본인이 선택하고, 가족도 승낙한 뒤 임종을 맞은 것이었다. 아무리 사랑하는 사람들에게 둘러싸여 있다고 하더라도 누군가와 죽음의 동반자는 될 수 없다. 죽을 때는 오롯이 혼자이다. 사람은 임종시 괴로운 표정을 보이기도 하는데 그런 모습을 보이지 않도록 아무도 없는 때에 간다면 그것은 어떤 의미에서는 최고의 죽음을 맞이하는 방법이 아닐까?

이 사례는 특별한 예외라는 시각도 있을 것이다. 그러나 이 사례는 우리에게 "혼자서도 최후를 집에서 살다가 편히 죽는 것은 불가능한 것은 아니다"라는 것을 가르쳐 주었다.

맺음말

지금, 고령사회를 맞은 한국 그리고 초고령사회를 맞은 일본의 의료가 전환점에 도달하고 있다. 고도로 발달된 의료 기술과 풍부한 재정을 기반으로 탄생에서 죽음에 이르기까지의 건강문제는 모두 의료 전문직에 의존하던 국민들은 의료비 억제정책의 일환으로 입원기간 단축, 의료방침의 결정 등 지금까지 경험하지 않은 의료와 마주하게 되었다. "병원에서 쫓겨났다"거나 "대량 의료난민"이라는 보도도 있었다.

그런 사회 정세 속에서 새로운 의료 시스템의 구축이 모색되고 있다. 고도 의료시설에서의 입원 일수는 한도가 정해져 증상에 맞는 시설의 병원으로 옮기고, 최종적으로는 일상생활을 하는 자리에서 가족이나 가까운 사람들의 지원을 받으며, 가능한 한 자기결정, 자기관리를 하도록 지원 제도가 마련된 것이다.

의료비 삭감을 목적으로 시작된 이 개혁이 본의 아니게 우리에게 의료 본연의 자세로 눈을 돌리게 하는 계기를 만들어 준 것은 아닌지? 인간은 자신의 삶과 죽음을 의료인에게 맡기지 않고, 스스로 자신의 인생 드라마를 창작하고, 연출하고, 주역을 맡는 것이 본래의 모습이다. 그것을 지원하는 의료인은 환자 가족의 인생 드라마의 줄거리를 만드는 것이 아니라 들러리로 그들 자신이 그리는 행복하고, 존엄한 삶과 죽음을 지탱하는 측면에서 지원하는 것이 중요하다. 앞으로 일본인은 자신의 생로병사를 자신의 것으로 돌이킬 수 있을지도 모른다. 새로운 의료 시스템과 자기 결정에 의한 의료 방침의 참여는 적어도 그 가능성이 있음을 시사하는 것 같다.

다만, 이 개혁은 시작일 뿐으로 아직은 시행착오가 많은 단계이다. 향후의 간호직 종사자는 노인 환자, 만성질환 환자 등 자기관리가 어려운 사람들에게 다른 전문직과 협력하여 당사자의 의료 요구에 걸맞은 의료적, 복지적 지원을 제공할 수 있도록 하겠다는 큰 역할을 맡고 있다. 그 책임은 한없이 무겁다.

제3부에서는 향후 의료를 비관적, 부정적인 측면에서 비판하기보다는 긍정적인 측면에 주목하고, 21세기 의료·간호 방식을 파악하는 방향으로 정리하였다.

복지학적 측면

PART

03

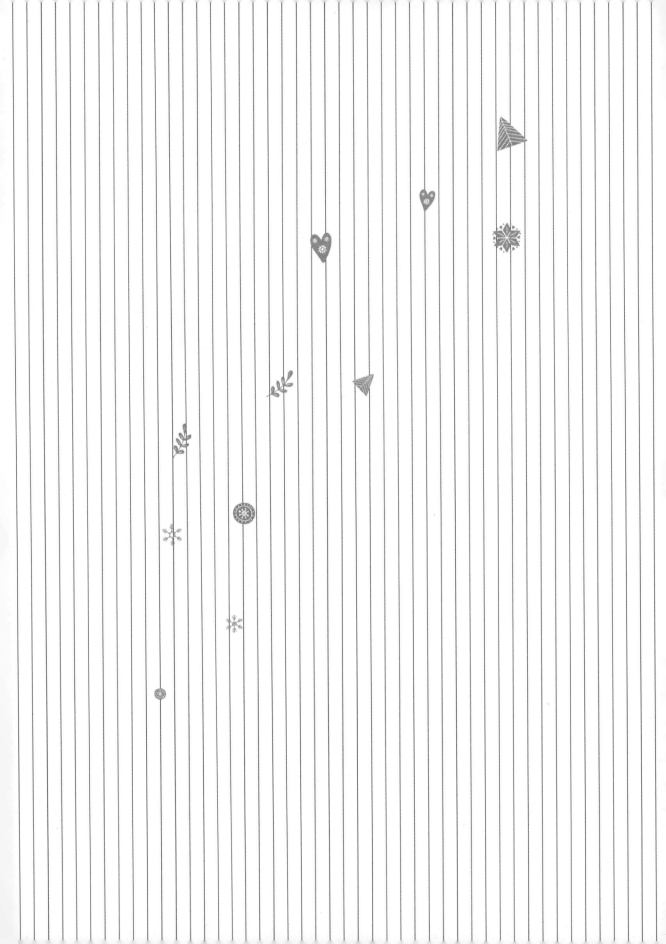

03 복지학적 측면

누구나 나이를 먹게 되고, 사는 동안 질병에 걸리기도 하고 노화로 인한 불편을 겪기도 하면서 언젠가는 죽음을 맞이하게 된다. 건강할 때는 살고 있는 공간에서 자유로운 생활이 가능하지만, 장애(마비뿐만 아니라 심장 장애나 신장 질환, 무거운 시력 장애 등)를 가지거나, 와병상태로 생활영역을 잃는 경우에는 생활할 수 있는 공간이나 요양이 가능한 장소를 찾는 것이 쉽지 않다.

의료제도에서는 병원은 장기요양의 장소가 될 수 없다. 만성질환을 받아들이는 병원(요양형 병상 등)에서도 겨우 반년인 향후 의료 · 개호 기능의 방향성에서 보면 초고령자, 독거노인, 고령 부부 등 입원 예비군이 증가했으며, 입원환자 수의 대폭적인 증가가 예상되는데도 병원 기능을 고도 급성기, 일반 급성기, 아급성기 등으로 나누고, 입원 기간을 단축하고, 병원 침상 수의 부족을 메우려 하고 있다. 향후 10년 내에 약 10만개가 감소할 것이다. 갈수록 병원은 장기요양의 장소가 될 수 없다.

한편, 개호보험 시설인 개호노인보건시설도 경영자의 판단으로 결정되지만, 대부분은 반년 정도가 한계로 생각한다. 특별양호노인홈에 입소한다 하더라도 이미 대기자가 너무 많고, 향후 대폭 증축할 예정도 없다. 입소했다 하더라도 의료지원 체제는 미약하고, 병세가 악화되면 입원을 해야 한다. 일정 기간동안은 침상이 기다려 주지만 길어지면 침상은 사라지고, 돌아갈 장소가 없어질 위험에 처하게 된다.

인간에게 "죽음"은 누구에게나 온다. 그 과정이 자연스럽고 편안하다면 죽음 또한 그 사람의 인생을 제대로 마무리 할 수 있다. 죽음의 과정인 종말기를 바람직한 것으로 만들기 위해서는 자신의 의사로 종말기의 모습을 선택하는 것과 지금의 "삶"을 스스로 연출하여 본연의 모습을 지키고 사는 것이 중요하다. 그러나 장기요양을 하거나, 죽을 장소를 스스로 선택하는 것이 쉽지 않다. 그동안 재택 요양을 한 사람들은 "재택 요양"을 희망한다. 본인의 의사와 가족이 재택으로 보살피고 싶다는 생각이 일치했던 사람들은 재택요양이 이루어졌다. 이제는 그런 식의 환자나 장애자는 병원에서 내쫓긴다. 그래서 시설입소도 되지 않아 "재택요양"을 선택할 수 밖에 없다. 하지만 지지하는 가족도 없으면 재택요양이 아니라 "재택 방치"가 맞는 말일 것이다.

재택요양 생활을 유지하기 위해서, 24시간 지원 홈헬프 서비스를 이용했더라도 하루 24시간 중 도우미의 지원 가능한 시간은 겨우 3시간이다. 나머지 21시간을 어떻게 생활할 것인가? 간병하는 가족이 있으면 몰라도 독거노인이나 장애가 있는 사람은 식사, 배설, 목욕, 게다가 쓰레기 문제까지 생기게 된다. 쓰레기 분리는 누가하고 누가 버리러 가는가? 쓰레기를 분리하지 않고, 적당히 버리면 주민으로부터 클레임을 받는다. 결국 쓰레기에 파묻혀 생활하게 된다. 즉, 개호보험에 의한 서비스만으로는 도저히 집에서 사람답게 요양생활을 하는 것은 무리다. 개호보험 서비스에 맞추어 친척과 인근 지역의 사람들의 버팀목, 즉 혈연만 아니라 지연이 서로 지지하는 힘을 가져야만 재택요양이 가능하다. 지역에서 서로 지지하는 마음을 키워서 실천으로 연결시키는 것이 재택요양을 유지할 수 있게 한다.

"재택요양"을 추진하겠다는 국가의 정책과 "집에서 요양하고 싶다", "집에서 죽고 싶다"라는 국민의 소망이 부합하는 것으로 보이지만, 국가는 의료·간병 비용 절약, 국민은 "인간 존엄"을 원하고 있어서 "재택요양"이라고 해도 그 의미가 다르다. 국민은 국가 정책으로서 "재택요양" 강화를 기대해서는 안 된다. 스스로 배우고 활동을 전개하고, 요양과 마지막 장소를 스스로 선택하고 개척해야 한다. 바람직한 죽음을 맞는 것이 쉽지 않은 것이다.

인간의 존엄인 자기 결정은 어디까지 존중할 수 있을까? 종말기를 어디에서 하는지, 어디까지 치료를 원하는지, 연명 치료를 원하는지 여부, 식물인간(식물 상태)이 되었을 때는 어떻게 할 것인지, 암 판정을 원하는지 등 자기 결정을 해야 하는 바람직한 죽음의 조건을 원하기는 하지만 이루기는 쉽지 않다.

종말기 케어, 암, 난치병의 말기, 뇌사, 식물인간(식물 상태), 고령자의 퇴행성 질환, 중증의 심신장애 등 기존 의학·의료에서는 대응하지 못한 사람들이 의학의 진보와 복지 혜택을 받지 못하고 있다. 이들 질환인 경우 적극적인 의료의 대상이 되는 경우는 적고, 오히려 "생활"과 "마음"을 소중하게 한다는 사회적, 정신적, 문화적 지주로 사람다움을 발휘할 수 있게 해야 한다. 인간 전체 몸을 종합적, 복합적으로 본다는 사회과학, 인간과학적 관점에서 버팀목이 중요하다.

그것은 의료와 복지의 제휴나 겹쳐진 복합 부분을 "의료 복지"가 아니라 의료와 복지가 각기 고유의 영역을 보유하면서도 "의료 복지" 형식으로 통합되어 2개 영역을 크게 포장한 종합적인 사회 행위로 제공되는 것을 말한다.

즉, "의료 복지"는 본인, 가족의 마음과 뜻을 존중하며, 의료 지원과 생활 지원을 하되 상황에 맞게 적절한 균형을 유지하는 사회실천 활동과 원리이다.

인간의 존엄에 근거하여, 의료와 복지를 크게 감싸안은 "의료 복지"를 원한다. 다만 "의료 복지"의 실천에서 건강, 병, 장해, 종말기 등 상황에 따라서는 의료 실천과 복지 실천의 관계는 차이가 난다.

예를 들면, "건강하게 살" 것, 즉, 잘 살기 위한 지원으로서 "의료 복지"는 복지의 역할이 의료보다 크고, 그 비중은 무겁다. "급성기의 병"에서는 의료의 역할이 크다. "장애를 가지고, 빛나게 살", "종말기 케어"를 지원하면 "생명 생활체"로서의 사람을 지탱하는 무게는 의료·복지와 동등하게 된다. 의료와 복지의 역할은 각자 고유한 영역에서 힘을 발휘하며, 동적 굴신성의 관계를 유지함으로서 "의료 복지"가 존재한다고 생각한다. 적어도 의료 관계자는 생활을 지탱하고 향상시킨다는 관점에서 연관되어 있고, 복지 관계자는 의료를 이해하고 생활면에서 질병이나 장애를 지탱할 수 있을 정도의 의학 지식을 갖는 것이 바람직하다.

이러한 "의료 복지"를 실현하려면 고유한 의료·복지 서비스에 그치지 않고, 다른 여러 인간 과학과 관련된 전문직이나 학문과의 연계가 필수적이다. 심리, 교육, 사회교육, 문화, 경제, 산업 등 인간을 지탱하는 모든 분야의 범위는 다양하다. 이어 재택의 "의료 복지"의 실천은, 가족, 친척, 인근 지역주민 등과 협의하여 활용하고, "지역을 지탱하는 힘"의 향상을 도모하는 것이 필요하다.

그러기 위해서는 건강복지 교육의 실시, 주민과의 공동연구 등 행동형 참여연구를 추진하면서 본인, 가족, 주민의 발전을 도모하는 것은 빼놓을 수 없다. 또한 장애나 병에 대한 편견을 제거하기 위한 대응책도 "의료 복지"의 실천으로 중요하다. 정신병, 치매 등에 대해서 편견을 보이면 "의료 복지"의 근원인 인간의 존엄이란 기본 이념에서 그 방향이 엇갈린다.

"의료 복지"는 의료와 복지가 상호 이해하면서 시작된다. 의료 복지에 관련된 사람들이 각각의 인격과 지성을 닦고, 감성과 지식, 기술을 높이고, 실천하여 협동함으로써 뛰어난 "의료 복지 실천"이 된다. 그 실천은 팀 관리가 기본이며, 팀으로 통일되어 "지지하는 마음이 하나"가 되는 것에 따라 의료·복지의 단독 또는 연계라는 서비스를 넘어 의료와 복지 전체를 포용하는 속 깊은 숭고한 서비스가 된다고 생각한다.

CHAPTER **01**

재택요양을 지지하는 의료복지

일본의 경우, 베이비 붐 세대가 75세 이상 되는 2025년에는 현재 연간 사망자 수 약 123만 명이 150만 명으로 증가한다. 과거에 없었던 나이든 다사(多死) 시대를 맞이하게 된다.

의료의 역할도 달라진다. 단적으로 말하면, "고치는 의료"에서 "지지하는 의료"에 대한 변환이다." 고치는 의료" 즉, 생명을 지키는 의료는 의학관계자만 가능하지만, "지지하는 의료"는 병이나 장애를 가진 사람의 삶의 질(QOL) 향상을 도모하는 것이 목적이므로 의료진과 복지 종사자를 포함한 다 직종 제휴에 의해서만 가능한 것이다.

이어 주치의(주치의) 기능을 강화하기 위해서, 1개 진료소에서 대응할 게 아니라 몇몇 진료소에서 팀 만들기, 정보를 공유하는 그룹 진료가 활발해지지 않으면 안 된다. 케어 매니저는 병원과 의료 연계에만 관심을 가지지 말고, 이용자의 생활에 사회사업가적 능력을 가지고 의료·간병 제휴의 고리 역할을 담당할 필요가 있다.

그러기 위해서는 의료와 간병을 잇는 것이 중요하다. "연계 패스 시트"가 필요하다. 오카야마(岡山) 프라이머리(primary) 케어학회에서는 4년 전부터 재택요양하는 사람의 QOL 향상을 도모하고, 생각과 염원을 실현하고 종말기의 방향까지 기입할 수 있는 패스 시트를 개발하고, 보급에 나섰다(www.co-pass.jp).

의료·간병의 제휴는 당연하지만, 어떻게 주민참여에 의한 지역의 "건강력과 복지력"의 향상을 도모하는가 하는 것도 중요하다. 예를 들어 노인 클럽의 재흥을 꾀하고, 건강 노인이 장애 노인을 부양한다는 "새로운 노노 간병" 지역의 의사 협력 등에 의한 다수의 "미니 건강학습회"를 개최, 이미 많은 지역에서 실시되고 있지만, 소지역 관리 회의나 지역교류 살롱활동의 활성화, 또 걸을 수 있는 범위, 얼굴 보이는 범위에서 미니 살롱을 지역 봉사활동을 중심으로 거미줄처럼 보급할 수 있다면 향후 전망도 조금은 밝아진다.

저출산 고령사회가 일본에 도래하고 있다. 이는 고령자가 증가하는 것과 그 노인을 지탱하는 사람들이 줄어들 것을 의미한다. 65세 이상 고령자는 3,000만 명(2012년 9월 15일)을 넘고, 그 노인을 지탱해야 하는 15세 이하의 아이들은 약 절반인 1,665만 명(2012년 5월 현재)에 불과하다. 노인을 지탱하는 힘이 현저히 저하되고 있다.

일본 정부는 그 대응책으로 2012년도부터 지역포괄관리 시스템을 활성화하기 위해 적극 나서고 있다.

그 골격은 24시간 홈 헬프 서비스 실시와 고령자용 주택을 신설하여 제공하는 것이다. 그러나 인지증(치매)은 현행보다 약 200만 명 증가하여 500만 명, 독거노인은 약 210만 명 증가하여 680만 명이나 된다고 예상되지만, 의료와 개호의 기능 개편에 따른 일반 병상은 2011년의 107만 병상에서 2025년에는 10만 병상 감소하고, 게다가 고도 급성기 병상, 일반 급성기 병상, 아급성기 병상과 기능이 분화되어 고령자 증가에 따른 환자의 입원 증가를 입원기간의 단축으로 메우려 하고 있다. 즉, 국가는 의료에서 간병으로, 시설에서 재택으로 큰 흐름을 만들어 고령자 증가를 극복하기 위해 노력하고 있다. 그 결과 나머지 재택 요양자는 현재 304만 명에서 449만 명으로 약 150만 명 증가한다. 재택 치료는 449만 명으로 서비스가 고령자용 주택이나 유료 양로원에 입주한 61만 명 등 모두 510만 명이 재택요양자라는 것이 되는 이런 상황에서 국민이 바라는 재택요양은 실현될 수 있는가?(그림 1).

01. 집에서 산다는 것

재택요양, 재택사(在宅死)를 왜 원하는 것일까? 구체적으로 "재택"과 "병원"에서 요양 상황의 차이를 생활공간, 생활시간, 식사, 목욕, 케어, 마음의 상태 등 전체의 4개의 측면으로부터 비교해 보았다.

생활공간인 "집"은 비록 작은 방에서 생활하는 요양생활이지만 의식 안에 있는 공간은 집 전체로, 정원, 인근 공원 등 머릿속에 있는 낯익은 공간 때문에 넓게 느껴진다. 하지만 병원은 비록 개인 병실이라도 생활력이 없는 공간은 좁은 것이다.

생활시간은 "집"에서는 24시간 자유지만, 병원에서는 관리 하에 있다. 식사는 "집"에서는 먹고 싶을 때에 먹고, 마실 수 있지만, 병원에서는 세끼가 준비되는 시간에 먹어야 하고 치료한다는 목적이 우선되면 식사를 제한하기도 한다.

목욕, 소등, 면회 등도 "집"에서는 자유롭지만, 병원은 치료 때문이 아니라 병원측

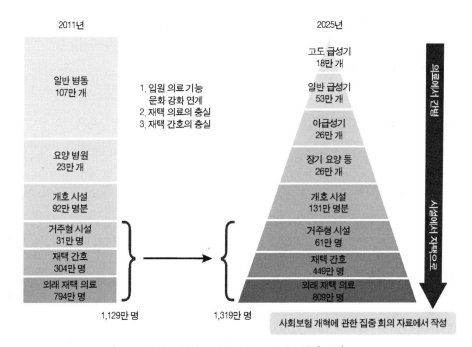

그림 1. 의료 · 개호 기능 개편 방향(일본)

의 사정에 의해 결정되며, 집단적으로 제한되는 것이 많다.

케어는 "집"에서는 통증이나 외로움에 대한 대응은 충분히 하지 못하지만, 케어에 따뜻한 마음이 담겨있는 인간적인 자연사를 맞이할 수 있다. 그러나 가족의 과잉이 부담스럽기도 하다. 병원에서는 의료적 대응은 충분하지만, 그 대응은 기계적인, "스파게티 인간"이라는 단어로 표현되기도 하는 연명 조치가 이루어진다.

"집"은 정든 장소에 가족과 함께 있다는 안도감과 만족감으로 심신이 안정되어 통증완화에도 도움이 된다. 병원은 타인들 속에서 생활한다는 불안과 의료 측의 차갑고 명령하는 태도에 따라서는 심한 스트레스를 받는다.

전체에서는 "집"은 생활 중심, 인간 중심, 환자 중심인 반면, "병원"은 치료 중심, 장기 중심, 의사 중심이 되는 경향에 있다(표 1).

적극적인 의료의 대상이 되지 않는 상황에 놓인 만성질환자, 특히 암의 말기와 노인성 퇴행성 질환(중증 뇌졸중, 노쇠 등)으로 요양하는 노인이 집에서 최후를 맞이하는 것을 희망하는 것은 "인생의 최후는 가족에 둘러싸여 자신의 집에서 조용히 생을 마감하는 것이 자연스러운 일이고, 그것이 가장 행복"하다는 생각 때문이 아닐까?

표 1. 재택요양과 병원의 차이

	재택	병원
생활공간	널리	좁은
생활시간	자유	제한
식사	자유	제한
목욕	자유	제한
치료	불충분	충분
케어	불충분	그럭저럭
마음의 케어	안심감	고독감
전체	생활 중심	치료 중심
	인간 중심	장기 중심
	환자 중심	의사 중심

(1) 재택 의료

재택 의료는 "고치는 의료가 아니라, 지지하는 의료"이다. 재택으로 할 수 있는 의료에는 많은 것이 있다. 왕진(내과, 안과, 이비인후과, 비뇨기과, 진찰소 등), 방문간호, 방문재활, 방문 치과, 치과위생사의 구강 지도, 영양사의 영양 지도, 약제사에 의한 약제 관리 등 병원 수준의 내용으로 평시의 요양을 지원할 수 있다. 검사에서도 심전도, 초음파, X선 검사 등도 가능하며, 치료 지원에서는 흡입, 기관 절개 캐뉼라 교환, 중심정맥영양의 점적 봉투 교환, 위 처치, 영양제의 교환, 인공호흡기의 관리(임상공학기사와 연계), 발치 등 치과 처치 등 일상에 필요한 검사나 의료적 대응도 가능하다.

이어 재택 요양지원 진료소가 정비되어 방문간호, 방문개호가 24시간 체제로 연계되면 24시간 대응의 의료가 가능하게 된다(2012년부터는 재택 요양지원 진료소 중 정규 의사가 의사 3명 또는 다른 진료소와 그룹을 짜고, 그 조건을 완수한 기능강화형 재택 요양지원 진료소도 선 보였다. 이 운동이 널리 확산되면 재택 의료는 자리를 잡을 것으로 판단된다.)

이러한 시스템에 지원 체제만 제대로 된다면 만성기 병원 수준에 가까운 의료보장이 가능하게 된다. 재택의료의 특색은 병원의료와 달리 자유와 존엄성이 보장된 생활 속에서 인간다움을 유지하면서 본인의 희망에 따른 요양을 할 수 있다는 것이다. 게다가 지역포괄케어시스템이 액면대로 추진되면 재택의료의 내용은 한결 충실해질 것이다.

(2) 지역포괄케어시스템

지역포괄케어시스템은 재택 의료를 지원하고 필요한 것을 제공하는 것을 목표로 하여 대체로 30분 이내(1만곳, 중학교구)에서 의료·간호만 아니라 생활지원 등을 지속적으로 지원하며 상담이나 시스템을 이용할 수 있도록 제공하는 시스템을 말한다. 즉, 의료, 간호, 예방, 주거 등 생활지원 서비스(개호보험 이외의 서비스 포함)가

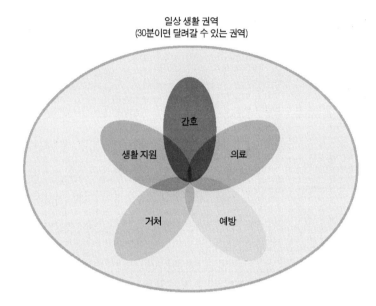

그림 2. 일본 지역포괄케어시스템의 개념도

연계되어 일체적으로 제공된다(그림 2).

"지역포괄케어시스템" 구축의 5가지 시점이란, 아래의 다섯 가지이다.

01 의료의 연계 강화

24시간 대응의 재택의료, 방문간호나 재활지원을 강화하기

02 간호서비스의 충실 강화

24시간 대응의 재택 서비스를 제공하는 것

03 예방의 추진

개호가 필요한 상황이 아니므로 예방 사업과 자립 지원형의 간병 추진을 도모하는 것

04 지켜보기, 배식, 쇼핑 등 다양한 생활 지원 서비스의 확보나 권리 옹호

독거, 고령 부부만 가구의 증가, 치매의 증가를 바탕으로 다양한 생활지원 서비스를 추진하기

05 나이가 들어서도 사는 것이 가능한 배리어 프리(barrier free) 노인 주거의 정비

서비스가 고령자용 주택의 정비와 집의 배리어 프리화를 추진하기

특히, 고령자 주택의 정비는 지역포괄케어시스템의 실현에는 빼놓을 수 없다. 고령자 주택에 의료·개호의 외부 서비스를 조합함으로써 의료 필요도나 요양 간병성이 커지고 간병 보험시설에 들어가지 않고, 정든 지역에서 재택으로 생활을 지속할 수 있는 환경을 정비해야 한다. 그래서 일본정부는 2011년에 "고령자의 주거 안정성 확보에 관한 법률"(이하, 고령자생활법)을 개정하면서 "고령자 전용 임대주택"을 폐지하고 "서비스부(付) 고령자용 주택"을 창설했다. 서비스가 고령자용 주택은 도도부현에 대한 등록제로 되지만 일정한 심사를 받음으로써 국가가 지원하는 시설로 좋은 이미지를 구축할 수 있다.

서비스부 고령자용 주택의 조건은 거실 면적이 $25m^2$ 이상, 베리어 프리의 의무화, 화장실과 목욕탕에 난간 설치, 입주자의 안전 확인과 생활 상담(요원 한명의 상주), 정보 공개, 서비스 대가 이외의 요금 징수 금지, 입소 일시금의 반환 규정, 보전 조치, 주택 부문과 서비스 부문을 분리한 계약 등 "고령자 주거법"에 의한 제약이 있다. 기존 시설도 조건을 충족시키면 등록이 가능하다. 그러므로 유료 노인 홈의 신고를 지속한 채 새 제도에 등록할 수도 있다.

고령자 전용 임대주택은 등록 기준을 충족하지 않으면 단순한 임대 주택이다. 또, 유료 노인 홈은 거실 면적이 걸림돌이 되는 어려움은 있다. 서비스부 고령자용 주택은 브랜드로 되어있고, 유료 양로원은 격하된 위치를 가진다.

또 의료에서는 1개 진료소 3명의 정규 의사 또는 3~10개 이내로 팀을 만드는 기능강화형 재택 요양지원 진료소도 인정받았다. 특히, 200개 병상 이하의 병원도 재택 의료지원 병원으로서 기능강화형 재택 요양지원 진료소에 가입할 수 있다. 월 1회의 케어 컨퍼런스가 의무화되었다. 재택 의료지원 진료소는 24시간 운영하고 있지만, 방문간호 스테이션과 조정에 따라 야간에는 직접 대응하는 일은 많지 않다. 재택 요양 중인 환자가 밤중에 병세가 악화되면 우선 방문간호사(방문간호 스테이션)에 전화를 한다. 방문간호사가 방문하고 의사를 불러야 하는 상황이라면 왕진을 요청하지만, 대부분은 간호사의 대응으로 문제가 해결되는 경우가 많다. 그룹 홈 진료와 재택요양 진료소도 인터넷이나 전자 진료기록 카드를 사용하고, 정보를 공유하는 것에서 급한 일이 있을 때 전화로 연락을 주고받는 정도까지 연계의 온도차는 아직 크다.

(3) 지역포괄지원센터

지역포괄지원센터는 시정촌에서 설치할 수 있는 시설이다(개호보험법 제115조의 46 제2항). 그림 3과 같이 지역 전체에서 고령자의 생활을 지탱하는 다양한 서비스를 실시한다. 즉, 지역 주민의 보건·복지·의료의 향상, 학대방지, 개호예방서비스(요지원자의 방문조사나 케어플랜 계획 작성을 포함)등을 종합적으로 실시하는 기관이다.

지역포괄지원센터에는 보건사, 주임 케어 매니저, 사회복지사가 배치되고, 전문성을 살리고 상호 제휴하면서 업무를 수행한다. 법률상으로는 시정촌 사업인 지역 지원사업을 실시하는 기관이므로 외부위탁도 가능하다). 지원 인정을 받은 자의 개호예방 관리를 할 "개호 예방·일상 생활지원 종합사업"이 2011년의 개호보험법 개정으로 추가됐다.

과제는 개호 예방, 일상 생활지원 종합사업인데, 개호보험 경도 인정자가 개호보험에서 제외되는 위험에 노출되어 이용자의 서비스 선택이 좁아지면서 서비스 내용의 저하와 함께 주택지원사업소와 주택서비스사업자의 경영에 큰 영향을 줄까 우려되었다. 케어 매니저(자치단체 직원 포함)는 정기 방문을 3개월에 한 번의 방문이 바람직하다고 정한 지자체도 있어 이용자의 신상 파악 등을 꼼꼼히 하지는 않은 것 등 많은 문제를 내포하고 있다.

노인 학대에 관한 업무(권리옹호 업무)도 맡고 있지만, 학대 사례를 발견해도 경찰처럼 집에 발을 들여놓을 권한이 없고, 또 지자체도 전문성이 부족하기 때문에 적극적인 개입을 기대할 수 있는 수준은 아니다. 노인복지법에 근거한 조치권도 자치단체에 유보되어 있어 실질 지역의 보호정도밖에 되지 않는 등 지역포괄지원센터는 지역에서 함께 지내는 고령자들이 정든 지역에서 존엄성 있는 생활을 해 나갈 수 있는 활동을 할 수 있는 것은 아니다.

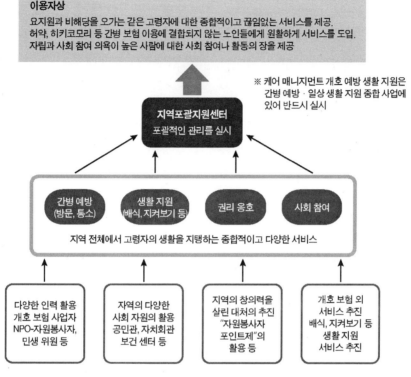

그림 3. 일본 지역포괄지원센터의 업무

(4) 케어 컨퍼런스와 국제생활기능분류(ICF, International Classification of Functioning, Disability, and Health)의 활용

바람직한 케어를 위해서는 지원하는 사람들이 이용자의 소원이나 생각을 정확히 인지하고, 처음부터 지원하는 마음을 가져야 한다. 그래서 케어 컨퍼런스의 핵심인 케어 매니저는 이용자의 생활이나 불편한 상태를 제대로 평가하고, 과제를 명확히 해놓지 않으면 컨퍼런스는 아무 의미가 없다. 특히, 본인이나 가족의 희망을 얼마나 충족하고 있는지 여부가 중요하다. 케어 컨퍼런스는 처음 요개호(요양 간병)가 인정되었을 때, 갱신 시 새로운 상황이 생겼을 때, 복지 욕구의 도입 시 등으로 개최된다. 참가자는 케어 매니저, 본인, 가족, 지탱하는 각 직종, 봉사자 등이지만, 주치의의 참가(의견)는 불가피하다. 비록 요양 간병도가 경도에 있어서도 병세가 불안정한 사람이나 예방의학적인 관점에서의 의견이 필요한 경우에는 의사의 참여를 적극 요구해야 한다.

"이번 컨퍼런스의 목적은 악화 신청의 결과, Y씨의 인정이 요개호(要介護) 3에서 4로 변경됨으로써 서비스의 재검토가 필요하다고 생각했거든요". 케어 매니저 A의 사회로 케어 컨퍼런스는 시작되었다. 참가자는 이용자의 딸, 주치의, 방문간호사, 홈 헬퍼, 데이 서비스의 개호원, 재활 담당자, 복지용구 사업자, 케어 매니저의 8명이었다. 주치의에 의한 병태를 설명한 후에, 케어 매니저는 회의 전에 듣고 본 본인의 생각과 가족이 원하는 희망과 각각의 서비스 상황과 과제가 요령 있게 얘기되었다. 케어 매니저가 평가하고, 수요를 명확히 한 자료도 배포되어 자유로운 토론을 했다. 발언은 모두가 평등하다. 생활 상황 변화 및 본인이나 가족의 소원이나 생각의 실현 방법 등이 속속 나온다. 주치의도 생활이나 보람을 근거로 치료에 대해서 이야기한다. 주치의의 지시로 홈 헬퍼에 의한 집밖의 산책도 갱생의 일환으로 실시키로 했다. 그리고 40분 후에 Y씨 가족의 양해를 얻어 새로운 케어 계획이 정해졌다.

"이것으로 그럭저럭 버틸 겁니다. 잘 부탁드립니다" 케어 매니저의 인사에서 케어 컨퍼런스는 끝났다.

케어 매니저와 Y씨와의 연관성은 길다. 6년 전에 Y씨가 뇌졸중이 발병하고부터 계속되고 있다. 이용자·가족과 케어 매니저는 당연히 각각의 서비스 제공자와의 사이도 마음의 끈으로 단단히 연결되어 있다. 팀 케어는 이처럼 이용자, 케어 매니저, 의료복지개호 관계자가 걱정이 없는 대화를 갖고, 이용자의 의료, 생활 형편을 공유하면서 본인, 가족 사이의 강한 정을 쌓고 QOL을 높이는 케어를 받고 나가는 것이다.

이 케어 컨퍼런스에서는 ICF의 이념이 제대로 자리 매김하고 있다(그림 4).

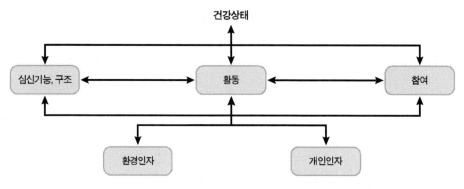

그림 4. 국제생활기능분류(ICF)

1980년에 발표된 국제장애분류(ICHDH, International Classification of Impairments, Disabilities, and Handcaps)에서는 기능·형태 장애(뇌졸중, 수족 절단 등) → 능력 장애(걷지 못하는, 글씨를 쓸 수 없는 등) → 사회적 불리(실직으로 사회 참여를 하지 못하는 등)처럼 흐름은 일방적이었다. 예를 들면, 뇌졸중으로 마비가 있어나면 일자리를 잃게 되는 것이 당연하다(모든 심신 기능·구조 수준으로 환원). 얼굴의 반점 등의 형태 장애는 사회적 불리가 될 것이며, 장애를 마이너스로 받아들이고 장애라는 마이너스를 개선하겠다는 생각으로 대응했다. 기존 국제장애분류에서는 사회적 불리(생활의 어려움)는 장애(질병)가 있는 것이 주요 원인으로 여겨진다.

2001년부터 사용이 시작된 ICF에서는 생활 기능을 제언하고 있다. 그것은 ICHDH와 달리 뇌 중풍으로 마비가 있고, 휠체어를 갈아타는 데 돕는 사람이 있고, 역에는 엘리베이터가 있어, 역무원의 협력이 있으면 여행이 가능하다는 생각에 근거하고 있다. 장애나 질병을 가진 사람의 삶을 좌우하는 것이 아니라 자신을 지탱하는 방법이 충실한 삶과 염원으로 목표가 통일되면 본인의 활동이 늘어나고, 사회 활동이 활발하게 될 것을 기대하고 있다. 본인이 알지 못한 잠재 능력도 나타날 수 있다. 즉, ICF는 "심신과 구조 기능", "활동", "참가", "환경 인자", "개인 인자", "건강 상태"가 서로 영향을 주고받고 있다는 생각이다.

급성기 환자의 병진 연계를 위해서 의료관계자끼리가 제휴 패스 등을 작성하고, 긴밀히 연계하는 것은 바람직하다. 그러나 재택요양 중인 고혈압, 당뇨병 등 만성질환자, 뇌졸중 후유증 등 마비를 수반하는 이용자나 인지증 환자, 정신장애자 등에는 치료협력을 연계한 의료제휴 패스는 무력하다.

치료로서 의료적 대응은 단순히 "살아 있다"는 모습을 확인하는 것이다. 즉, 목숨을 지킬 힘이며, 생활자의 모습, "살아가는" 모습을 확인하는 것이다. "살아가는" 즉 QOL(삶의 질)의 높은 생활을 유지하는 것은 본인이나 가족의 희망을 도입하여, 의료복지 등 전문직의 사람들과 지역 자원봉사자간에 상호 교류를 하면서 이뤄가는 것이다. 가장 기본이 되는 것은 환자나 장애자를 팀으로 지탱하는 팀 관리이다. 안타깝게도, 현재는 의료관계자들만의 연계가 대부분이다. 병원 중에서도 팀 관리는 잘 유지하는 것은 아니다. 병원은 전문점의 집합체인 축구와 야구 같은 팀 간 제휴와는 거리가 멀다.

이론상 의료·복지의 제휴가 알려진지 30년 이상이 되지만, 연계는 잘 되지 않고 말로만 의료복지 통합이나 협동을 해야 한다고 한다. 하물며 의료·복지, 개호 관계자가 연계하여 본인이나 가족의 의사를 존중한 케어의 실천은 소폭 모델로 존재하는데 불과하다. 그 결과, 간병 난민, 개호 방치, 암 난민 등과 같이 현상이나, 인간의 존엄을 짓밟는 것과 같은 허술한 관리가 전국 곳곳에서 벌어지고 있다.

02. 재택 "최후까지 삶"(사례)

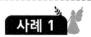

뇌경색, 당뇨병

A씨(78세·여성)는 몇 년 전 뇌경색으로 쓰러졌다. 왼쪽 반신에 마비가 남았지만 딸의 부축으로 개호보험 서비스를 이용하고, 집에서 요양생활을 계속하고 있었다.

이어 2년 후, 뇌경색이 재발했다. 이번에는 오른쪽 반신 완전마비이다. 침상에서 위루(胃瘻)생활이 되었다. 당뇨병 치료에 인슐린 주사도 맞아야 한다. 입원 중에 담당 의사는 가족과 케어매니저를 "집에서의 생활은 무리입니다. 시설을 찾아 주세요"라고 조언했다. 그러나 가족은 한순간의 머뭇거림도 없이 "본인도 우리도 재택을 바랍니다. 일전에 쓰러졌을 때도 재택에서 처음 걷게 되면서 휠체어 산책을 하게 되었습니다. 이번에는 회화도 할 수 없고, 좌우측의 마비니까 힘들 거라고 생각하지만, 여러분이 붙잡아 준다면 집에서 생활하겠습니다"라고 재택을 선택했다. 케어매니저도 재택요양에 동의했다.

A씨의 재택 와병생활이 시작되었다. 가래가 많아 밤의 흡인하는 것은 힘들어 했다. 위루 영양, 인슐린 주사, 소변량의 체크(소변 카테터 유치), 체위 변환, 청결 등 할 일은 수두룩했다. 방문간호, 방문개호, 복지 기기의 대출, 구입, 통소 사회복귀요법의 이용, 의사의 왕진 등 요양간호 5에서 가능한 서비스를 충분히 활용하고, 나아가 장애인 자립지원법의 서비스도 활용하고 지원을 받았다.

2년 동안 A씨의 와병 생활상태가 계속되고 있지만, 가래도 감소되고, 혈당도 안정되었다. 주 2번은 통소 사회복귀요법을 이용하고, 입욕이나 개별 재활서비스를 받고 있다. 치과의사의 방문도 시작하고, 연하의 재활훈련도 이뤄지고 있다.

지금은 왼손으로 매직펜을 가지고 백판에 간단한 글씨를 쓰게 되었다. 근처 미장원까지 휠체어를 타고 나갈 수 있게 되었다. 침대에 벽에는 좋아하는 히카와 키요시의 달력 사진이 가득하다.

당사자, 가족, 케어매니저, 서비스 제공자, 의사, 치과의사가 팀을 만들어 "한 마음"으로 지원하게 된다면, 재택에서도 편안한 생활을 할 수 있을 것이라고 생각한다.

레비(Levy) 소체형(小體形) 치매

F씨(82세, 남성)는 레비 소체형 치매로 장기 입원했으며, 관절도 구축되고, 와병생활 상태가 됐으나 상태가 안정되어 왔다. "이제 고질병이니 병원을 옮깁시다!", "집에서 요양은 병상의 변화도 알 수 없고, 위루 처치도 있으니 무리한 것이겠지요." 주치의로부터 병원을 옮기라는 말을 들었다. F씨의 아내는 "상태가 안정되고 있다면 저는 집에서 보살피고 싶어요. 그렇게 하겠습니다"라고 의견을 내고 퇴원을 했다. 요양개호 수준은 5로 모든 것에 생활 원조가 필요한 상태이다.

퇴원 전에 입원 후의 병원에서 퇴원시의 케어 컨퍼런스를 받았다. 병원 주치의, 병원 간호사, 이학요법사, 본인, 가족, 재택 주치의가 되는 필자와 케어 매니저, 방문간호사, 홈 헬퍼 등이 모였고, 퇴원 후의 가족의 희망과 의료, 간호, 개호 방식 등이 논의됐다.

재택요양이 시작됐다. 1개월이 지나자 아내에게 개호 피로가 눈에 들어와 케어 브랜드에 간호 피로 경감을 위하여 숏 스테이나 통소 간호 등으로 F씨도 간단한 회화가 가능하게 되는 등 순조로운 날들이 지나갔다. 하지만 치매는 점차 진행되었다.

퇴원 후 3년이 지나 위 역류에 의한 흡인으로 호흡이 곤란하게 되어 구급차로 병원으로 이송되었다. 질식을 막기 위해서 기관절개가 시행되었다. 위, 기관 절개, 객담 흡입, 욕창을 관리해야 하는 힘든 간호가 필요했지만 아내는 재택요양을 원했다.

집에서 기관절개 캐뉼라를 스피칭그카뉴레로 변경하고, 간단한 회화는 가능하게 되었다. 위 영양은 재빨리 투입 가능한 플래시(영양제에 조금한천을 혼입하여 조금 굳히고 주사기로 10분 정도 넣는다) 방식으로 바꾸고, 아내의 부담을 줄였다. 가래의 흡입은 하루 3차례 방문 간호사가 하되 야간에는 아내가 했다. 야간에 한 차례 있었고 세 차례나 심야의 흡인도 있었다. 이를 위한 흡인 지도는 방문 간호사가 몇 차례나 했다. 간호 피로를 최소화하기 위해서도 월 2회, 도합 6일은 숏 스테이 이용, 주 3회 통소를 이용, 그 때에는 목욕도 했다. 홈 헬퍼도 방문하여 간병에 도움을 주고 있다. 필자는 평상시에는 주 1회 왕진을 하고, 기관 캐뉼라 교환 등을 하고 있다. 지금 채택요양 5년으로 노부부만의 조용한 재택 요양생활은 계속되고 있다.

어느 날 F씨의 방에서 트롬본과 피아노 소리가 들렸다. 도우미들의 미니 콘서트다 F씨는 이전에 음악 선생님으로 트럼본과 피아노에 맞추어 굳어진 손가락과 손목을 움직이며 지휘를 하고 있었다. 표정이 좋고 얼굴엔 미소를 짓고 있었다. 재택 요양의 최대 강점인 "생각과 염원의 달성"이 된 것이다.

삶의 완성으로서의 죽음

Y씨(88세, 남성)는 위암 선고를 통보 받았다. 수술 후에는 월 1회 병원 외래진료를 받았는데 경과가 좋았지만, 1년이 지난 때부터 복수가 고이기 시작하고, 복부 전체에 심한 통증을 느꼈다.

복수가 차고 고통에 심해지자 Y씨는 다시 입원했다. 복수를 제거하고 마약진통제 사용으로 통증은 완화되었으나 식욕은 많이 떨어졌다.

Y씨는 의사가 "이제는 복수도 주 1회는 빼야하고, 영양제 링거도 필요하고, 마약진통제도 지속적으로 피하주사가 필요하니 재택요양은 어렵다"라고 하였다. 가족은 Y씨의 남은 생이 3개월의 남짓이라는 사실을 확인했다.

"병원 침대에 이대로 죽는 것은 싫어. 집에 다다미 위에서 죽고 싶다. 집에 돌아가고 싶다"라고 Y씨가 강력히 원하고 가족도 동의했다. 의사도 재택을 원한다면 퇴원하고, 담당의사와 자주 연락을 하기로 하고, 입원한지 3주 지나 Y씨는 집으로 돌아왔다. Y씨는 입원 전과 전혀 다르지 않았다. 간병은 낮에는 85세 부인이 저녁부터 아침까지는 며느리가 맡았다.

의사와 방문 간호사가 방문하여 건강 상태를 체크하고 향후 의료 간호에 대해서 본인 및 가족과 대화를 주고받았다.

하루는 케어 매니저가 방문하고, 간호나 생활실태 조사, 본인, 가족의 소원을 참조해 보호 플랜이 마련됐다. 의사와 케어 매니저의 제휴(의료와 복지의 연계)는 순조롭게 이루어졌다.

케어 컨퍼런스(서비스 담당자 회의, 본인, 가족 참가도 한다)에서 다음과 같은 기본 방침이 이루어졌다, 케어 매니저는 "지지하는 마음"을 하나로 묶었다. 케어 컨퍼런스에는 케어 매니저, 의사, 진료소 간호사, 방문 간호사, 홈 헬퍼, 보건사, 복지 전문직 등이 참여했다.

01 통증이나 고통을 없애자(통증이 나오기 전의 좌약이나 마약을 사용한다). 연명만 목적으로 하는 의료는 하지 않는다.

02 건강한 시절의 생활에 최대한 접근(식사는 가족과 함께 먹고 싶은 것을 먹고, 목욕은 집의 목욕탕에 매일, 하루 1회는 논을 순찰하러 가고, 시(詩) 짓기 등).

03 의욕을 가지고 살기 위해서 본인의 희망과 생각을 가능한 실현한다.

04 최후까지 "집"에서 산다.

기본 방침을 실현하기 위해서 왕진, 방문 간호, 방문 개호를 실시하는 동시에 가족에게 간호 기술의 지도를 하고 응급상황에도 적절하게 대응할 수 있도록 "응급처치"나 "죽음 준비 교육"도 이뤄졌다.

식욕이 없었던 Y씨는 집에 오면 식욕이 급격히 늘어난다. Y씨가 좋아하는 음식인 "채소 된장 국"을 가족과 함께 먹고, 좋아하는 만주도 잘 먹었다. 집에서 목욕을 할 때는 "기분 좋아, 기분 좋다"라며 웃었고 증손자와 장기도 즐겼다

놀랍게도 복수는 거의 차지 않았다. 통증도 마약진통제 복용으로 줄어들었다. 그러나 기력이 빠진 육신의 회복은 어려웠고, 이불 속에서 휠체어로의 이동이나 화장실의 보행에는 간병이 필요했다.

지역의 노인 클럽의 사람들이 매일 찾아와 옛날이야기로 꽃을 피웠다. 부인회의 사람들도 논 순찰자의 휠체어 산책에는 힘을 보탰다. 마을 회관의 자원 봉사자로 하이쿠(일본 시(詩))를 가르치는 선생님이 방문하고, 새로 Y씨가 읽은 배구의 강평과 하이쿠 담론을 했다. 지금까지 작리타멘하이쿠를 만들어 Y씨의 구집을 발행합시다 라는 이야기에 Y씨는 얼굴을 붉히며 기뻐했다.

청년 단원 4명이 휴일을 반납하고, 문짝에 Y씨를 태우고, 편도 40분의 산길을 올라가서 염원이었던 송이의 소재를 증손에게 전할 수 있었다.

지역에서 지원하는 덕분에 Y씨가 원하는 다양한 염원이 이루어졌다. Y씨는 이때 살아 있는 것이 감사하다는 나날이란 것을 확실히 느낄 수 있었을까? 암 말기라고는 생각지 않을 정도로 빛나는 나날을 보냈다.

2년 후에 죽음이 찾아왔다. 3개월밖에 남지 않았던 생명의 불씨가 2년이 넘도록 유지되었다. 그 2년간은 통증이 줄어들고 마지막으로 자신의 소원이 나름대로 달성한 기간이었다. 댐의 둑이 터진 듯 복수가 급격히 밀리기 시작하고 흉수도 쌓여 호흡이 곤란해졌다.

재택 산소요법으로 호흡은 편하게 되었지만, 온몸을 침범한 암에는 더 이상 버틸 수 없었다. 임종에는 가족, 친척들에 둘러싸여 5명의 증손들이 차가워지는 발을 쓰다듬으며 편안하게 숨을 거뒀다. 본인, 가족, 지역의 사람들, 의사, 간호사, 홈 헬퍼, 케어 매니저 등 지지한 사람들 모두에게 만족한 재택 죽음이었다.

또한 간호와 돌봄에 연루된 사람들뿐만이 아니라, 자녀와 손자, 손녀에게도 죽음이라는 것을 통해서 삶의 의미를 가르쳐서 주었다. "인생의 완성으로서의 죽음"이었다고 생각한다.

사례 4

힘든 사례 - 방 감옥에서 변 투성이

S씨(76세, 여성)는 치매로 판정되었다. 그래도 2주일에 1번은 고혈압과 당뇨병 치료에 남편과 동행하여 진료소를 방문하곤 했다. S씨가 경찰의 폐를 끼치게 된 것은 남편인 K씨가 심근경색으로 급사한 지 2개월 후의 일이었다.

치매는 단숨에 진행했다. 주변을 배회하는 것이 잦아졌고, 대화도 혼잣말이 많고, 그 의미는 알지 못했다. 변을 몸이나 다다미에 바르기도 했다. 꽃과 종이 등을 먹는 이식도 시작됐다. 요개호 인정도 요양 2에서 4가 됐다. 농업을 하는 아들 부부와 어린 손자 3명의 가정에게는 너무 부담이 컸다. 죽은 K씨처럼 일중 보살피거나 돌보기 등은 하지 못했다. 그러나 이 밖의 서비스를 받는 것을 가족은 거부했다.

S씨의 배회가 심해져 행방을 알 수 없게 되면서 지역주민 모두가 산 속을 수색하기도 하고 죽음 일보 직전에서 발견하기도 하였다.

가족은 S씨를 별채의 작은 방 문 밖에서 자물쇠를 채웠다. 방 감옥에 가두어 두고 잃어버리는 것을 방지하기 위한 것이다.

그 후 우리의 방문 활동이 시작되었다. 가족에게 이해를 구하여 월 1회 방문 진료, 주 1회 방문 간호와 월 1회 방문 목욕서비스를 시행하였다.

방문하면 S씨는 이불 위에 멍한 얼굴로 앉아 있었다. 방은 변과 오줌 냄새가 진동했고, 주먹밥의 찌꺼기가 주위에 흩어져 있었다.

가족은 S씨의 일상의 상태에 전혀 관심이 없었다. 발열, 식욕, 배설의 상태도 몰랐다. 식사는 방으로 넣어주었지만 먹는 것을 도와주지는 않는 것 같았다.

여러 차례 입원, 특별양호노인 홈 등 시설입소를 권해 보았지만, 아들은 완강히 반대했다. 때로는 간호사의 방문을 귀찮아하기도 했다.

S씨는 점차 식욕이 없어졌다. 사지의 관절도 굳어지고, 보행이 불가능한 상태가 되기까지 얼마 걸리지 않았다. 탈수로 피부가 버석버석하게 되었고 청원에는 얼굴을 돌리지만 눈은 생기가 없었다.

가족은 지역의 눈치 때문인지 링거를 원했다. 그러나 S씨는 링거 바늘을 바로 뽑아버려 강제로 주사를 놓기도 어려웠다.

"할머니는 건강할 때부터 나빠져도 집이 좋다, 병원이나 양로원(지금의 특별양호노인홈)에서 죽는 것은 싫다, 집에서 죽고 싶다고 했으니 이걸로 괜찮아요"라고 며느리는 이야기했다.

아들도 "남에게 폐를 끼치지 마라. 이것이 우리 집 가훈입니다. 가족의 것은 가족이 합니다. 방에는 가두고 있지만, 이것으로 지역의 사람에게 폐를 끼치지 않기에 제일 좋은 방법이라고 생각합니다. 옛날부터 이 지역 사람들은 모두 이렇게 해왔고, 이렇게 죽어 갔습니다. 가능하면 내버려 두세요"라고 하였다. 입소·입원은 거부하고, 방문 간호도 필요 없다고(왕진에 대해서는 의료 서비스 없는 죽음은 수치가 되므로 마지막까지 의뢰됨) 하였다.

방문할 때마다 점차로 기울어져 가는 S씨의 건강 상태를 알아보고, 여러 가지 얘기를 나누어 보지만 뭔가 마음을 주고받는 노력을 할 수는 없었다.

몇달 후, S씨는 숨을 거뒀다. 아침에 가족이 식사를 가져갔을 때 숨을 거둔 상태가 되어 있었다고 했다. 이 사례는 입원이나 입소를 하였다면 적어도 간호보험서비스를 받아들였다면 S씨는 조금 더 인간다운 생활을 영위했을지도 모른다.

비록 치매가 있다고 해도 인격 있는 인간이다. 중증 치매인 사람이 인간다운 최후를 맞이할 수 있기 위해서는 재택에서 어떤 지원방법이 있을지 생각하게 된 경우였다.

이처럼 "집에서 최후까지 요양"하는 것이 다 성공할 수는 없다. 오히려 병원이나 시설에 입소가 가능하면 그쪽을 선택하는 것이 식사, 목욕 등 최소한의 케어는 보장되고, 인간다운 생활이 유지되는 경우도 적지 않다. 집에서 요양하는 것도 일정한 조건이 필요하다는 생각이 든다.

03. 재택요양의 조건

재택은 최후까지 요양할 수 있기 때문에 나름의 조건이 있다. 다만, 단순히 재택요양, 재택 죽음을 희망한다면 재택 요양이 때때로 비참한 결과를 초래할 수도 있다. 최후까지 집에서 요양이 가능하려면 다음의 4가지 조건이 충족되지 않으면 어렵다고 생각한다.

1) 이용자 본인과 가족이 "속내"에서 "재택으로 최후까지 요양하고 싶어, 개호하고 싶다"라는 강한 의지가 있음

이용자 본인이 강하게 "재택요양"을 원해도 가족의 애정이 아니라 의무적으로 맡은 것이면 힘겨운 재택요양이 될 가능성이 크다. 또한 이용자와 가족이 요양의 원인인 질병이나 장애에 대해서 배우고, 케어방식을 이해한 뒤, 병원과 재택요양의 차이를 고려하는 것이 중요하다. 가족은 간호의 기본적인 기술, 응급처치 등의 개호능력을 갖추는 것이 필요하다.

2) 장기요양을 지탱하는 간병능력이 확보되어 있음

개호능력은 주 개호인(주로 개호하는 사람)과 가족 등의 간병인, 또 지역의 지탱하는 힘 등을 종합한 것이다. 특히, 주 개호인의 연령, 체력, 애정, 건강 상태, 간호 기술업무 등에 대한 충분한 판단과 배려가 중요하다. 또한 장기 간병이 된다면 부 개호자가 없으면 주 개호자의 신체적·정신적 부담이 과대하여 간병 포기, 괴롭힘, 학대 등이 일어날 수 있다. 개호자는 동거 가족만 아니라, 자손이나 친척이 바람직하다. 또 인근에 서로 지지하거나 자원 봉사자 등의 비공식적인 서비스도 부 개호인 역할을 할 수 있다.

지역의 도움은 휠체어로 밖을 산책할 수 있어 생활의 질을 향상시키는 지원도 기대할 수 있다. 공식적인 서비스(개호보험 등)도 잘 활용하고, 재택요양이 곧 가족 개호에 되지 않도록 하는 것이 바람직한 재택요양에는 빼놓을 수 없다.

3) 주치의(주치의) 구하기

재택요양을 계속하려면 주치의가 반드시 필요하다. 병세가 나빠지거나 통증이 생기거나 일시적으로 입원이 필요한 경우가 발생하기 때문에 병원을 소개할 의사가 주치의이다. 가능하면 근처의 의사와 일상적인 만남 속에서 서로의 신뢰 관계를 구축하고, 방문 진료 및 긴급사항이 발생했을 때 도움을 받는다.

주치의는 상태가 악화되었을 때 서로 의논하는 것이 중요하다. 의사에 일임하면 "이제 집에서는 무리네요."의 한마디로 입원이 될 수 있다.

원칙적으로 죽기 전 24시간 이내에 의사의 진찰을 받지 못했다고, 사망진단서를 받지 못하고 부검을 하는 시체검안서가 될 수 있다(24시간 이내에 진찰을 받지 않아도 암, 노쇠가 진행되고, 사망하면 의사로부터 그 예상된 상태에서 돌아가셨을 때는 24시간 이내에 진찰하지 않아도 의사는 사망진단서를 쓸 수 있다).

4) 다양한 재택 지원 서비스를 받을 수 있는 것

질 높은 재택 요양을 계속하려면, 방문 간호, 방문 개호(홈 헬프 서비스), 방문 목욕, 통소 간호(데이 서비스), 통소 사회복귀요법(데이케어), 숏 스테이 등 다양한 재택지원 서비스를 받는 것이 중요하다. 또 바닥의 차이해소, 난간 등 주택 개수나 휠체어·침대 등 복지 기기의 대출, 또 휴대용 화장실의 구입 등도 필요하고, 간병보험 제도의 이용을 권고하고 싶다.

그러려면 우선 일상생활에 불편한 사안은 양로보험을 신청해서 요양간병 인정을 받고, 간병 보험을 적극 이용하는 것이 중요하다. 암의 말기 등은 개호보험 서비스와 함께 의료보험이라도 방문간호 등의 서비스를 받는 것이 가능하다. 다양한 재택지원 서비스를 받음으로써 다양한 서비스를 받을 수 있어 바람직한 재택요양이 가능하다. 가족만으로 개호는 개호인의 건강 문제만 아니라 환자 본인의 "삶의 질" 저하를 초래하는 만큼 괴롭힘과 학대의 요인이 될 수도 있다.

04. 개호자의 "삶의 질"에도 배려

재택요양에서 개호자가 확보되어 있는 경우, 가족, 특히 아내와 며느리가 개호 지옥에 시달리는 경우가 종종 나타난다. 재택 요양자의 자립지원도 중요한 일이지만, 개호자의 삶의 질(QOL, quality of life) 향상도 범위에 포함하면서 재택요양을 하지 않으면 요양자의 삶의 질은 늘었지만 개호자는 간병 피로에서 와병 생활이 되거나, 심장 발작을 일으키기도 한다. 재택요양에는 적어도 개호자를 뒷받침하는 부개호자가 있어야 한다.

이어 재택에서 죽음을 맞을 각오를 하더라도 현실에서 죽음이 다가오자 그 상황의 변화에 놀라고, 때로는 공포로 인해 구급차를 불러 입원이 되는 경우도 적지 않다.

재택요양을 위해서는 나름대로의 교육이 필요하다. 병상의 변화, 호흡 상태, 용모, 통증, 나른함, 구토, 하혈 등에 대한 지식과 그 대응 방법 등의 학습(죽음 준비교육)을 통해서 가족이 힘을 기르지 않으면 방문개호 등의 지원이 있어도 최후까지 집에서 보살피는 것은 상당히 어려울 것이다.

05. 복지시설(특별양호노인홈)의 종말기 케어

종말기 케어 서비스를 실시한 복지시설에는 특별양호노인홈(이하, 특양), 노인보건시설, 그룹 홈 등이 있다. 재택에서의 종말기 케어와 가장 중요한 서비스 제공은 당초보다 포괄적 서비스를 한다. 즉, 입소 때 식사, 빨래, 취사, 청소, 목욕, 건강 체크 등 건강과 삶에 관련하여 배치된 개호자, 간호사, 의사에 의하여 포괄적으로 확보된다. 생활에서 포괄적인 서비스가 제공되는 것이다. 이렇게 되면 상황에 따라 이용자의 민원은 받아들여지지 않고 규칙적인 생활을 하게 된다. 상태가 악화되거나 종말기 케어가 되어도 직원이 증원되지 않고 상주한 인원만으로 실시되기 때문에 통계에는 나타나지 않는 돌연사나 흡인 사망이 적지 않다.

특별양호노인홈 등에서는 포괄적 서비스가 갖추어졌다고는 하지만 "재택요양에서 가능한 서비스" 이상의 서비스의 질이 필요함에도 불구하고, 서비스를 받는 것이 용이하지 않다. 침대 100병상에서 간호사의 배치는 3명. 야근 간호사는 전혀 없다. 정규 의사가 있는 시설은 적고, 의료지원을 할 수 있는 규모도 작다.

특히, 야간에는 간병인 1~2명이 50개 병상을 돌보아야 한다. 이런 사실은 그룹 홈과도 같은 것이다.

재택요양에는 본인이나 가족이 원하면 경관 영양, 위, 고칼로리 수액, 링거, 산소 흡입, 흡인, 악화된 욕창의 수당, 요도 유치 카테터, 인공호흡기를 사용할 수 있지만, 특별양호노인홈 등에서는 특별한 의료적 조치가 없어 사망에 이르는 경우가 종종 나타난다. 본인이나 가족이 어떤 연명조치도 필요 없다고 했다 하더라도 존엄한 대우를 받을 수 있는 여건이 조성되기를 바라고 있다. 특별양호노인홈의 사망 실태를 살펴보면 입소자나 가족의 시설 내 종말기 케어를 희망하는 희망자가 많아지고 있다. 특별양호노인홈의 사망자 가운데 특별양호노인홈 내 사망은 4할로 그 사망 원인은 노쇠 이외(심부전, 폐렴, 암 등의 병)의 7할을 차지하는 의료적 조치가 필요한 경우가 많다.

노쇠 〉 심부전 〉 폐렴 〉 뇌졸중 〉 호흡부전 〉 신부전 등 순으로 많다. 병으로 인한 사망이 많이 발생하지만, 의료적으로는 적절한 조치가 있었는지에 대해 의심의 여지가 있다.

특별양호노인홈에서 입소자를 지키는 시설은 다음과 같은 사항을 갖추고 있는 경우가 많다. **01** 입소자 본인 및 가족의 희망을 받아들이고, **02** 직원간의 종말기 케어에 대한 공통 이해, **03** 긴급시의 의사의 왕진 체제, **04** 시설 내에서 의료조치가 가능(링거, 산소 등), **05** 지키는 매뉴얼이 정비되어 있는 시설이다(표 2).

또한 개호의 위상이 명확하게 나타나고 있다. 예를 들면, 식사나 수분 섭취에 대해서, 토혈, 하혈 등의 경우의 대응, 동통 완화에 대해서 응급 연락체제(심야의 경우

표 2. 특별양호노인홈의 지킴 매뉴얼

> **1. 자기 결정을 존중**
>   본인 또는 가족에게 생전 뜻(리빙 · 윌) 확인을 경과를 보면서 여러 번 진행
> **2. 의사, 간호사 체제**
>   의사 · 간호사가 수시로 협조할 수 있는 체제를 구축한다. 의사의 병구완 개호를 시작하여 지시를 받아 컨퍼런스를 갖고, 다 직종이 공통의 이념으로 지킴
> **3. 개호시설 정비**
>   개인 또는 요양실을 차림
> **4. 지켜 봄의 실시와 그 내용**
>   지켜 봄의 동의서, 의사의 병구완에 관한 지시 기록, 지키는 간병 계획서, 경과 관찰 기록, 케어 컨퍼런스의 기록, 임종의 기록, 지켜봄의 종료 후의 기록
> **5. 직종의 역할을 명확화**
>   관리자, 의사, 상담원, 개호지원전문원, 간호직원, 개호직원, 영양사의 역할
> **6. 개호 체제**
> **7. 개호의 내용**
>   수분과 영양, 청결, 고통의 완화, 가족의 대응, 사망 시의 원조, 그리프(슬픔) 케어
> **8. 직원 교육**
>   개호의 이념과 이해, 사생관, 신체 변화, 급변시의 대응, 가족의 원조법
> **9. 본인, 가족 지원**
>   가족과 긴밀한 연락, 사후의 가족 지원(장례식, 유류품, 짐 정리 등)

있음), 의사의 대응(사망 시 부재)에 대해서 이용자나 그 가족에게 알리고, 고지된 동의가 제대로 이루어지고 있는 시설이 많다.

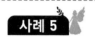

암 말기를 지켜봄

Y·M씨(89세, 남성)는 2년 전에 입소했다. 폐암 수술 뒤 1년간 병원에서의 요양후 본인의 강력한 희망에 따라 입소했다. "특별양호노인홈에서의 생활이 자신의 의지와 염원이 이루어지길 바란다", "상태가 악화된다면 가능한 통증은 없었으면 한다. 위관 설치와 링거 등 의료 조치는 일체 필요 없다"라는 바람이 있었다.

처음 1년은 통증 없이 평온한 나날을 보냈다. 때때로 가족과 외출해서 식사를 하거나 음악 등을 들으러 가곤 했다. 아들과 손자가 놀러 오는 것도 즐거웠다. 그러나 반년 전쯤부터 흉수가 쌓이고, 호흡 곤란이 왔다. 병원에서 검사결과, 암성 흉막염과 심부전증이 병발하고 있었으며, 폐에서 암의 전이가 나타났다. 이 사실은 본인에게 가감 없이 전달되었다.

"드디어 왔군요. 최후까지 이곳에서 보내겠습니다. 링거 등은 일체 불필요합니다. 통증이 있으면 마약진통제를 사용하고 최대한 편하게 하세요", "목욕은 최후까지 시키세요", "식사는 먹는 것은 모두 먹이세요. 만일 그 때문에 흡인이 되어도 상관없습니다". 의사, 간호사, 돌보는 여자, 상담원, 가족들 앞에서 차분하게 위의 사안들을 전달했다.

특별양호노인홈 내에 종말기 케어팀을 만들고, 본인의 희망을 최대한 도울 수 있는 사안이 논의되고, 주 1회 모여 검토회를 개최하고, 상황이 긴박하면 매일 회의를 열 것을 결정하고, 전 직원에게 관리 방침을 고지하였다.

마지막 때가 왔다. 관련된 사람들과 가족, 친척이 모인 가운데 고통스러운 표정은 없었고 아들에게 등긁이를 쥐어주고 갔다.

본인의 생각과 염원을 달성하면서 편안한 죽음을 맞이하게 된 사례이다.

사례 6

흡인에 의한 급사

파킨슨씨병으로 입주 중인 K씨(88세 · 여성)는 오래 전부터 가끔 흡인을 보여 식사 메뉴를 조정하고 있었다. 요즘은 컨디션도 좋고, 지팡이로 시설 내를 산책할 수 있는 상태였다. 종말기 케어도 직원들의 컨퍼런스 개최 횟수도 몇 달에 1회로 줄었다.

그러나 촉탁의사로부터 흡인을 주의하라는 지시가 나왔고, 간호사도 나름대로 주의를 하고 있었다.

K씨는 네 명 방에 입원해 있었다. 평소에는 안뜰이 보이는 창을 보고, 침대를 올리고 밖을 내다보고 있었다. 다만, 식사 때에 숨 막히거나 콜록거림이 더러 있으므로, 꼭 식사 때에는 복도 쪽으로 얼굴을 돌려 달라고 말했다. 그럼 복도를 지나는 스태프의 시야에 들어가게 된다. 하지만 계속 전달했지만 "이렇게 하자 이런 시도를"이라고 해도 제대로 하는 것이 쉽지 않는 것이 시설의 단점이다.

어느 날, 개호원들이 달려서 거실로 향했다. "K씨가 뜰을 향한 채 고개를 떨어뜨리고 있는데, 호흡을 하지 않는다고" 알려졌다. 급히 응급소생술을 했지만 다시 살아나지 않았다. 흡인에 의한 질식사였다. 사후에 목 안에서 빵과 야채를 겸자로 끌어내었다.

좀 더 일찍 이변을 눈치챘더라면 하는 아쉬움이 있었다. 하지만 역시 직원간의 연계가 불충분하였다. 스태프의 수도 적고 "흡인의 위험이 있어. 요주의"라는 의사의 말 있었음에도 불구하고, 최근의 K 씨의 상태가 좋아지자 방심하고 있었던 것이다. 앞서 말한 것처럼 특별양호노인홈에는 이용자 100명에 대해서 개호직원이 30명 이상 배치되지만 그 중 간호사는 3명으로, 나머지는 전부 복지 분야의 사람들로 간호사 한명이 쉬면 이용자 100명을 두 사람이 케어 해야 한다.

그것도 한명이 늦게 출근하는 시간대에는 간호사 혼자 이용자 100명을 보살펴야 한다. 그러면 식사 간병도 가지 못하고, 새벽부터 인슐린 주사와 위루에 대한 대응, 비강 영양 준비를 해야 한다. 그것을 상시 10명 정도 분을 아침 1시간 동안에 개호원 혼자 해야 한다. 개호원은 그 동안 식사 보조를 하고 있었다. "거기는 이렇게 주세요"라고 해도 잘 전달되지 않는다. 그것이 이번 급사의 직접 원인이 됐다고 장담은 못하겠지만 이런 수준의 케어가 아직 특별양호노인홈에서는 이루어지고 있는 것이 사실이다.

복지시설에서 죽음을 "복지의 죽음"이라고 미화하는 사람도 있다. 특별양호노인홈 입주 중인 88세의 A씨는 따분하다. "노쇠"의 "말기"로 몰아붙이고, 그저 조용히 지켜볼 뿐이었다. 실제로 진찰을 하면 "노쇠"의 "말기"가 아니라 탈수증이다. 링겔이나 수분을 보급하여 하루 만에 회복되었다.

90세의 B씨는 힘이 없고, 입맛도 없고 따분하다. 미열도 있다. 치매도 악화되었다. 시설 측은 노환으로 인한 말기라고 판단하고 지켜볼 뿐이었다. 진찰했을 때 폐에 잡음이 있고, 호흡 소리가 약해 가슴 엑스레이 사진을 찍으니 폐렴이었다. 항생 물질의 링겔과 수분 보급으로 5일만에 건강하게 되었다.

92세의 C씨는 전날부터 검은 변이 나온다. 식사도 안한다. 시설 측은 인간은 죽기 전은 검은 변이 나오고, 곧 죽을 것으로 판단하고 죽음이 다가왔다고 생각했다. 그러나 진찰을 하니 위궤양의 경력이 있는 소량의 토혈이 보였다. 위 내시경으로 검사하였을 때 위각부에 깊은 위궤양이 있어 출혈이 보였다. 치료로 출혈은 금방 그쳤고, 며칠 내에 C씨는 건강해졌다.

이런 "말기" 지형을 "환영하는 말기", 실제 말은 아니지만 말기로서 파악하고 특별 치료를 하지 않고 경과를 지켜본다. 당연히 며칠 만에 죽는다. 이런 "환영하는 말기"는 특별양호노인홈이나 재택의료 등에서 자주 본다. 의사 중에는 이런 조치는 인명 경시, 인간 존엄에 반한다며 강하게 토로하기도 한다. 그러나 복지 관계자 중에는 비록 탈수로 폐렴을 앓고 있는 것도 그 사람의 운이 다한 것이니 어차피 치료한다 해도 그것은 임시변통일 뿐이라는 사람도 있다. 이러한 죽음을 "환영하는 죽음" 혹은 "복지의 죽음"이라고 말한다. 의료와 복지의 이 논쟁은 1990년대부터 지금까지 계속되고 있다.

06. 고령자를 향한 주택에서의 종말기 케어

일본의 경우 사망자의 사망 장소의 추이를 보면 그림 5에 나타내듯 서비스가 고령자용 주택 등의 고령자 주택에서 죽는 사람은 2030년에는 약 47만 명으로 예상된다.

재택 사망자보다 훨씬 많은 인원이다. 독거와 고령 부부의 가구가 많아지면서 이들 시설을 재택으로 보고 최후를 맞는 것에 대해 실례를 들어 살펴보고자 한다.

이들 복지시설에 포함되는 시설에는 서비스가 제공되는 고령자용 주택과 주택형 유료노인 홈이 있다. 특별양호노인홈 등과 다른 점은, 특별양호노인홈은 이미 개호

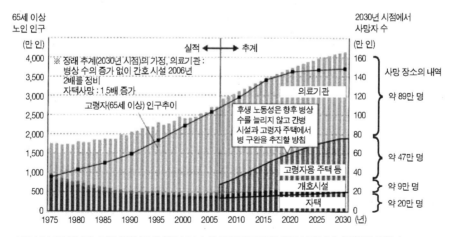

2006년까지의 실적은 후생노동성 "인구 동태 총계", 2007년 이후 추계는 국립사회보장인구문제연구소 "인구 총계 자료집(2006년판)"부터 후생노동성이 추정, 노인 인구에 대해서는 2011년까지는 총무성 "국세조사", 2012년 이후 국립사회보장인구문제연구소 정책의 "장래 추계 인구(2012년 1월 추계)"의 출생 중 정도·사망 중위 가정에 의한 추계 결과를 인용했다.

그림 5. 일본의 사망장소별 사망자 수의 연도별 추이와 장래추계

자, 간호사, 의사 등이 확보되어 식사, 배설, 목욕, 청소 등 포괄적 서비스의 제공이 약속되어 있지만, 이들 복지 시설은 재택요양과 같이 서비스는 개호보험을 이용하고, 외부에서 투입하여 확보한다는 것이다. 그만큼 자유도가 높아 자유와 존엄이 보장되고, 일상생활을 하다 최후를 맞이할 가능성이 크다.

O씨(90세, 여성)

NPO법인 종합케어쉬자루(シ―ザル)는 2001년에 일본 오카야마(岡山)현에서 인증을 받은 비영리(NPO)법인이다. 다양한 재택지원서비스 외에 2005년 6월에는 개호보험 때, 나중에는 오카야마 현에서 첫 주택형 유료양로원을 개설하고 있다. 유료노인홈은 케어를 제공하고, 입소자의 서비스를 시설의 직원이 제공한다. 그래서 시설 외 통소개호(데이 서비스)와 통소재활(데이 케어) 등은 이용할 수 없다. 주택형 유료노인홈은 노인복지법의 기준에 따른 원룸형 맨션을 떠올리면 된다. 재택요양처럼 케어 매니저와 상담하고, 지급한도 내에서 개호보험 서비스를 외부에 넣어 이용할 수 있다.

그러므로 필요한 서비스를 질이 높고 마음에 드는 서비스 사업자에게 요청할 수 있다. 의사나 주치의의 왕진도 가능하다. 외부 통소개호 등의 이용도 받을 수 있다.

쉬자루(シ―ザル)의 처소는 룸이 19개, 두 방이 3개의 작은 홈 등이다. 그러나 룸은 넓이가 27㎡로 모든 방에 버스 화장실, 미니 주방이 있어 생활 장소로 살 수 있다. 식사도 식당 방식으로 사용이 가능하다. 목욕도 부축이 필요하면 요청할 수 있다. 2013년 1월부터 서비스가 고령자용 주택이 되었다.

O씨는 5년 전에 쉬자루(シ―ザル)에 따님과 함께 입주했다. 집에서 치매가 진행되면서 흡인에서 의한 폐렴으로 입원과 퇴원을 반복했던 병원에서 경구 섭취는 무리라고 판단되어 위 절개술을 실시하여 하루 3회 위에 영양제 주입과 배설 간병으로 간

병인 딸의 피로는 절정에 다다랐다. 쉬자루에 입주 후 방문간호사가 주로 하는 연하 훈련 등을 거듭, 2개월 후에는 경구 섭취할 수 있음을 확인하고 위관을 제거했다. 또한 적극적으로 통소개호 서비스나 방문개호(특히, 식사 간병, 배설 부축)도 이용하여 개호자인 딸의 간병 부담을 줄였다. O씨의 식욕은 왕성하여 보조 없이 스스로 섭취할 수 있게 되었다.

그 후 4년간 쉬자루에서 별 문제 없이 지내고 있었지만, 고령에 따라 다리 근력이 저하하여 휠체어에서 침대 와상시간이 많아졌다. 마지막 3개월은 심부전 때문에 침대 안정, 호흡 곤란을 제거하기 위해서 HOT(재택 산소요법)과 미량의 피하 정맥주사만 유지하였다. O씨가 숨을 거둘 때 간병한 딸은 "개호가 충분하다"고 말했다.

모든 주택형 유료노인홈에서 이러한 집에서 요양하는 케어가 있는 것은 아니다. 경영자의 "최후까지 시설에서 지켜보다"라는 이념과 촉탁의·방문간호사의 열의가 있으면 가능하다.

맺음말

"존엄하게 사는 것", "생각과 염원을 달성한다"라는 것에 대해서 몇 가지 사례를 소개하였다. 자기 결정을 소중히 하고, 자기실현을 목표로 하는 모습에 "존엄과 빛" 을 볼 수 있다.

"존엄하고 빛나게 사는" 것은 "삶의 힘"을 준다. 사는 힘은 면역력과 깊은 관계가 있다. 환자나 장애자가 건강과 빛을 되찾을 수 있다면, 서비스하는 측도 지원하는 기쁨과 감동을 받을 수 있다. 고령자나 장애를 가진 사람들을 빛으로 "빛"을 받아 스스로 면역력이 높아지면서 "사는 힘"을 받게 된다. 존엄하게 살 수 있다는 것은 곧 삶의 의지를 높이는 것이다.

CHAPTER **02**

노후에도 건강한 시설에서의 죽음
: 개호노인보건시설의 병구완을 의식한 대응

일본은 현재 65세 이상 고령자가 3,000만 명을 넘어 전 인구에서 차지하는 비중이 24.1%로 저출산고령화 사회에서 초고령사회가 되었다. 또한 치매환자는 300만 명 이상 추정되며, 그 중 65세 이상 고령자가 10%를 차지하는 시대가 왔다. 노인은 복수의 기초 질환과 노화에 의한 신체기능 저하, 치매의 진행 등으로 다양한 치료·개호를 필요로 한다.

그동안 의료는 개별 질환의 완전한 치유와 생명 유지에 집중해 왔다. 전적으로 의료는 의료보험에 의존하고 있어 최근에는 초고령자를 중심으로 한 요양개호 상황의 예방·개선에 의한 QOL 유지·향상 및 죽음의 병구완이 중요시되게 되었다. 그래서 의료보험과 떼어 낸 개호보험제도가 2000년부터 도입됐다. 그러나 초고령자가 기초 질환을 치유하기 위한 지속적인 의료는 당연한 것이며, 또 신체기능 저하, 치매 등에 의한 간병도 필요하다. 그 중에서 의료에 대해서는 급성기를 보냈지만, 개호를 필요로 하는 초고령자에게는 가정에서 개호를 할 수 없는 상태이거나 가족의 개호를 포기하지 않아 재택 복귀를 못하는 노인을 수용시설로 옮기는 개호노인보건시설이 존재한다. 개호노인보건시설의 관리자(시설장)는 반드시 의사가 상주해야 하고, 특별양호노인홈, 특정시설 입주자 생활 개호(간병부 유료 양로원)와는 다르다. 개호노인보건시설은 간호, 의학적 관리 하에 간호 및 기능 훈련, 기타 필요한 의료 및 일상생활상의 시중을 실시함으로써, 입소자가 자립하여 일상생활을 할 수 있도록 도와주고, 그 사람이 주택에서의 생활할 수 있는 것을 목적으로 하고 있다. 그래서 입소자는 시설의 성격상 여러 가지 질환을 가진, 개호를 필요로 하는 자이며, 급성질환의 발병 및 만성질환 급성 악화, 전도 등으로 인한 외상, 갑작스러운 심폐 정지 등의 위험성이 상존하고 있다.

이 장에서는 한 개호노인보건시설에서의 급변 때, 노화에 의한 치매 등의 종말기의 대처상황에 대해 언급하고, 응급 대응을 위한 급성기 의료기관이 본래의 역할을 제대로 수행하기 위해서 의료인을 포함해 사람들이 의학적 불필요(medical futility)와 DNAR(do not attempt resuscitation, 소생거부)의 의식을 갖는 것에 대하여 참고가 되기를 바란다.

01. 구급이송실태

상병자 이송을 전적인 맡고 있던 소방구급대가 현장에서 병원 후송할 때 심폐 정지 환자를 대처해야 하기 때문에 일본은 1991년에 구급구명사법이 공포되고, 이듬해 1992년부터 운용되고 있다.

이는 심폐 정지 환자를 회복시켜 사회복귀율 향상을 목적으로 하고 있다. 그러나 소생하는 환자 수와 사회 복귀하는 환자 수가 늘어난 것 같기는 하지만 사회 복귀율은 많지 않다.

예전에 근무하던 쇼와(昭和)대학 후지가오카 병원 구명구급센터는 요코하마(横浜) 시(인구 약 380만) 수송 인원 대비 65세 이상의 비율은 40% 안팎이었고, 심폐 정지 환자 수송인원에 대한 65세 이상의 비중은 70% 안팎이었다. 정년퇴직 후 일하던 개호노인보건시설이 있는 이바라키현 이시오카 시의 인구는 요코하마 시보다 훨씬 적은 약 8만 명인데, 구급 수송인원 대비 65세 이상의 비율은 역시 40~45%, 심폐 정지 환자 수송인원에 대한 65세 이상 비율도 70~80%로 장소는 달라도 응급 환자의 고령화를 입증하고 있다.

한편, 삼차 응급환자를 받아들이는 제삼차 응급의료시설은 본래 위독한 상병자를 받아들여 사회 복귀를 시키는데 목적이 있다. 최근, 구급의료가 무너지고 있다고 우려되고 있지만, 쇼와대학 후지가오카 병원 응급실 수송 인원 대비 65세 이상의 비중은 40~50%이며, 심폐 정지 환자는 실로 60~77%를 65세 이상이 차지하고 있다. 그리고 여기 심폐 정지 환자의 30%가 고령자 시설에 있기 때문으로, 제휴 병원이 있음에도 불구하고, 고도의 의료에서 구명구급센터로 후송되고 있는 실정이다. 또한 경증 환자의 병원 지향, 구급차 택시를 대신해서 진료, 의료기관의 진료시간 외 진료의 증가로 인해 본래의 응급의료기관의 사명을 완수할 수 없다고 생각하고 있다.

02. 사례 : 시설의 개요

사회복지법인 고와회(康和会)가 운영하는 개호노인보건시설 "로켄구가야마(ろうけんくがやま)"는 2002년 12월 5일 개설된 치매·일반 총 60명의 입소자 또한 통소 35명도 이용할 수 있다. 기능회복 훈련실, 욕실이 갖추어져 있고 가정생활을 할 수 있도록 배려하고 있다. 이 시설에서는 개호도 4, 5의 입소자가 평균 55%, 재택 복귀율이 평균 89%로 재택 강화형 시설이다. 3층 복도에서, 병설기관인 일반 병상 199개의 이차 구급의료시설의 구가야마 병원과 왕래할 수 있도록 되어 있다. 입소자 병상 시설은 의사 부재 시에도 구급차를 부르지 않고, 진료가 가능하며, 본인·가족에게도 안심할 수 있는 시설이다. 밖에 70개의 특별양호 양로원구 가야마원(久我山園)이 대기하고 있다.

03. 사례 : 로켄구가야마(ろうけんくがやま)의 응급대응

"로켄구가야마(ろうけんくがやま)"에는 상시로 60명의 입소자가 있다. 남녀 비는 1:4, 나이는 60~103세, 평균 연령 83세, 평균 개호도 3.5이다. A씨가 이 개호노인보건시설의 시설장을 맡았을 때부터 급변 시에는 시설 내에서 대응하려고 노력했다. 이는 앞에서 전술한 것처럼 응급 대응을 위한 의료시설이 본래의 구급 의료에 전념하지 못하는 것을 우려한 때문이다. 이를 위해서는 의학적 불필요(medical futility)[16]와 DNAR[17]의 대한 생각을 본인이나 가족과 대화하여 무의미한 연명치료를 하지 않겠다는 다짐을 최대한 받고 있다. 물론 상태의 변화가 있을 때는 협의를 거친다. 필자가 부재 시에는 제휴 병원으로서 구가야마병원 의사에게 대응을 부탁하고, 연명조치를 희망하는 입소자 이외에는 쓸데없는 연명조치는 하지 않고, 집에서와 같이 편안하게 죽음에 이르는 병구완을 실천했다.

죽음의 선고는 의사만이 할 수 있는 행위이다. 특별양호노인홈, 개호 유료노인홈에서는 건강관리 의사를 필요로 하지만 상근은 필요로 하지 않아 병구완을 할 수 없다.

치매 합병 비율은 입소자의 절반 이상을 차지하며, 고령화를 반영하는 당뇨병의 합병도 1/3, 또 위가 절개술된 자, 인공항문절개술이 시행되었던 사람도 있고, 사인은 폐렴, 노쇠 때문이었다. 시설의 성격상 어쩔 수 없지만 평균 연령이 높은 치매가 있고, 당뇨병을 합병하고 있는 사람이 많아 나이에 상응하는 건강한 노인은 한명도 없었다. 종말기의 고령자의 최선의 의료 및 케어는 반드시 최신·고도의 의료 관리 기술의 모든 것을 쓰는 것을 뜻하는 것도 아니고, 고령의 입소자 특성을 배려한 적절한 의료 및 남은 기간 동안 "생명의 질"(QOL)을 염두에 두고, 존엄성 있는 죽음을 지켜보는 것이 가장 중요하다고 생각되었다.

---

16) Guidelines for cardiopulmonary resuscitation and emergency cardiac care. Emergency Cardiac Care Committee and Subcommittees, American Heart Association. Part V. Ethical considerations in resuscitation, JAMA 268 : 2282-2288, 1992.

17) A Standards for cardiopulmonary resuscitation (CPR) and emergency cardiac care (ECC), V, Medicolegal considerations and recommendations, JAMA 227 (Suppl) : 864-868, 1974.

04. 의학적 불필요(Medical futility)와 DNAR(소생거부)

사람이 세상에 태어나서 유일하게 정해진 운명은 반드시 죽는다는 것이다. 즉, 죽음을 짊어지고 살아가고 있다는 자각이 필요하다.

죽음에 이르는 과정에서는 성숙기 이후 신체의 여러 가지 기능이 서서히 사라지는 노화가 반드시 찾아온다. 노화는 생물이면 예외 없이 진행되고, 자기 자신에게 해로운 영향을 준다. 종래 일본에서 죽음은 심장마비, 호흡 정지, 동공산대라고 하는 죽음의 세 징후로 진단되었다. 이는 이론이 아니라 그 뒤 생기는 시반, 사후 경직, 저체온 등의 신체적 변화를 허용하는데 따라 관습적으로 받아들여져 왔다. 그러나 1997년 6월 17일 "장기 이식에 관한 법률"이 성립된 후 이식을 위한 뇌사, 임상진료를 위한 뇌사, 기존의 심장사와 3개의 죽음이 존재하게 되고, 죽음의 형태도, 정의도 변화하고, 의료 현장도 복잡해지고 있다.

삶과 죽음 사이에서 의료 종사자, 가족은 심폐소생술 행위를 하는 것이 환자 때문인지에 의문을 가지는 경우가 적지 않다. 1974년에 "죽음이 예측 밖이 아닌 비가역성 질병의 말기 상태에 심폐소생의 적응은 없다"라는 DNAR의 개념이 발표되었다.

DNAR 지시의 정의는 어떠한 치료에도 반응하지 않는 진행성 병변에서 불치, 말기에서 죽음이 눈앞에 두고 있는 환자가 심장마비에 빠졌을 때 심폐소생술을 하지 말라는 것을 미리 알리는 것이다. 이런 환자가 소생을 하면 심장박동의 재개 가능성은 있지만 의미 있는 삶을 영위하는 것이 어렵기에 의미 없는 목숨의 연명은 하지 않고 편안한 죽음을 맞는다는 것이다. 본래는 암 말기, 만성질환의 말기 환자, 식물 상태, 뇌사 상태에서 입원 중에 발생하는 개념이다.

개호노인보건시설에서는 치매로 일상생활 자립도가 낮은 사람도 많다. 또한 고혈압, 뇌출혈 후유증, 뇌경색 후유증, 파킨슨 관련 질환 등 다수의 질병을 가지고 있는 특징이 있다. 그러나 질병을 가지고 있지 않아도 생물로서 노화가 되면 신체 기능이 상실되고 노쇠라는 형태로 죽음에 이른다. DNAR 지시의 기본에 있는 것은 환자·가족의 입장에서는 의미 없는 삶의 유지 중단과 의료 쪽에서는 "의학적 불필요(medical futility)"이다. DNAR는 환자 측에게는 죽음의 선고로 의료에서 소생의 의의를 확정하는 것이다, 입장 차이에 따라 반응은 다르지만, 공통의 장으로 의학적인 소생 한계를 명확히 하는 것이 중요하다.

이 의학적인 소생 한계는 의료기술의 진보와 함께 확대하고, 시대와 함께 변화하고 있다. 현재의 의료기술은 인공적으로 심폐 보조도 가능하고 의식 회복 가능성을 남기고 있는 환자도 존재하고, 심장이 정지했을 때가 죽음이 아니고 때로는 뇌 기능의 회복 가능성의 유무에서 생사를 결정할 수밖에 없는 시대이다. 즉, 의사가 죽음을 판단했을 때가 사람의 죽음이라는 것이다.

바탕이 되는 것이 "의학적 불필요(medical futility)"의 생각이다. 이는 BLS(basic life support, 기본소생술), ALS(advanced life support, 고급소생술)을 해도 순환, 호흡이 회복되지 않고, 최대한의 치료에도 불구하고, 환자의 생명기능이 악화되는 생리적 이익이 없어 CPR(cardiopulmonary resuscitation, 심폐소생술) 후의 생존가능성이 없는 등의 3항목을 만족하면 DNAR의 선택이 허용된다.

앞에서 말했듯이 개호노인보건시설에서는 노인 치매나 고혈압, 당뇨병, 유지 투석을 받고 있는 자로 노화가 겹치면서 결국 죽음에 이르다 것은 충분히 예측된다. 그러나 시설에 입소하는 노인의 종말기에 대한 판단은 이미 언급했듯이 가지고 있는 질환의 악화와 연령에 의한 쇠약도 가세하면서 회복이 어렵게 된다. 입소시, 입소 후의 상태 변화에 대응하면서 가족과 입소자 본인에 "의학적 불필요(medical futility)", "DNAR"에 대해서 충분히 설명하고 양해를 얻어 연명조치를 할 것인지 확인하는 것은 앞으로 더욱 중요해질 것이다.

인공적 수분·식이법에는 중심정맥 영양법이나 경비경관 영양법, 위 영양법이 있고 요즘은 위를 경피적 내시경적으로 쉽게 절개술이 가능하며, 절개술 증가의 배경으로는 성과급부터 포괄지불에 대한 진료보수제도 변경, 짧은 재원일수에 퇴원시켜야 한다는 급성기 병원 사정, 내시경 위 성형술(percutaneous endoscopic gastrostomy: PEG)의 보험 점수 상승 등 병원의 경제성 논리에 의해 만들어지는 측면이 있다. 이는 환자의 생존기간 연장에 기여하는 혜택이 있는 반면, 적응의 판단이 적절하게 이루어지지 않은 폐해를 동시에 가진다. 확실히 경구 섭취가 곤란한 환자에게 이 영양법은 중심정맥영양법이나 경비경관의 양자법보다 생존기간의 연장 효과가 높은 것으로 보고되고 있으나 흡인성 폐렴에 대한 예방 효과는 증명되지 않았고, 의식 회복 가망이 없는 위독한 장애환자에서 늘어난 생존기간을 어떻게 볼 것인지 검토가 필요하다.

생존했다는 점에서 의미가 있다고 생각하는지, 이런 상태에서의 생존은 인생에게 의미가 없다고 생각하는지, 어쨌든 본인과 가족의 생사관·가치관에 의해야 결정되지만 숙고해야 하는 문제이다. 이 혼란의 배경에는 의학적 타당성이 명확하지 않은 것이 있다. 그 타당성의 기준이 되는 "종말기의 생은 무엇인가"라는 공통 인식이 형성되고 있지 않기 때문이다. 그런 가운데 일본 노년의학회가 "고령자의 종말기의 의료 및 관리"에 관한 "입장 표명"을 공표하고, 위 등의 경관 영양이나 기관 절개, 인공호흡기 장착에 대해서 환자 본인의 존엄을 침해하거나 고통을 오래 가게 하는 원인이 되는 경우, 복수의 의료인과 환자, 가족과 대화하여 시작한 영양분의 감량, 중단도 임상현장에서의 선택 사항이 되어야 한다고 천명했다[18]. 이후 현장의 의료·개호·복지 종사자가 환자·가족과 카페를 통해서 인공적 수분·식이 법의 적절한 운용을 할 수 있도록 논의가 이루어지게 되었다.

최근 지켜본 92세의 여성은 경구 섭취가 저하되어 이야기를 했는데 "사람은 태어날 때부터 평생에 먹는 쌀의 양이 정해져 있다. 이제 먹는 것이 다 된 거야"라고 하며, 위 절개술도, 링거도 거부하여 가족이 동의한 1주일 후에 편안히 숨을 거두었다.

이 생각은 개호노인보건시설뿐만이 아니라, 일반 가정에서도 어디서나 통용될 것이다. 각자가 의미있는 삶과 죽음에 진지하게 마주하며, 자신에게 가장 적합한 삶과 죽음을 생각하는 것은 본인, 가족 때문이며, 의료 자원을 효율적으로 배분하고, 의사 부족, 의료 붕괴, 의료비 억제 정책을 위한 후기 고령자 제도에 대한 유효한 수단을 모색하고 있다. 지금이 이러한 논의를 해야 할 시기이다.

---

18) 日本老年医学会:「高齢者の終末期の医療およびケア」に関する老年医学会の「立場表明」 2012, 日老医誌49 : 381-386, 2012.

정 리

> 사람은 이 세상에 태어나면 반드시 죽는다. 그러나 우리는 죽음에 대해서 생각하고 말하기를 터부시해 왔다. 죽음은 극히 자연스러운 일로, "스스로(저절로)"라는 인식이 필요하다. 그 인식하는 "스스로(저절로)"라는 존재도 인식하는 것이 중요하고, 살아있는 동안은 무의미하게 사는 것이 아니라 의미 있는 삶을 다하면 죽음을 의미 있는 것으로 받아들일 수 있다.

맺음말

터미널 기간을 어디서 지낼 것인지는 스스로의 결정에 따른 것이 가장 바람직하다고 생각한다. 재택이든 병원 시설이든 자신의 생을 마무리하는데 적절한 장소를 결정하는 것은 너무나도 중요한 일이다.

가능하면 그동안의 생활의 연장선상에 죽음은 맞이하는 것이 바람직하다. 생활에서 분리되어 "특별히 죽는 장소"에서의 죽음은 지금까지의 관계된 삶과 사람들과의 관계를 잃어버려 더욱 더 쓸쓸한 죽음을 맞게 된다는 것을 의미한다.

그런 의미에서 호스피스에서 죽음은 죽음의 자풀이가 될 수 있다. 오랜 세월 같이 생활한 가족 친구 곁을 떠나, 케어에 연루된 의사, 간호사나 홈 헬퍼와만 마주치며 호스피스라는 좁은 공간 안에서의 생활을 겪게 된다.

비록 그 시설 안에서 훌륭한 케어가 진행되었다 하더라도 정든 사회 속에서 그 사람다움을 발휘하고, 자기실현을 할 수 있는 기회를 보장하는 것이 인간다운 삶이다. 오히려 호스피스를 장소로 파악하는 것이 아니라, 사랑의 정신으로 보고, 그 이념이나 지지 방식이 재택도 병원에서도 실현 가능하면, 그것이 자연스러운 방식일 수 있다는 것이다.

또 자기 결정을 하는 판단 근거가 정보의 개시, 고지된 동의 형식으로 정확하게 제공되지 않는다면 진짜 자기결정이 아닌 유도된 자기 결정, 무지의 자기 결정이 될 수 있다.

암 말기의 독거노인이 복수나 통증이 있는데 입원을 계속 거부하고 있다. 방문 간호 등 모두 의료를 거부하고 홈 헬퍼만이 식사, 청소 등 생활 지원을 하였다. 홈 헬퍼의 애기로는 아내가 암으로 몇 년 전에 작고했는데 그 때 병원에서의 의료의 상태가 너무 비인간적이어서 자신도 저런 꼴을 당하기 싫어 고통스럽더라도 집에서 살던 대로 열심히 살다가 가겠다는 것이었다.

최근 의료정보를 입수한 홈 헬퍼는 본인의 희망을 존중하는 치료를 한다. 통증을 줄여주고 편하게 의료만 해주는 병원도 있다는 것을 알기 쉽게 설명하여 본인이 이해하고 입원했다고 한다. 입원함으로써 고통이 줄어들고 본인의 희망대로 다시 자택 요양을 시작하더니 지금은 왕진, 방문개호 등의 의료 서비스도 받고, 안락한 생활의 나날을 보내고 있다.

재택·시설에 불구하고, 서비스를 제공하는 사람은 관련 직종과 자주 연락을 취하고, 최신의 지식과 정보를 가질 수 있도록 학습이 필요하다. 그것은 개호·개호 기술은 당연하며, 의료·복지의 지식, 복지 기기, 주택 개선 정보 등 다양하다.

종말기 케어는 의료 관계의 사람들이 관련되어 있다. 종말기 케어는 본인, 가족들이 보건 측면, 의료 측면, 복지 측면, 정신적, 경제적 환경 측면, 방재 측면 등 폭넓은 지원을 하기 위해 케어 팀을 만들어 지원하는 것이 바람직하다는 것이 종말기 케어의 조건이다.

정리 역할(커뮤니티 소셜 워커)을 누가 하려는가? 개호보험의 케어 매니저거나 방문 간호사나 홈 헬퍼인지, 주치의 일지는 지역의 특수성에 의해서 다르기는 하지만 이용자 본인과 그 가족을 잘 이해해서 "생각"이나 "소원"등의 요구를 정확히 포착하고, 그것을 구체화하고, 때로는 이를 정책화할 수 있는 사람이 아니면 커뮤니티 소셜 워커는 할 수 없다.

앞으로 종말기 케어에 관한 과제는 많이 남아 있다. 죽는 장소가 없어질 수 있는 큰 문제도 발생할 수 있다. 의료보험제도 개혁 등으로 병원 장기입원은 갈수록 어려워지고 있다.

　종말기를 어디서 맞을지는 스스로 결정하지만, 바람직한 케어를 선택할 수 있다면 그보다 좋은 일은 없다. 그러나 최후가 비참해지면 지금까지의 인생 자체도 부정될 수 있다. 의료·복지에서 터미널 서비스를 의료복지 시스템으로 확실히 자리 매김함과 동시에, 지역 안에 종말기 케어를 제공하는 지역의 복지의 힘이 강화되기를 바란다.

　개호보험에 의한 서비스를 포함해도 현재의 지원 체제에서는 바람직한 종말기 케어를 맞는 것은 재택이든 시설·병원이든 어렵다고 해도 과언이 아니다. 의료·복지 관계자만 아니라 모든 사람들이 자신의 죽음에 대해서 생각하고 행동하는 것이 바람직한 종말기 케어가 실천되는 최선의 지름길이 될 수 있다.

죽음에서의 의료에 대한 기대와 희망

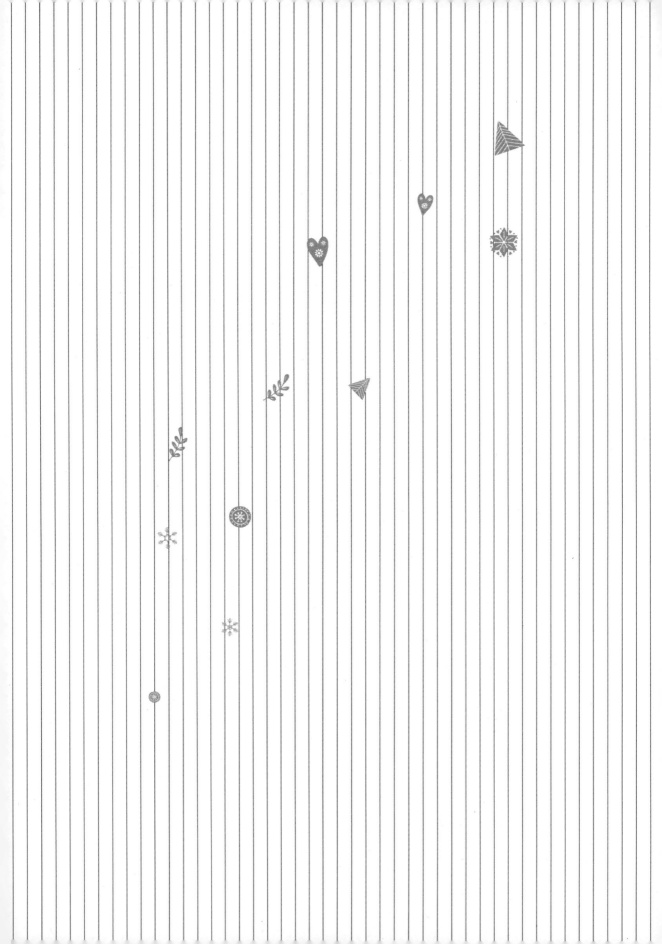

01. 의사로서 죽음을 생각하는

의사라고 하면 살아있는 사람을 진찰하거나 치료할 일을 떠올리겠지만, 경찰관과 함께 "검시"라는 업무에 종사하기도 한다. 의사라면 누구나 검시를 할 수 있지만 일본에서 검찰의(檢察醫) 제도가 있는 4개 도시(도쿄도 23구, 요코하마시, 오사카시, 코베시)를 제외한 많은 자치단체에서는 경찰 의사 또는 경찰 협력의사라고 말하며 의사가 그 업무에 종사하고 있다.

검찰의사(檢察醫)의 경험사례를 아래에서 소개하였다.

1981년 초부터 성형외과 개업의로서 일상 진료를 하는 한편, 경찰 의사로서 경찰서의 의뢰를 받고, 시체를 검시하는 삶과 죽음에 마주보고 해왔다. 의뢰하는 것은 사인이 불명인 "변사체", "이상 시체"에서 살인 사건 등의 사건과 불의의 사고에 연루되거나 스스로 목숨을 끊은 가능성이 있는 시신뿐이다. 현장으로 급행하고, 시신을 눈으로 보고 판단한 소견에서 사인을 판단하고, 경찰이 사건성 여부 등을 판단하는데 협력하는 것이 경찰 의사의 일이다.

통상의 "죽음"에서는 가족이나 의사, 복지시설의 직원 등 누군가가 지켜주고 떠나지만, 변사체의 경우, 마지막에 그 사람을 보는 것은 경찰 의사이다. 그는 그동안의 32년간 4,200구 이상의 시신을 검시했었다. 많은 죽음을 언급하면서 많은 인생을 알고, 곰곰이 "죽음은 삶의 집대성", "사람은 살아온 것처럼 죽는다"는 것을 느끼게 되었다.

어느 날, 후쿠오카 시내 한 경찰서에서 검시의 의뢰가 들어왔다. 수사 차량을 타고 간곳은 초라한 아파트로 작은 책장과 먼지를 뒤집어쓴 골프 백이 눈에 띈 4장 반짜리 방에서 60대 남성이 커튼 레일에 묶은 밧줄로 목을 매고 있었다. 발밑에는 남성의 형에게 보낸 유서가 있는 자살이었다. 유서에는 이렇게 쓰여 있었다.

"지금까지 고마웠어. 돈에 대한 어리석음은 죄송하다. 그리고 10개월 기다리면 연금이 들어올 것이나 그동안 남에게 폐를 끼치고 빚을 더 내고 사는 것은 견딜 수 없다. 민생 위원은 생활보호를 권하지만 그것도 나는 못하겠다. 지금까지 아파트의 주민, 인근 편의점의 젊은 점원, 공원에서 만난 사람 등에게 돈을 빌려 썼다. 갚아야 할 사람의 이름을 메모하니 갚아 주면 좋겠다. 끝까지 빚 때문에 죄송하다. 저승에 간다면 인생을 다시 시작하겠다."

어느 시골의 숲 속에서 나무에 밧줄을 매어 자살한 고령 남성은 가방 속에 이런 유서를 남기고 있었다. "괴로웠던 것만이 있었던 것은 아니었다. 즐거운 일도 있었던 자업자득의 삶이었다." 동아리에서 돌아온 중학생이 편의점의 주차장에서 인스턴트 라면을 먹고 있다. 나도 마지막으로 따뜻한 것을 먹고 싶었다." 인근 파출소 경찰관의 이야기는 1년 전부터 텐트 생활을 한 노숙인이었다.

이런 검시도 있었다. 모르타르 구조의 아파트로 달려갔는데, 역시 스스로 목숨을 끊은 것이다. 처음에는 외모로 보았을 때 30세 전후의 여성으로 짐작되었는데, 검시한 즈음, 남성으로 판명되었다. 외국에 성 전환 수술을 받고 온 것 같다. 유서가 있었다. "비로소 여성이 되었다. 저의 꿈이 이루어졌다. 어머니, 모두 오늘까지 정말 고마웠어."

실제, 검시한 것 중에서 가장 많은 사인은 자살이다. 상술한 바와 같은 사정으로 죽음을 택하는 사람이 있는가? 실연과 취업 활동의 실패로 자살한 대학생과 교제 상대의 부모가 결혼을 반대한다고 자살한 임산부도 있었다. 생활고 등의 이유가 많았던 옛날과 비교하면, 최근엔 너무나 쉽게 죽음을 선택하는 젊은이가 많다고 느낀다.

한편, 노쇠 등 온화한 죽음을 검시한 경우도 있었다.

93세 독거 남성 집에 해외에서 생활하는 아들 부부가 십여 년 만에 귀국하여 방문하게 되었다. 가족들은 오랜만의 재회를 기뻐하며 다음 날은 유원지로 외출해 아들이 아버지를 안내하기로 하였다. "옛날에는 내가 데려갔는데, 이번에는 네가 나를 데리고 간다"고 하며 남자는 잠자리에 들었다. 다음날 아침, 아들이 깨우러 갔을 때 남자는 편안한 표정으로 잠들어 숨져 있었다.

80대 독신 여성 집에도 오랜만에 딸 부부가 손자를 데리고 왔다. "오늘 밤은 어머니가 좋아하는 음식을 만들 거예요." 반갑게 고개를 끄덕인 여자는 딸들이 요리를 마치고 부를 때 처마 끝의 흔들의자에서 보던 책을 무릎에 둔 채 조용히 숨을 거두었다.

이상은 지금껏 기억에 남는 검시 사례를 소개했다. 자살하고, 살인하고, 노쇠한 시신을 만나면 생전의 삶이 전해지면서 "오늘까지 수고하셨습니다", "천국까지 바래다 줄게요" 등 이상하게도 그런 기분이 든다. 최대한 정확한 사인을 상정하고, 검안서를 작성하고, 생전의 모습을 가족에게 묻고, 유서를 보며, 최대한 편안하게 저승에 보낼 수 있도록 노력해야 한다. 검시는 인간이 받는 마지막 의료라고 생각하기 때문이다.

하지만 동일본 대지진에서는, 지금까지의 검시와 전혀 다른 경험을 했다. 지진이 일어난 2011년 3월 후쿠오카시 의사회 검시팀의 반장으로서 동행한 의사들과 함께 2일간 미야기현 나토리시의 학교 체육관에서 88구의 시신을 검시했다. 탁구대를 침대로 급조한 검시대 4대에 차례로 많은 시신이 등장했다. 대부분이 익사였다. 기저귀 차림의 유아와 무전기를 든 소방대원 등, 갑자기 인생이 불합리하게 단절된 죽음이 넘쳐났다. "살고 싶었던……". 그런 억울함이 전해지면서 "가엾어라"라는 마음이 북받쳤다.

게다가 많은 시신은 신원을 확인하지 못해 유족에게 연락하지 못했다. 생전의 이야기를 듣지 못한다는 이유로 지금까지의 검시에서 사망자의 삶을 생각하면서 영혼을 배출하는 마음으로 지치는 일은 별로 없었지만, 이때는 정신적으로 기진맥진했다.

이처럼 수많은 죽음을 만나왔지만, 어느 고령 여성의 죽음은 일본의 복지 제도를 깊이 생각하게 만드는 계기가 되었다. 이후 나는 양로원을 개설하게 되었다.

30년 이상 개업하고 있는 성형외과의원에 80대 여성이 대퇴골 골절로 입원을 했다. 수술하고 6주 후에 완치했지만, 좀처럼 돌아가고 싶어 하지 않아 했다. 병상이 여유가 없어 입원을 앞둔 다른 환자에게 불편을 끼치게 되어 아들에게 퇴원을 요청했다. 여성은 일단 퇴원했는데 다음날 행방불명되었다. 경찰에 수사 의뢰를 하였는데 2일 후, 후쿠오카시의 외딴 섬 앞바다에서 익사체로 발견되었다. 자살이었다.

그 뒤 간호사로부터 들은 얘기로는 집에 있던 여성의 방은 손자 방이 되어 있고 아들이 아내와 사이가 좋지 않아 떨어져 지내고 있었다고 한다. 여성이 입원했던 병상의 베개 아래에서 유서가 발견되었다. "원장 선생님은 퇴원하라고 하지만, 저는 돌아갈 곳이 없습니다. 저는 바다를 좋아해 바다가 보이는 장소에 가려고 합니다." 이 편지는 나의 인생을 바꿔놓았다. 고령화가 진행되어 현재 일본의 가정환경이나 주택 사정을 감안하면 향후도 같은 일이 반복될 것 같았다.

그런 즈음 양로원에서 촉탁의사를 하던 지인이 몸살이 와서 진료를 대신하게 되었다. 방문지에서 본 것은 집에서 또래의 이용자와 담소하면서 마음 편히 지내는 입주 노인들의 모습이었다. "퇴원해도 돌아갈 곳 없는 사람들의 자리를 만들자." 1995년 필자는 후쿠오카시 니시구에 특별양호노인홈을 개설했다.

양로원을 운영하며 죽음에 대한 생각을 많이 하게 되었다. 최근 논의되고 있는 존엄사의 문제이다.

"위루"라는 조치가 있다. 자신의 힘으로 음식을 삼킬 수 없게 된 환자의 위에 구멍을 뚫고, 관을 통하여 직접 음식을 붓고, 영양을 섭취하는 의료이다. 환자는 와병 생활 상태나 치매의 경우가 대부분이다. 즉, 스스로 의사 표시를 할 수 없어 가족의 요청으로 처리되는 경우가 많다.

가족의 입장에서 사랑하는 부모가 조금이라도 오래 살기를 원하는 것은 자연스러운 일이라고 생각한다. 그러나 몸은 수명이 다 되어 끝을 원하는데 죽을 수 없는 상황을 의료가 만들어 내는 것에 커다란 위화감을 가지게 되었다. 자신의 의사로 살지 않고, 기계에 의해서 조금이라도 길게 "살린다"라는 조치, 이것이 과연 바람직한 일이고 행복한 일인가?

기존 의료의 명제는 치료, 구명이다. 그러나 지나친 구명은 오히려 구차한 연명으로 이어질 수 있다. 극단적인 예이지만, 와병 생활의 노인이 다리를 골절 당했다고 가정해 본다.

기존 의료정책은 수술을 해서라도 해서 뼈를 복구할 것이다. 한편, 깁스만 하는 보존적 의료라는 선택 사항도 있다. 이는 경제적 부담의 경감이라는 관점에서 제시돼야 한다고 생각한다. 인생의 종말기를 맞은 사람에 대한 의료방식이 초고령화를 맞은 일본에 필요하게 되었다고 생각한다.

이제 구급의료라면 구명구급의, 닥터헬기, AED 등의 말과 함께 일본인에게 익숙한 것이다.

구급의 현장은 소방구급대원과 구명구급전문의 등의 노력으로 많은 목숨을 구하고 있다. 외국에서는 치명적인 병이 일본에서는 구조되고 있다고 해도 과언이 아니다. 그만큼 일본의 구급의료는 뛰어나다.

그리고 한시 한초를 다투는 그 현장에도 상병자 개인의 의사를 반영할 수 없을까라고 생각할 수 있다.

예를 들면, 예진이라는 기술이다. 예진은 상병자의 중증도에 따라서 치료의 우선순위를 정하는 작업에서 판단기준은 순수하게 의학적 근거에 의해서 행해진다. 하지만 나는 상병자가 여러 상황을 고려한 결과 이끌어 냈다. "나보다 다른 사람의 치료를 우선하고 싶다"라는 호의적이고, 진취적인 의사가 있으면 "사람을 구하고 싶다"라는 구명구급 의사의 생각에 따라 충족시킬 수 있지 않을까 생각한다.

구명구급 의사는 오로지 사람의 목숨을 살린다. 남녀노소, 그 병자의 죽음에 대한 생각, 수명 등 그 생명의 장래에 관계없이 목숨을 살린다. 의사로서 "도울 수 있어 정말 다행"이라고 생각하고 싶은 게 틀림없다. 붕괴와 같은 현장에서는 매우 어렵지만 기계적인 작업이 아니라 사람의 마음을 가함으로써 보다 의미 있는 "의료"를 할 수 있지 않을까 생각한다.

그러기 위해서는 우리 개개인이 죽음과 마주 볼 필요성이 있다.

"사람은 모두 죽는다"는 것은 누구나 알고 있지만, 죽음에 대해서 생각할 기회는 적다. "퀄리티·오브·라이프"라는 말이 있다. "삶의 질"을 뜻하는데, 그렇다면 "퀄리티·오브·데스", "최후의 질"도 있어야 마땅하다고 생각한다. 성인식을 맞은 젊은이들이 앞날을 생각하듯이 고령자도 환갑 등의 고비에 인생의 종국을 생각해야 하지 않을까? 어떻게 살아가고 싶은 것을 제시하듯이 어떻게 죽어가고 싶은 것에 대해 의사 표시를 할 수 없어지기 전에 확인하는 것이 필요하다.

"행복한 삶이었다", "만족한 삶이었다"라는 말은 사람이 최후를 생각할 때 자주 사용한다.

"그럼 행복한 죽음, 만족스러운 죽음은 무엇인가?"라고 필자는 생각했다. 자신의 최후를 생각한다. 많은 "죽음을 진찰해 왔다"로서, 그 대답으로 내려놓고 입고해야 도움이 된다고 느끼고 있는 것이다.

02. 간호사로서 죽음을 지키는 : 지켜보는 여유

아래는 어떤 한 간호사의 이야기이다.

82세의 아버지의 최후는 여동생과 몇 번이나 시뮬레이션한 최후와 전혀 달랐다. 내가 간호학교 일학년생일 때 51세의 한창 나이에 아버지는 뇌출혈로 쓰러진 뒤 의식 불명으로 4일을 넘겼지만, 후유증으로 언어 장애와 손 기능 장애가 남았다. 여동생이 결혼하게 되자 아버지는 나와 함께 살게 되었다. 지역의 병원에서 간호사로서의 경험을 쌓고 있었던 나는 어차피 아버지가 밟을 나이에 따른 요개호 상태, 그리고 재택의 병구완을 어떻게 하면 좋을지 생각했다.

그러나 재택의 병구완을 맡아 주는 주치의를 자택 근처에서 구하지 못해, 재택의 병구완은 단념해야 했다. 물론 아버지에게 할 수 있는 것은 다했다. 그래서 "부모에게 더 잘해드렸으면, 더 효도했으면"이란 후회의 마음은 숨진 직후에도 현재도 없다. 그래도 마음은 남아 있다.

(1) 아버지와 동거

동거에 익숙해졌을 무렵, 아버지의 마음이 궁금했다. "지금은 어떠신지? 최후는 어떻게 하고 싶은지?", "적극적으로 치료하기를 원하는지?" 아버지가 잠시 생각에 잠기더니 "여기가 좋다, 여기가 좋다", "먹을 수 없게 된다면? 의식이 없어지면?" 다양한 장면을 상상하며 아버지가 정말 이해하고 있는지 몇 번이나 아버지에게 확인을 했다. 의료·복지 관계자인 딸로서 아버지의 희망의 대변자가 되었다.

(2) 마지막 집 만들기

아버지가 75세를 지났을 무렵 아버지가 자립하기 쉬운 환경과 서비스 제공자들이 출입하기 쉽도록 집을 신축했다. "누워서 방문 간호를 받고, 방문 리허설을 부탁하면 좋겠고…" 라고 생각하고 통소 서비스에서 방문형 서비스로 전환하고, 최후는 집에서 지키리라 마음먹었다.

그러나 치매 증상이 출현하면서 그토록 평온했던 아버지의 미소는 사라졌다. 갑자기 화를 내거나 무엇을 해도 들어주지 않는 등 간병의 수고는 상상 이상이었다. 막말을 하기 때문에 동생에게 전화로 달래려고 하자마자 수화기를 내던진 적도 있었다. 개호보험 한도액으로는 안 되어 많은 서비스를 이용해야 하고, 일과의 양립은 불가능했다. 간호사라는 직업상 남의 눈이 신경이 쓰였지만, 이상적인 개호자가 되지 않아도 좋겠다고 생각하게 되었다.

(3) 집은 무리라서 시설에서 병구완을

요개호 4의 시점에서 시설 입소를 할 수 있었다. 말하는 것은 어려웠지만, 손가락 1개가 장녀, 손가락 2개는 여동생, 그런 의사소통은 있었다. 면회 시에 "나는 누구?"

라고 물으면, 자랑스럽게 손가락을 1개 세워 주었다. 미소를 지으면 내가 반가워서라고 생각했는데, 가지고 간 간식이나 시설의 직원과 함께 웃는 나날들이었다.

(4) 시설에서 구급차로 병원에

2010년 3월 어느 날 아침 식사를 못해 구급차를 불렀다는 연락이 왔다. 외래에서 기다리고 있었는데 내시경에서 식빵 덩어리가 있다는 것이었다. 입소 시에 시설에서 잘 지켜봐 달라는 요청을 시설 관리자에게 전달하고 2일 후에는 시설로 돌아갔다. 2일 후는 아버지의 생일이었다. 축하 케이크를 들고 면회를 갔다. 언제나처럼 "아" 목소리를 내고, 미소로 맞아 주고 케이크도 전량 섭취하고, 특별한 문제가 없다고 생각했다.

그런데 다음날 아침, 시설로부터 다시 구급 이송된 아버지는 뇌경색의 재발로, 의식이 소실되고 있었다. "다음에 무슨 일 생기면 연령적으로도 치명적인 것이라고 생각되므로…"라고 전제하고 시설의 직원과 이야기를 하고 있었다.

(5) 시설에서 최후를 맞이하려 하고

다시 입원하고 1주일 만에 주치의의 설명이 있었다. 입으로 못 먹는 이상 위의 절개술이 필요하다는 것이었다. 시설의 방을 비우고 기다려 받을 수 있는 것은 3개월이 한계라고 생각하고 있었다. 한시라도 빨리 시설에 돌아가지 않으면, 기다리고 있는 다음 사람에게 양보하지 않으면 안 되기 때문에 동생과 이야기를 하고 마음을 진정시켰다. 납득할 수는 없지만 위루 설치에 동의했다.

병원으로 이송되었을 때 그대로 가면 아버지는 행복했다고 진심으로 그렇게 생각했다. 생일에 케이크를 먹고, 저녁도 평소처럼 먹었으니 다음 날 눈을 뜨지 못하더라도 아버지답고 행복한 최후가 아니었을까? 그 생각은 마음대로 되지 않는 현실과 마주 할 때마다 나를 괴롭혔다. 구급차로 병원에 이송되지 못하면 다른 것이 전개가 된 것은 아닌지 매일 퇴근 후에 아버지의 얼굴을 보면서 자문자답을 하고 있었다.

필자와 여동생은 치매 아버지의 문제 행동을 웃음으로 바꾸어 표현했다. 어려운 상황이기 때문에 둘은 유머가 필요했다. 아버지의 기이한 행동도 웃음거리로 생각하면 어떻게 여동생을 웃게 할지 생각하며, 아버지에 대해서도 마음의 여유가 생기게 되었다. 그렇게 긴 개호생활을 넘겼지만 입원한 후 하루하루가 달랐다.

웃음을 애써서 찾지 않는다고 분노가 폭발할 것 같았다. 방에서 대화할 수 없는 아버지와 둘이 있는 시간은 길게 느껴졌다.

아무것도 하지 않고 있으면 몇 번이나 시뮬레이션한 아버지 임종과는 너무 다른 현실에 화가 나서 어쩔 줄을 몰랐다. 결국 마음이 가라앉을 때는 개인 환경을 갖추는 것, 그리고 아버지의 신체 관리였다. 아버지에 대해서 피부 관리를 철저히 하기로 했다. 화장을 지우고, 시트로 얼굴, 귀, 머리를 닦고, 안약을 넣어 눈을 깨끗이 하고, 코나 구강 내 관리도 했다. 그리고 아버지에게는 과분이 없는 바디 로션으로 사지를 마사지하는 것이 일과가 됐다. 매일 관리를 함으로써 방에는 좋은 향기가 퍼졌다. 아버지의 손발은 건강한 시절보다 깨끗하게 되어 갔다.

(6) 시설의 수용이 어려워 병원에서 임종을 맞다

피부 케어와 병행해서 아버지에게 적극적으로 말을 걸었다. 일 이야기, 옛날이야기, 여동생과 조카 상황 등, 때로 여동생의 목소리를 전화로 들려주기도 했다. 아버지의 반응은 없었지만 매일 관찰하고, 때때로 눈을 마주한 것 같기도 했다.

4월 말 위 절개술을 시행하였다. 전기면도기로 면도를 하고 있을 때는 아버지가 협력하는 것 같았다. 쾌락의 자극을 제공하고 싶어서 많은 것을 시험했다. 구강 내를 차로 닦거나, 커피의 향기를 맡아보게 하거나. 아버지가 좋아하는 파인애플의 향이 첨가된 립크림으로 입술을 축이면 입을 덥석덥석(?) 하고 기쁜 표정을 짓곤 했다. 사실은 이해하고 있는지 알 수 없었지만 "아버지에게는 감정은 남아 있다"라고 생각하고 접했다.

5월 연휴 중 향후 진로를 여동생과 확인하고, 시설에 연락을 취하고, 6월에 돌아온다고 인력의 확보를 부탁했다. 아버지의 상태는 위 절개술 후도 턱 관절의 반열 탈구에 의한 호흡 상태의 해이 등도 있어서 차분한 상태라고는 말하기는 어려웠다. 시설에 돌아오면 다음에는 무슨 일이 발생해도 아버지의 수명이라고 생각하고, 시설에서 지켜보겠다고 병원의 주치의에도 뜻을 전하고 있었다.

6월 상순에 개인병실이 넓어지고, 그 날 퇴원을 위한 시설의 의사와 면담한 상황은 지금도 잘 기억한다. 야간의 체제도 갖추지 못한 시설에 동의하지 못한다는 것이다. 난색을 나타내는 의사에게 아버지의 희망이자 간호사인 딸도 시설에서 병구완을 희망하고, 간호 휴가를 취득하고, 시중드는 각오를 하는데 뭐가 문제가 되느냐고 물었다. 주치의가 변경되었을 뿐, 시설에서 먹던 건강한 시절의 아버지를 모르는 의사로서는 무리가 아니었다. 시설에 돌아갈 생각만 해온 2개월 내내 마음이 무거웠다.

신뢰 관계가 없다보니 아무리 구체적으로 설명을 해도 마음을 헤아리지 못하는 의사에게 아버지의 최후를 맡기는 것은 무리였다. 시설의 직원은 몇 년 동안 아버지와 함께 보낸 우리 모녀가 마지막을 시설에서 함께 보내도록 병원에서 돌아오는 날을 기다리고 있었음에도 불구하고 그 때부터 급격히 아버지의 상태가 악화되었다. 시설에서 병구완을 거부당한 것을 병원의 주치의에게 설명했다. 그리고 기관 절개는 원치 않는 것을 알렸다. "방에 진득하게 있으니 받아요."라는 병원 주치의의 다정한 말에 눈물이 나왔다.

(7) 아버지와 마지막 아침을 맞는다

최후의 날은 병실에 아버지와 단둘이었다.

새벽에 커튼을 열고, 아침이 온 것을 아버지에게 말했다. 이마를 젖은 손수건으로 식혔더니 기분 좋은 듯한 얼굴을 하였다. 조용한 병실에서 아버지의 몸을 닦으면서 많은 것을 회고했다. 병실에서 아버지와 단 둘이 있을 때, 간호사임에도 불구하고 마음대로 되지 않는 자신이 한심하여 운 적이 많았다. 여러 가지 갈등이 있었다. 아버지의 입을 차로 닦으면 웃는 듯한 표정을 지었다. 항상 오감에 자극을 했지만 간호하는 측도 치유되었다. 비록 말은 아니더라도 눈의 표정, 코의 움직임, 입의 움직임, 피부가 깨끗해지는 등 신체가 말했다.

가족이 의사결정하는 것의 어려움, 예기치 못한 사건이 발생하면 결정한 것을 고민하게 된다. 이해는 못하지만 아버지의 반응은 아버지로부터의 메시지인가? 간호사로서 많은 가족 상담에 임해 왔지만, 가족의 기분을 정말 짐작할 수 있었던 것일까?

(8) 할머니의 치유

아버지의 간호와 같은 시기에 94세의 할머니가 말기 위암인 것으로 밝혀졌다.

할머니는 아버지의 일로 상처를 받고 초췌했다. 한정된 시간 속에서 필자에게 의지를 돌아주고, 영정 사진을 함께 선택하였다. 죽음이 가까운 그때도 간호사로서의 나의 경험을 의지하고 죽음까지의 경과를 물어 주었다. 간호력이 필요한 자택 요양에서 할머니의 병구완은 무리라고 판단하고, 최후는 완화케어 병동도 생각하고 있었다. 그러나 필자가 휴가를 내고 할머니가 사는 세토우치의 작은 섬에 갔을 때 할머니는 죽음을 향하는 준비를 시작했다. 재택 의사 선생님도 방문 간호사 분도 초면이었지만 할머니에게 조용하고 행복한 최후를 맞이하게 하려는 생각은 일치했다. 전날에도 따뜻한 설명을 받을 수 있었다.

수액도 산소도 사용하지 않고 4명의 자녀, 많은 손자에 둘러싸여 오랜 정든 집에서 할머니는 갔다. 유리 색의 새벽의 정적에 휩싸인 그곳에 그녀도 있었다.

(9) 의료에 대한 기대와 희망

아버지가 정든 집에서 최후를 맞겠다고 희망했을 때 간호사로서의 경험을 구사하고, 그 소원을 이룰 수 있다고 믿고 있었다. 아버지도 할머니도 목숨에 한계가 있다고 의사에 통보하였고, 병구완의 기간은 거의 같은 3개월간 이었다.

할머니의 경우는 모두가 만족한 병구완으로 모두의 마음에 여유조차 생겼다. 반면 아버지의 경우는 왜 생각이 남았는지?

특별양호노인홈을 마지막 서가로서 간호 관리도 전개되는 시대가 왔다.

아버지의 경우도 시설 입소 당초보다 적극적인 치료는 하지 않는, 이 시설의 방에서 가족을 대동하고 최후를 지켜보겠다고 시설 관리자와도 이야기를 나눴다.

할머니의 경우, 최후의 장소는 집으로 명확히 정하지 않았다. 재택이 어렵다면 완화케어 병동에 입원할 수 있는 준비가 되어 있었다. 또 주치의도 방문간호사도 고통 없이, 안심하고 최후를 맞도록 본인과 가족을 지켜보고 있었다. 생명에 한계가 있는 고령자에게 무리한 치료를 하지 않고, 본인이 정든 지역에서 최후까지 자신다운 삶을 지탱해 주고 있었다.

아버지의 경우는, 시설로부터 병원에 응급 이송됐다. 그 후의 전개는 아버지의 희망과는 정반대의 흐름으로 필자가 간호사였음에도 멈추지 못했다. 구급 이송된 이상, 완화의료 병동과 같은 치료를 하지 않고, 조용히 지켜보기는 어려웠다. 병원에서 집으로 데리고 돌아와 살고 있는 지역 집에서 병구완을 하는 재택의사도 없었다.

아버지도 필자도 정든 시설에서 조용한 최후를 맞이하고 싶다는 희망만 있었다. 시설에서 지켜보는 의사에게 표현을 반복하였음에도 불구하고 가족이 부재 시에 급변한 결과, 병원에 구급 이송된 것도 요인 중의 하나였다. 아버지가 입원 중에 시설의 주치의가 변경된 것도 수용을 어렵게 만들었다. 고령으로 생명에 한계가 있는 사람에게 고통이 없는 상태이면 생활의 연장선상에 있는 자연스러운 죽음의 길로 지켜보는 의료가 좋은 것이 아닌가 생각한다. 병구완에는 여유를 가져야 한다.

03. 어머니의 죽음을 지킴

한 개인의 사례로 환자 가족의 입장에서 의료인과 개호시설에 대한 생각을 제시하였다.

저의 시어머니는 2012년 11월 104세로 영면하셨다. 80세경부터 치매가 중증화되었고 노인보건시설에서 생활이 시작되고, 서거하시기까지 25년간 개호 연표를 보이면서, 그 때 그 때에 느낀 생각을 설명하고자 한다.

(1) 개호 연표

70세 남편(5형제의 5번째로 차남)과 내가 결혼한 뒤, 시어머니의 자취가 시작되었다.

71세 전도(넘어짐)에 의한 요추 압박골절로 가까운 정형외과에 2개월간 입원. 퇴원 후는 혼자 자립생활을 할 수 있었다.

75세 건망증이 서서히 진행됐기 때문에 월 1회 신경내과의 진료가 시작되었다.

복약에 의한 치료를 해도 전혀 개선의 조짐이 없이 진행이 되었다. 이웃에서 "혼자 사는 것은 위험하지……"라는 말이 있어 겨울철에는 시골에서 나오셔서 아이들과 함께 생활했다. 약 4개월 정도 사이에 남편의 형제 집을 전전했다. 왜냐하면 독신생활에 익숙해져 있어 장기간 거처하지 못하였다.

우리 집에는 아이가 태어났다. 어머니에게 동거를 권했지만 거부당했다.

75~80세 치매 치료 때문에 2~3개 병원에 진찰하여도 개선되지 않았다. 야간에 몇 번씩 전화를 걸어오거나 배회하기 시작하였다. 혼자 생활이 위험한 상태가 되자 당시 치료를 받던 개원의 선생님과 상담한 결과, 노인보건시설에 입소되었다. 이 의원은 고맙게도 일요일의 진료가 있어 통원 치료가 가능했다. 결코 만족할 만한 상태의 설명이나 말을 건넨 것은 없었지만, 당시는 의사를 선택할 수 있는 상황이 아니었다. 그래서 아무 불평이나 불만을 말할 수 없었다.

최종적으로는 이 의사가 경영하는 노인보건시설에 입소할 수 있었다. 저는 육아와 일이 있는 굉장히 힘든 상황이었기에 도움이 되었다. 감사하고 있다. 어머니는 요즘에는 우리 아이의 이름을 절반 정도밖에 모르는 상태에서 유감스럽지만, 내 이름은 전혀 모르는 상황이 되었다.

80세 노인보건시설에서 전도해서 성형외과에 입원하였다.

완전 개호란 이름뿐이며, 치매 환자의 경우에는 개호가 필요하다는 것으로 남편의 형제와 함께 교대로 시중을 했다. 저는 낮에 일을 하고 있었으므로 주로 야간에 제가 했다. 치매 환자에 한하겠지만, 밤에는 잠 못 이루는 듯 큰소리로 외치는 것이 많아 수면제의 사용이 통상의 갑절이 되는 분량이 사용되었다.

어느 날 밤 내가 시중을 들고 있을 때, 잠시 맥주를 마시고 있었는데 빤히 쳐다보기에, "마시고 싶어요?"라고 물었고 23두(頭)를 낮추었기 때문에 빨대를 이용하여 마시게 했다. 100ml 가량 마신 걸로 기억하고 있다. 그 후, 간호사가 수면제를 지참하고 복용시킨 결과 그 날은 깊이 잠들었다. 그것을 본 간호사는 "어머! 오늘은 어느 때보다 잘 자고 있네요!"라고 한 마디 하였다. 간호사 일의 전말을 설명했다. 그런데 어머니에게 과한 조치를 한 것으로 기억하고 있다. "대량 수면제 또는 소량의 알코올+수면제 1정" 과연 어느 쪽이 좋은 것일까? 맥주를 마셨었을 때의 어머니의 말 한마디, "맛있어요, 네!"는 지금도 잘 기억하고 있다.

2개월간의 입원 생활을 거치고 다시 시설에 입소했다. 물리 치료를 시작하고, 2주일 남짓 지났을 때 전도로 다시 입원하게 되었다. 이를 계기로 걷지 못하게 되었다. 지금은 재활 중인 전도는 의료과오에 해당하는지도 모르지만, 당시는 그런 것을 말하는 것은 전혀 불가능한 상황이었다.

전도 후의 입원기간은 3개월 동안에는 들러리가 힘들었다. 후반은 전문 개호인을 고용해 대응했지만, 개호인이 어머니의 대응에 고심해서 5~6명은 교체했다. 퇴원 후는 휠체어나 침대 생활이 시작되었다.

[80~90세] 흡인성 폐렴에서 38℃ 대의 발열이 있어 구급차로 5~6차례 입원과 퇴원을 반복했다. 처음엔 비교적 단기간의 입원으로 끝났지만, 4차 때에는 뇨량이 현저히 저하했기 때문에 입원했을 때의 "병세와 치료방침의 설명"에 따르면 "이 수액에서 이 뇨가 없으면 각오하세요"라고 했는데 링거를 시작하는 동시에 뇨량은 순식간에 증가하고, 원기를 회복할 수 있었다.

식사는 연하식을 먹고 있었지만, 아직 이가 10개 정도는 있지만 음미할 수 있어서 "피치~한 입 큰 사이즈의 식사"로 변경했다. 입원 기간은 거의 내가 식사 보조를 했다. 덕분에 흡인 환자의 체위나 형태의 공부는 했지만, 간호사나 언어치료사의 식사에 대하여 말을 걸거나 조언은 얻지 못한 것은 안타까울 뿐이었다.

또 1달 입원생활 속에서 주치의의 병세 설명은 2번 정도밖에 없었다고 기억하고 있다. 지금은 생각할 수 없는 상황이다.

93세 6번째 입원, 또 흡인성 폐렴이었다. 호흡기 내과의사의 위 절개술의 상담이 있었다. 남편의 형제들에 의한 상담 결과, 의료 쪽에 맡긴다는 것, 소화기 외과에 상담했더니 흔쾌히 "OK"였다.

그 때의 호흡기 내과의사의 한마디가 귀에 남아 있다. "나의 어머니라면 다시 생각합니다⋯⋯" 지금부터 10년 전의 일이다. 위가 새로운 영양 보급방법으로 주목받기 시작했을 무렵이었기에 불가피했던 걸까?

위를 절개술한 것으로 지금까지 노인보건시설에서는 볼 수 없는 전격적으로 특별 양호노인 시설을 찾지 않으면 안 되었다. 정말 힘들었다. 병원도 상담에서 특별한 조언은 없어 결국, 남편과 둘이 수십 개 시설에 물었지만, 빈자리가 없어 곤란하다고 하였는데 지인을 통하여 간신히 발견할 수 있었다.

그 당시 병원에서는 치료해 주는데, 그 후의 지원에 관해서는 전혀 노터치였다(운이 나빴는지도 모르는데).

93~100세 위의 영양 보급으로 시설을 방문해도 어머니가 좋아하는 음식은 전혀 주지 못하고 좋은 냄새가 난다고 금붕어처럼 그 방향으로 향하고 입을 덥석덥석(?) 여는 모습을 지켜보고만 있었다. 입으로 먹을 수 없다! 이 상황이 된 시설에서는 흡인성 폐렴이 발생할 때마다 "케어가 좋지 않다"라고 판단되는 듯, 흡인의 리스크 회피가 최우선되었다. 항간에서는 이 위영양 관리에 대해서 어떻게 생각되고 있나요?

영양 관리를 하고, 하루 800kcal 주입이 몇 년이나 계속되었다. 체중은 42kg를 유지했다. 놀랍게도 재활을 전혀 못해서, 와병 생활의 상태에서 체중 유지가 어떤 상태가 되는가 하면, 상지, 하지는 깡마르고 있는 반면, 복부의 둘레는 점차 커지고 지방이 몸 중심 집중하여 붙은 상태가 되었다. 이렇게 되면 기저귀 교환도 힘들고, 다리의 구축도 있었다. 개호사는 힘들게 간병을 하였다.

투여 영양량을 600kcal로 낮추고 조정했다. 영양제는 흡인을 예방하기 위해서, 적하 상태에서 반나절을 걸고 주입하고 있었다. 그러나 그 뒤에도 소량의 침에 의한 흡인이 있어 폐렴을 반복했다. 목소리를 내는 것도 없이 눈을 뜨거나 감거나 하는 상태에서 그냥 물체가 도사리고 있다는 느낌이었다. 그렇게 되니 남편의 형제들도 발이 멀어지고, 어머니에 대한 대화도 없어졌다.

[100세] 체내 산소량 감지할 수 없어 점차 혈액 중의 산소 농도가 저하되어 왔다. 그 때문에 코로 지속적인 산소 보급을 하게 되었다. 바로 연명 치료를 하게 되는 셈이다. 솔직히 "이렇게까지 해야 하나"라는 생각이 있었지만 내가 직접 개호를 하지 않고 있어서 아무 말도 할 수 없었다.

이후 남편이 퇴직했으므로 어머니한테 통소할 기회가 늘어나 도움이 되었다. 납득할 만한 간병을 하고 싶어 시설의 환자회 임원도 맡고, 조금이라도 시설에 대한 보답이 잘했으면 하는 생각도 있었던 것 같다.

[102세] 100세를 넘으면 더욱 더 신체 기능이 저하하고, 병원에 입원할 기회가 늘었다. 소화관 기능저하에 따른 주입한 영양제 흡수를 할 수 없어 중심정맥영양법에 의한 영양 보급을 하게 되었다. 첫 병원에서 반년간, 퇴원한 후 1주일에 다음 병원에, 반년 간 3군데를 전전했다. 모든 병원에서 같은 환자가 많았고, 위 또는 경정맥 영양에 의한 영양 보급을 하고 있었다. 대부분이 폐렴에 따른 의료 내용은 항생제를 투여하였다.

마지막 의원들은 이제 아무것도 연명조치는 안 한다는 말씀은 하고 있었으므로, 사망 며칠 전부터 시중을 하는 정도였다. 최후에는 남편이 동행했기에 어머니도 안심하고 잠을 잘 수 있지 않았을까?

향년 104세였다.

(2) 어머니의 간병을 되돌아보며

되돌아 생각해 보면 정말 그게 좋았던 것인가? 사람의 즐거움이란 무엇일까?

산다는 건 무엇일까? 안이하게 위를 만들어 버린 것은 아닐까?

호흡기 내과 선생님의 말씀이 생각난다. "확실히 영양보급이라는 면에서는 위루는 획기적인 방법일지도 모르지만, 재활을 동반하지 않는 위의 영양 보급은 단순한 연명이 아닐까요? 사람이 사는 목적을 가지고 살려면 무엇이 반드시 필요한 것일까요? 단지 산소와 수분과 영양이 있어야 할까요?" 우리는 다행히 어머니의 연금 등이 있어서 금전적 고생이 적어 이러한 치료·간병을 계속할 수 있었다. 하지만 국가의 막대한 원조 없이는 엄두도 내지 못할 것이라고 생각한다. 드디어 일본은 초고령사회가 선점했다고 생각한다.

우리는 육아와 개호 2가지를 병행하지 않으면 안 되겠지만, 남편 형제들의 지원이 적은 것은 아쉬웠다. 지금에 와서 생각해보면 우리는 젊었고, 아이들도 잘 거들어 줬으니 괜찮았던 것 아닐까 하는 생각이 있다. 요즘은 자식이 적어 서로 도우면서 부모의 간병을 한다는 것은 어려울 것이다. 이런 상황을 지켜본 나의 어머니는 "나는 연명조치가 필요 없어"라고 입버릇처럼 말한다. 아버지는 뇌출혈로 3주 만에 운명하셨지만 어머니는 "아버지는 그게 다행이다! 모두에게 애석하게 떠났으니…"라고 한다.

최근에는 안전·안심인 의료·개호가 첫째로 요구되고, 나머지는 위험 회피가 최우선이 되어 있다. 이에 초고령사회에서는 정말 그 사람에게 "좋은 삶이었다"라고 생각되는 의료와 간병을 진지하게 생각하고 싶다. 말로만 하는 것이 아니라 앞으로 고령을 맞는 분들(소위 말하는 베이비붐 세대)은 자원 봉사로서 가능한 한 개호체험을 실천하고, 그 체험을 전달해야 한다고 생각한다.

의료인도 복지 관계자도 지금의 간병시스템을 함께 고민하고 현실의 문제점을 알려야 한다고 생각한다. 그래도 제 역할을 하는 것은 환자와 가족이다. 환자와 가족을 환자의 병세로 인한 금전적 측면과, 개호의 중증도 등 현실에서 어려운 문제들을 해결할 수 있는 방안을 모색해야 한다.

04. 가족의 입장에서

(1) 완화케어 침상을 늘렸으면

다음 글은 가족, 친족의 입장에서의 사례이다.

2011년 23년간 동거한 남편의 아버님이 80세로 돌아가셨다. 사인은 간암이었다. 그 해 초여름부터 식욕이 떨어지기 시작하였고, 요통을 호소하고 쇠약해져 갔지만, 주치의의 혈액 검사에서는 원인을 모르고, 지역 종합병원의 진료를 권했다. 그러나 병원을 싫어하는 시아버지는 이를 거부하였다. 노력했지만 마침내 먹지 못하자 9월 말에 입원했다. MRI에서 간암을 진단했지만, 주먹만한 크기로 손을 댈 수 없다고 했다.

시아버지는 그 전 해에 이곳에 2개월간 입원하고, 담석 치료를 받고 있었다. 주치의의 설명으로는 그 때 MRI에서는 간에는 아무것도 없지만, 1년 동안 급격히 성장하는 희귀한 육종이라는 것이었다. 종양의 크기나 본인의 체력 등을 감안할 때 항암제나 방사선 치료는 안 되니 퇴원, 혹은 종말기 의료를 제공할 수 있는 병원으로 옮기도록 권했다.

당시 시어머니는 요통이 심하여 시아버지의 개호는 곤란했다. 같이 살고 있어서 시아버지에게 도움을 주는 것은 내가 하지만, 시아버지는 뭐든지 시어머니에게 시키지 않으면 직성이 풀리지 않는 성격이기에 걱정 때문에 완화케어병동이 있는 병원으로 옮기기를 희망했다.

지역 제휴실 직원이 병원을 옮기는 상담에 응해 주었다. 다행히 집에서 5분의 장소에 완화케어 병원이 있는 H기념 병원이 있고, 또한 그곳은 전에 시아버지가 재활병동에 입원한 곳이기도 해서 당장 입원을 신청했다.

주치의는 시아버지에게 암 선고를 할 생각이었지만, 시어머니와 남편은 반대했다. 시아버지는 겉으로는 리더십이 강한 분이지만, 막상 자신의 일이 되면 매우 소심하였다. 암이라는 사실을 알리면 나머지 짧은 생애를 절망한 채 마칠 우려가 있었다. 주치의는 최근에는 일반적으로 공지를 고지하지 않으면 병세의 설명 등에 차질이 빚어진다고 했는데 남편은 알리지 않기를 원했다.

결국, 알리지 않았고, 남편은 시아버지께 "간이 부어 있어서 치료한다. 그리고 H기념 병원에 병원을 옮기고, 재활하고 집으로 돌아갈 것이다"이라고 설명하고 시아버지도 이해했다.

H기념 병원의 완화케어 병실은 말기 암환자 등이 입원하는 병동인데, 병상이 10개 정도밖에 없다. 환자가 한 명 죽지 않으면, 입원 순서는 돌아오지 않으므로 입원까지 결국 1개월 반이 걸렸다. 어쩔 수 없는 것이라고는 하지만 길고 긴 1개월 반이었다.

입원 시의 검사 후에는 별다른 치료가 없어서 장인은 "치료를 아무것도 안 한다. 이상하다. 이제 살지 못하는 게지"라며 시어머니에게 말하였다. 게다가 정신 착란이 있어 걸을 수 없는데 벌떡 일어나 부모님이 돌아가신 것 때문에 시골의 무덤에 가지 않으면 안 된다고 미친 듯 눈물을 보이기도 하였다.

현지(地元)의 종합병원은 현재 서부의 유일한 종합병원으로 환자가 많아 간호사는 항상 눈의 돌아갈 만큼 바쁘다. 그래서 병동 환자가 수술 받는 날에는 간호 콜을 눌러도 좀처럼 오지 않아 시아버지도 우리도 짜증내는 일이 많았다. 만약 완화케어 병원에 제대로 침상이 있다면 바로 병원으로 옮겨 시아버지의 생애 마지막 2개월은 더 편안했을 것 아닌가 하는 아쉬움이 남아있다.

이야기를 바꾸어서, H기념 병원으로 옮겨서는 빈틈없는 관리를 받았다. 목조 가구와 침대가 있는 병실에서 극진한 간호를 받고 좋아했던 욕실에 리프트 욕에 자주 넣어주었다. 음식도 뭐든지 OK, 본인이 원한다면 술이나 담배도 괜찮다고 했다. 좋아하지도 않는 술, 좋아하는 된장국을 매일 넣었다. 세 입밖에 마시지 않더라도 "능숙한 효능, 맛있는 것" 눈을 가늘게 뜨면서 마시는 모습은 지금 생각해도 가슴이 따뜻하다.

집에서 가까워서 시어머니와 나는 하루에 몇 번도 가고, 초등학생 아들이나 직장인 남편도 매일 귀가 후에 시아버지를 만나러 갔다. 병원을 옮긴 후 불과 10일 만에 떠나셨는데, 시아버지는 죽음을 두려워하면서도 차분하게 하루하루를 무사히 넘기는 것에만 집중한 귀중한 10일간이었다.

시아버지처럼 암의 발견에서 죽음까지 3개월이 안 되게 짧을 경우, 고지에서 죽음까지는 본인에게도 가족에게도 인생에서 가장 힘들고 소중한 기간이다. 내가 의료에 기대할 희망은 종합병원에서 완화케어 병원으로 부드럽게 넘어가는 체제를 갖추는 것과 종합 병원 내에 병원을 옮기기를 기다리는 말기 환자의 병실이 마련되는 것이다. 치료법도 없고 죽음을 기다리며 하루하루를 살아가는 환자와 가족이 수술을 받은 환자와 같은 병실에 예민한 분위기에서 같이 있는 것은 괴로운 일이다.

다른 하나는 지역의 주치의(주치의)의 진료의 질을 올리는 것, 시아버지는 주 3회 단골 내과에 다니며 매달 혈액 검사도 받고 있었다. 그래도 의사는 시아버지의 병을 알아차리지 못했다. 우리 가족도 내과에 다니고 있어 제대로 묻지 못했던 것이 후회스럽다.

(2) 납득이 안 되는 사망진단서

5월 30일 10시 전, 남편(77세)은 "컨디션이 조금 안 좋아서 N클리닉에 다녀 올 것이다"라며 신발을 신고 가까운 주치의에게로 갔다. 10분 정도 후 클리닉에서 "OOO 씨가 의식 불명, 심폐 정지 상태입니다. 구급차로 이송하기 때문에 가족분들은 급히 오세요"라는 전화가 왔다. 마침 영국에서 귀국했던 2세 손자를 안고 바로 갔다.

"공교롭게도 딸이 부재중이라 이 아이를 데리고 동행은 할 수 없으니 모두 위임하겠습니다. 잘 부탁드립니다"하고 일단 돌아왔다.

돌아가니 M시에 거주하는 아들 가족이 왔다. "즉시 N클리닉에 가자, 아직 늦지 않았으니". 아들은 다행히 앰뷸런스에 동승하여 N의대의 응급실에 도착했다. 이때 11시였다고 생각한다. 14시경 딸과 나는 병원에 도착했다. 남편은 의료기기에 연결되어, 눈은 감은 채 숨은 쉬고 있었다. 손발은 차고, 앞 쪽은 약간 보랏빛을 띠고 있었다. "아, 이제 살아나지 않겠구나"라는 인상이었다. 아이들이 말을 걸거나 손발을 쓰다듬기도 했다.

다음 날 클리닉에 소지품을 가지러 가면서 선생님으로부터 "컨디션이 나쁘다고 해서 진찰했지만 별일 없어서 링거라도 맞자고 하였는데, '그럼 화장실에 다녀오겠습니다'라고 한 후, 화장실 앞에서 쓰러지고 말았다"라고 했다. 순식간이었다. 6월 3일 9시경 병원에서 "이제 회복될 가망은 없으니 와주셨으면 좋겠다"라고 연락이 와서, 가족들이 달려갔다. 연결된 기기의 기록도 모두 평평하게 되어 있었다. 의사의 설명을 듣고, 자식 3명이 납득 장치를 분리 제거하고 영원한 이별을 했다. 사망 시각은 10시 56분이었다.

"지금부터 시체를 닦아서 깨끗이 하고, 영안실로 옮겨 부검을 하여 사망진단서는… 검시 의사가 씁니다. 현재 혼잡하므로 4시 이후입니다. 누군가가 곁에 있어주세요. 빈 방이 되지 않도록…", "네? 검시요? 왜?", "이 분은 N클리닉에서 이미 가사상태여서 소생조치로 호흡은 할 수 있었지만, 의식은 돌아오지 않았기 때문에, 본원에서는 사망진단서를 쓸 수 없습니다. 기기에 의한 호흡이었기 때문에", "하지만 우리의 눈앞에서 죽은 것"이라고 사무원에게 말했다. 이 시간은 엄청나게 괴로웠다. 결국 영안실에서 5시간이나 기다렸다.

검시 의사로 평소의 생활 모습을 질문을 받고, 천식이 지병인 것, 술을 많이 마신 것 등을 이야기했다. 부검 결과, 초보자의 가족에 대한 설명은 "천식으로 인한 호흡 정지"였다. "네? 천식의 지병이었지만, 이번에는 천식이 아닌데", "정확한 사인을 알고 싶으면 해부하시겠습니까?", "아니, 그 필요는 없습니다"라는 선에서 마무리했다. 오후 5시경, 사망한지 6시간 이상 지난 뒤 시신은 집에 돌아올 수 있었다.

이번 일로 두 개의 의문을 가졌다.

01 자식 3명이 지켜보는 가운데에서 기기를 제거, 사망 확인을 했는데 왜 담당의사는 사망진단서를 적어주지 않을까?

02 부검 결과 "천식으로 인한"은 그 징후가 전혀 없었다. 엉터리 진단? 아니 진실을 몰랐는지도 모른다.

남편이 70세 때 "일본존엄사협회"에 부부가 가입하여 종말기 의료에 대해서 논의를 했지만, 지금 사람의 죽음을 둘러싸고, 논란이 오가는 것은 이런 것인가?

장비나 약물에 의해 활용되는 것은 생(生)으로도 없는 죽음도 아니라는 건가? 매우 복잡한 현대 의학의 세계를 엿본 것 같다.

함께 생활하던 사람은 자주 술도 마시고 있었으므로 뇌경색이나 뇌혈전이나 출혈이거나 둘 중에 하나는 뇌의 병이었던 것은 아닌가 싶다. 어쨌거나 본인은 고통 없이 한순간에 갔고, 나이도 77세였다. 무엇보다 영국에서 거주하는 딸이 2세의 손자를 데리고 귀국해 4일간 영어 노래를 부르고 즐거운 시간을 보낸 후였으니, 음악을 좋아하는 남편에게는 최고의 마지막 악장이었던 것 같다.

맺음말

급성기 질환뿐만 아니라 고령 사회의 도래에 따라 의료, 복지, 개호시설, 자택에서의 죽음도 똑같이 생각하지 않으면 죽음을 말할 수 없다. 이 책은 보건의료복지 등 관련 기관 및 단체 등에 종사하고 있는 여러분에게 조금이라도 도움이 되었으면 하는 마음으로 집필하였다.

이 책은 의학서인지 교양서인지 스스로 판단할 수는 없지만 앞으로 의과대학생, 간호대학생, 사회복지학생 등 보건의료복지 입문자, 현장에서 일하고 있는 종사자, 일반 국민들에게 삶의 마지막 단계에 대한 사회적 돌봄 기제와 죽음에 대한 이해와 발전을 기대해 본다.

부록

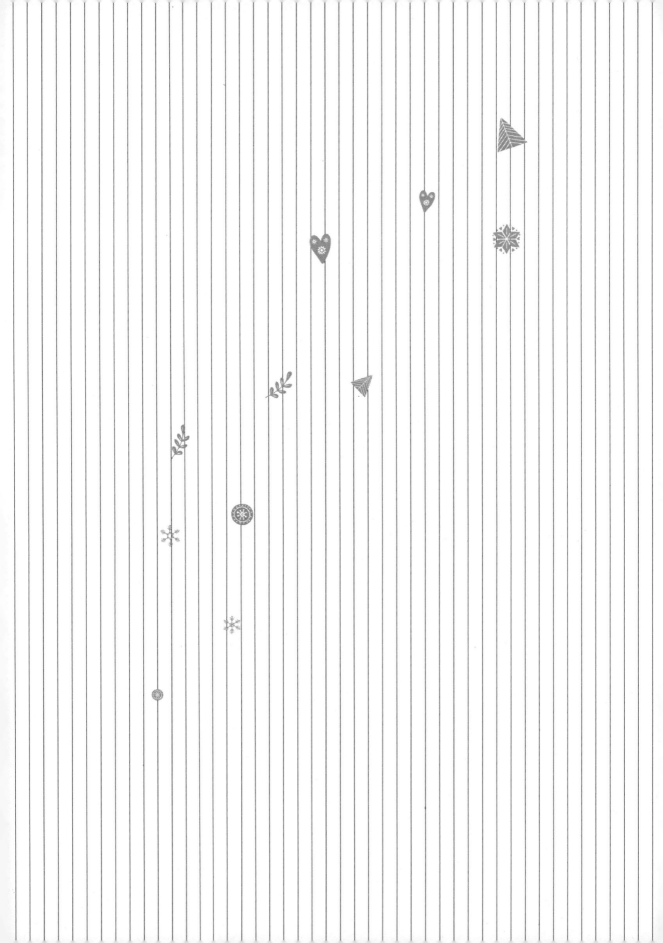

CHAPTER **01**

호스피스·완화의료 및 임종과정에 있는 환자의 연명의료결정에 관한 법률(약칭 : 연명의료결정법)

■ **제1장 총칙**

제1조(목적) 이 법은 호스피스·완화의료와 임종과정에 있는 환자의 연명의료와 연명의료중단등 결정 및 그 이행에 필요한 사항을 규정함으로써 환자의 최선의 이익을 보장하고 자기결정을 존중하여 인간으로서의 존엄과 가치를 보호하는 것을 목적으로 한다.

제2조(정의) 이 법에서 사용하는 용어의 뜻은 다음과 같다. 〈개정 2018.3.27.〉

1. "임종과정"이란 회생의 가능성이 없고, 치료에도 불구하고 회복되지 아니하며, 급속도로 증상이 악화되어 사망에 임박한 상태를 말한다.

2. "임종과정에 있는 환자"란 제16조에 따라 담당의사와 해당 분야의 전문의 1명으로부터 임종과정에 있다는 의학적 판단을 받은 자를 말한다.

3. "말기환자(末期患者)"란 다음 각 목의 어느 하나에 해당하는 질환에 대하여 적극적인 치료에도 불구하고 근원적인 회복의 가능성이 없고 점차 증상이 악화되어 보건복지부령으로 정하는 절차와 기준에 따라 담당의사와 해당 분야의 전문의 1명으로부터 수개월 이내에 사망할 것으로 예상되는 진단을 받은 환자를 말한다.

   가. 암

   나. 후천성면역결핍증

   다. 만성 폐쇄성 호흡기질환

   라. 만성 간경화

   마. 그 밖에 보건복지부령으로 정하는 질환

4. "연명의료"란 임종과정에 있는 환자에게 하는 심폐소생술, 혈액 투석, 항암제 투여, 인공호흡기 착용의 의학적 시술로서 치료효과 없이 임종과정의 기간만을 연장하는 것을 말한다.

5. "연명의료중단등결정"이란 임종과정에 있는 환자에 대한 연명의료를 시행하지 아니하거나 중단하기로 하는 결정을 말한다.

6. "호스피스·완화의료"(이하 "호스피스"라 한다)란 말기환자 또는 임종과정에 있는 환자(이하 "말기환자등"이라 한다)와 그 가족에게 통증과 증상의 완화 등을 포함한 신체적, 심리사회적, 영적 영역에 대한 종합적인 평가와 치료를 목적으로 하는 의료를 말한다.

7. "담당의사"란 「의료법」에 따른 의사로서 말기환자등을 직접 진료하는 의사를 말한다.

8. "연명의료계획서"란 말기환자등의 의사에 따라 담당의사가 환자에 대한 연명의료중단등결정 및

호스피스에 관한 사항을 계획하여 문서(전자문서를 포함한다)로 작성한 것을 말한다.

9. "사전연명의료의향서"란 19세 이상인 사람이 자신의 연명의료중단등결정 및 호스피스에 관한 의사를 직접 문서(전자문서를 포함한다)로 작성한 것을 말한다.

제2조(정의) 이 법에서 사용하는 용어의 뜻은 다음과 같다. 〈개정 2018.3.27.〉

1. "임종과정"이란 회생의 가능성이 없고, 치료에도 불구하고 회복되지 아니하며, 급속도로 증상이 악화되어 사망에 임박한 상태를 말한다.

2. "임종과정에 있는 환자"란 제16조에 따라 담당의사와 해당 분야의 전문의 1명으로부터 임종과 정에 있다는 의학적 판단을 받은 자를 말한다.

3. "말기환자(末期患者)"란 적극적인 치료에도 불구하고 근원적인 회복의 가능성이 없고 점차 증 상이 악화되어 보건복지부령으로 정하는 절차와 기준에 따라 담당의사와 해당 분야의 전문의 1명으로부터 수개월 이내에 사망할 것으로 예상되는 진단을 받은 환자를 말한다.

   가. 삭제 〈2018.3.27.〉

   나. 삭제 〈2018.3.27.〉

   다. 삭제 〈2018.3.27.〉

   라. 삭제 〈2018.3.27.〉

   마. 삭제 〈2018.3.27.〉

4. "연명의료"란 임종과정에 있는 환자에게 하는 심폐소생술, 혈액 투석, 항암제 투여, 인공호흡기 착용 및 그 밖에 대통령령으로 정하는 의학적 시술로서 치료효과 없이 임종과정의 기간만을 연장하는 것을 말한다.

5. "연명의료중단등결정"이란 임종과정에 있는 환자에 대한 연명의료를 시행하지 아니하거나 중단 하기로 하는 결정을 말한다.

6. "호스피스·완화의료"(이하 "호스피스"라 한다)란 다음 각 목의 어느 하나에 해당하는 질환으로 말기환자로 진단을 받은 환자 또는 임종과정에 있는 환자(이하 "호스피스대상환자"라 한다)와 그 가족에게 통증과 증상의 완화 등을 포함한 신체적, 심리사회적, 영적 영역에 대한 종합적인 평가와 치료를 목적으로 하는 의료를 말한다.

   가. 암

   나. 후천성면역결핍증

   다. 만성 폐쇄성 호흡기질환

   라. 만성 간경화

   마. 그 밖에 보건복지부령으로 정하는 질환

7. "담당의사"란 「의료법」에 따른 의사로서 말기환자 또는 임종과정에 있는 환자(이하 "말기환자 등"이라 한다)를 직접 진료하는 의사를 말한다.

8. "연명의료계획서"란 말기환자등의 의사에 따라 담당의사가 환자에 대한 연명의료중단등결정 및 호스피스에 관한 사항을 계획하여 문서(전자문서를 포함한다)로 작성한 것을 말한다.

9. "사전연명의료의향서"란 19세 이상인 사람이 자신의 연명의료중단등결정 및 호스피스에 관한 의사를 직접 문서(전자문서를 포함한다)로 작성한 것을 말한다.

[시행일 : 2019.3.28.] 제2조제3호, 제2조제4호, 제2조제6호, 제2조제7호

제3조(기본 원칙)

① 호스피스와 연명의료 및 연명의료중단등결정에 관한 모든 행위는 환자의 인간으로서의 존엄과 가치를 침해하여서는 아니 된다.

② 모든 환자는 최선의 치료를 받으며, 자신이 앓고 있는 상병(傷病)의 상태와 예후 및 향후 본인에게 시행될 의료행위에 대하여 분명히 알고 스스로 결정할 권리가 있다.

③ 「의료법」에 따른 의료인(이하 "의료인"이라 한다)은 환자에게 최선의 치료를 제공하고, 호스피스와 연명의료 및 연명의료중단등결정에 관하여 정확하고 자세하게 설명하며, 그에 따른 환자의 결정을 존중하여야 한다.

제4조(다른 법률과의 관계) 이 법은 호스피스와 연명의료, 연명의료중단등결정 및 그 이행에 관하여 다른 법률에 우선하여 적용한다.

제5조(국가 및 지방자치단체의 책무)

① 국가와 지방자치단체는 환자의 인간으로서의 존엄과 가치를 보호하는 사회적·문화적 토대를 구축하기 위하여 노력하여야 한다.

② 국가와 지방자치단체는 환자의 최선의 이익을 보장하기 위하여 호스피스 이용의 기반 조성에 필요한 시책을 우선적으로 마련하여야 한다.

제6조(호스피스의 날 지정)

① 삶과 죽음의 의미와 가치를 널리 알리고 범국민적 공감대를 형성하며 호스피스를 적극적으로 이용하고 연명의료에 관한 환자의 의사를 존중하는 사회 분위기를 조성하기 위하여 매년 10월 둘째 주 토요일을 "호스피스의 날"로 한다.

② 국가와 지방자치단체는 호스피스의 날의 취지에 부합하는 행사와 교육·홍보를 실시하도록 노력하여야 한다.

제7조(종합계획의 시행·수립)

① 보건복지부장관은 호스피스와 연명의료 및 연명의료중단등결정의 제도적 확립을 위하여 제8조에 따른 국가호스피스연명의료위원회의 심의를 거쳐 호스피스와 연명의료 및 연명의료중단등결정에 관한 종합계획(이하 "종합계획"이라 한다)을 5년마다 수립·추진하여야 한다.

② 종합계획에는 다음 각 호의 사항이 포함되어야 한다.

1. 호스피스와 연명의료 및 연명의료중단등결정의 제도적 확립을 위한 추진방향 및 기반조성
2. 호스피스와 연명의료 및 연명의료중단등결정 관련 정보제공 및 교육의 시행·지원
3. 제14조에 따른 의료기관윤리위원회의 설치·운영에 필요한 지원
4. 말기환자등과 그 가족의 삶의 질 향상을 위한 교육프로그램 및 지침의 개발·보급
5. 제25조에 따른 호스피스전문기관의 육성 및 전문 인력의 양성
6. 다양한 호스피스 사업의 개발
7. 호스피스와 연명의료 및 연명의료중단등결정에 관한 조사·연구에 관한 사항
8. 그 밖에 호스피스와 연명의료 및 연명의료중단등결정의 제도적 확립을 위하여 필요한 사항

③ 보건복지부장관은 종합계획을 수립할 때 생명윤리 및 안전에 관하여 사회적으로 심각한 영향을 미칠 수 있는 사항에 대하여는 미리 「생명윤리 및 안전에 관한 법률」 제7조에 따른 국가생

명윤리심의위원회와 협의하여야 한다.

④ 보건복지부장관은 종합계획에 따라 매년 시행계획을 수립·시행하고 그 추진실적을 평가하여야 한다.

⑤ 보건복지부장관은 종합계획을 수립하거나 주요 사항을 변경한 경우 지체 없이 국회에 보고하여야 한다.

제8조(국가호스피스연명의료위원회)

① 보건복지부는 종합계획 및 시행계획을 심의하기 위하여 보건복지부장관 소속으로 국가호스피스연명의료위원회(이하 "위원회"라 한다)를 둔다.

② 위원회는 위원장을 포함한 15인 이내의 위원으로 구성한다.

③ 위원장은 보건복지부차관이 된다.

④ 위원은 말기환자 진료, 호스피스 및 임종과정에 관한 학식과 경험이 풍부한 다양한 분야의 전문가들 중에서 보건복지부장관이 임명 또는 위촉한다.

⑤ 그 밖에 위원회의 조직 및 운영에 필요한 사항은 대통령령으로 정한다.

■ 제2장 연명의료중단등결정의 관리체계

제9조(국립연명의료관리기관)

① 보건복지부장관은 연명의료, 연명의료중단등결정 및 그 이행에 관한 사항을 적정하게 관리하기 위하여 국립연명의료관리기관(이하 "관리기관"이라 한다)을 둔다.

② 관리기관의 업무는 다음 각 호와 같다.

1. 제10조에 따라 등록된 연명의료계획서 및 제12조에 따라 등록된 사전연명의료의향서에 대한 데이터베이스의 구축 및 관리

2. 제11조에 따른 사전연명의료의향서 등록기관에 대한 관리 및 지도·감독

3. 제17조제2항에 따른 연명의료계획서 및 사전연명의료의향서 확인 조회 요청에 대한 회답

4. 연명의료, 연명의료중단등결정 및 그 이행의 현황에 대한 조사·연구, 정보수집 및 관련 통계의 산출

5. 그 밖에 연명의료, 연명의료중단등결정 및 그 이행과 관련하여 대통령령으로 정하는 업무

③ 관리기관의 운영 등에 필요한 사항은 대통령령으로 정한다.

제10조(연명의료계획서의 작성·등록 등)

① 담당의사는 말기환자등에게 연명의료중단등결정, 연명의료계획서 및 호스피스에 관한 정보를 제공할 수 있다.

② 말기환자등은 의료기관(「의료법」 제3조에 따른 의료기관 중 의원·한의원·병원·한방병원·요양병원 및 종합병원을 말한다. 이하 같다)에서 담당의사에게 연명의료계획서의 작성을 요청할 수 있다.

③ 제2항에 따른 요청을 받은 담당의사는 해당 환자에게 연명의료계획서를 작성하기 전에 다음 각 호의 사항에 관하여 설명하고, 환자로부터 내용을 이해하였음을 확인받아야 한다. 이 경우 해당 환자가 미성년자인 때에는 환자 및 그 법정대리인에게 설명하고 확인을 받아야 한다.

    1. 환자의 질병 상태와 치료방법에 관한 사항

    2. 연명의료의 시행방법 및 연명의료중단등결정에 관한 사항

    3. 호스피스의 선택 및 이용에 관한 사항

    4. 연명의료계획서의 작성·등록·보관 및 통보에 관한 사항

    5. 연명의료계획서의 변경·철회 및 그에 따른 조치에 관한 사항

    6. 그 밖에 보건복지부령으로 정하는 사항

④ 연명의료계획서는 다음 각 호의 사항을 포함하여야 한다.

    1. 환자의 연명의료중단등결정 및 호스피스의 이용에 관한 사항

    2. 제3항 각 호의 설명을 이해하였다는 환자의 서명, 기명날인, 녹취, 그 밖에 이에 준하는 대통령령으로 정하는 방법으로의 확인

    3. 담당의사의 서명 날인

    4. 작성 연월일

    5. 그 밖에 보건복지부령으로 정하는 사항

⑤ 환자는 연명의료계획서의 변경 또는 철회를 언제든지 요청할 수 있다. 이 경우 담당의사는 이를 반영한다.

⑥ 의료기관의 장은 작성된 연명의료계획서를 등록·보관하여야 하며, 연명의료계획서가 등록·변경 또는 철회된 경우 그 결과를 관리기관의 장에게 통보하여야 한다.

⑦ 연명의료계획서의 서식 및 연명의료계획서의 작성·등록·통보 등에 필요한 사항은 보건복지부령으로 정한다.

제11조(사전연명의료의향서 등록기관)

① 보건복지부장관은 대통령령으로 정하는 시설·인력 등 요건을 갖춘 다음 각 호의 기관 중에서 사전연명의료의향서 등록기관(이하 "등록기관"이라 한다)을 지정할 수 있다.

    1. 「지역보건법」 제2조에 따른 지역보건의료기관

    2. 의료기관

    3. 사전연명의료의향서에 관한 사업을 수행하는 비영리법인 또는 비영리단체(「비영리민간단체 지원법」 제4조에 따라 등록된 비영리민간단체를 말한다)

    4. 「공공기관의 운영에 관한 법률」 제4조에 따른 공공기관

② 등록기관의 업무는 다음 각 호와 같다.

    1. 사전연명의료의향서 등록에 관한 업무

    2. 사전연명의료의향서에 관한 설명 및 작성 지원

    3. 사전연명의료의향서에 관한 상담, 정보제공 및 홍보

    4. 관리기관에 대한 사전연명의료의향서의 등록·변경·철회 등의 결과 통보

    5. 그 밖에 사전연명의료의향서에 관하여 보건복지부령으로 정하는 업무

③ 등록기관의 장은 제2항에 따른 업무 수행의 결과를 기록·보관하고, 관리기관의 장에게 보고하여야 한다.

④ 국가와 지방자치단체는 등록기관의 운영 및 업무 수행에 관한 행정적·재정적 지원이 가능하다.

⑤ 등록기관의 장은 등록기관의 업무를 폐업 또는 1개월 이상 휴업하거나 운영을 재개하는 경우 보건복지부장관에게 신고하여야 한다.

⑥ 등록기관의 장은 등록기관의 업무를 폐업 또는 1개월 이상 휴업하는 경우 보건복지부령으로 정하는 바에 따라 관련 기록을 관리기관의 장에게 이관하여야 한다. 다만, 휴업하려는 등록기관의 장이 휴업 예정일 전일까지 관리기관의 장의 허가를 받은 경우에는 관련 기록을 직접 보관할 수 있다.

⑦ 등록기관의 지정 절차, 업무 수행 결과 기록·보관 및 보고, 폐업 등의 신고절차에 관하여 필요한 사항은 보건복지부령으로 정한다.

제12조(사전연명의료의향서의 작성·등록 등)

① 사전연명의료의향서를 작성하고자 하는 사람(이하 "작성자"라 한다)은 이 조에 따라서 직접 작성하여야 한다.

② 등록기관은 작성자에게 그 작성 전에 다음 각 호의 사항을 충분히 설명하고, 작성자로부터 내용을 이해하였음을 확인받아야 한다.

  1. 연명의료의 시행방법 및 연명의료중단등결정에 대한 사항
  2. 호스피스의 선택 및 이용에 관한 사항
  3. 사전연명의료의향서의 효력 및 효력 상실에 관한 사항
  4. 사전연명의료의향서의 작성·등록·보관 및 통보에 관한 사항
  5. 사전연명의료의향서의 변경·철회 및 그에 따른 조치에 관한 사항
  6. 그 밖에 보건복지부령으로 정하는 사항

③ 사전연명의료의향서는 다음 각 호의 사항을 포함하여야 한다. 〈개정 2018.3.27.〉

  1. 연명의료중단등결정
  2. 호스피스의 이용
  3. 작성 연월일
  4. 그 밖에 보건복지부령으로 정하는 사항

④ 등록기관의 장은 사전연명의료의향서를 제출받을 때 본인의 작성 여부를 확인한 후 작성된 사전연명의료의향서를 등록·보관하여야 한다.

⑤ 등록기관의 장은 제4항에 따른 등록 결과를 관리기관의 장에게 통보하여야 한다.

⑥ 사전연명의료의향서를 작성한 사람은 언제든지 그 의사를 변경하거나 철회할 수 있다. 이 경우 등록기관의 장은 지체 없이 사전연명의료의향서를 변경하거나 등록을 말소하여야 한다.

⑦ 등록기관의 장은 제6항에 따라 사전연명의료의향서가 변경 또는 철회된 경우 그 결과를 관리기관의 장에게 통보하여야 한다.

⑧ 사전연명의료의향서는 다음 각 호의 어느 하나에 해당하는 경우 그 효력이 없다. 다만, 제4호의 경우에는 그 때부터 효력을 잃는다.

  1. 본인이 직접 작성하지 아니한 경우
  2. 본인의 자발적 의사에 따라 작성되지 아니한 경우
  3. 제2항 각 호의 사항에 관한 설명이 제공되지 아니하거나 작성자의 확인을 받지 아니한 경우

　　4. 사전연명의료의향서 작성·등록 후에 연명의료계획서가 다시 작성된 경우

⑨ 사전연명의료의향서의 서식 및 사전연명의료의향서의 작성·등록·보관·통보 등에 필요한 사항은 보건복지부령으로 정한다.

제13조(등록기관의 지정 취소)

① 보건복지부장관은 등록기관이 다음 각 호의 어느 하나에 해당하는 경우 그 지정을 취소할 수 있다. 다만, 제1호에 해당하는 경우에는 그 지정을 취소하여야 한다.

　　1. 거짓이나 그 밖의 부정한 방법으로 지정을 받은 경우

　　2. 제11조제1항에 따른 지정기준에 미달하는 경우

　　3. 제11조제2항 각 호의 업무를 정당한 사유 없이 이행하지 아니한 경우

　　4. 정당한 사유 없이 제34조제3항에 따른 명령·조사에 응하지 아니한 자

② 제1항에 따라 지정이 취소된 등록기관은 지정이 취소된 날부터 2년 이내에 등록기관으로 지정받을 수 없다.

③ 등록기관의 장은 제1항에 따라 지정이 취소된 경우 대통령령으로 정하는 바에 따라 보관하고 있는 기록을 관리기관의 장에게 이관하여야 한다.

제14조(의료기관윤리위원회의 설치 및 운영 등)

① 연명의료중단등결정 및 그 이행에 관한 업무를 수행하려는 의료기관은 보건복지부령으로 정하는 바에 따라 해당 의료기관에 의료기관윤리위원회(이하 "윤리위원회"라 한다)를 설치하고 이를 보건복지부장관에게 등록하여야 한다.

② 윤리위원회는 다음 각 호의 활동을 수행한다.

　　1. 연명의료중단등결정 및 그 이행에 관하여 임종과정에 있는 환자와 그 환자가족 또는 의료인이 요청한 사항에 관한 심의

　　2. 제19조제3항에 따른 담당의사의 교체에 관한 심의

　　3. 환자와 환자가족에 대한 연명의료중단등결정 관련 상담

　　4. 해당 의료기관의 의료인에 대한 의료윤리교육

　　5. 그 밖에 보건복지부령으로 정하는 사항

③ 윤리위원회의 위원은 위원장 1명을 포함하여 5명 이상으로 구성하되, 해당 의료기관에 종사하는 사람으로만 구성할 수 없으며, 의료인이 아닌 사람으로서 종교계·법조계·윤리학계·시민단체 등의 추천을 받은 사람 2명 이상을 포함하여야 한다.

④ 윤리위원회 위원은 해당 의료기관의 장이 위촉하고, 위원장은 위원 중에서 호선한다.

⑤ 제1항에도 불구하고 보건복지부령으로 정하는 바에 따라 다른 의료기관의 윤리위원회 또는 제6항에 따른 공용윤리위원회와 제2항 각 호의 업무의 수행을 위탁하기로 협약을 맺은 의료기관은 윤리위원회를 설치한 것으로 본다.

⑥ 보건복지부장관은 의료기관이 제2항 각 호의 업무의 수행을 위탁할 수 있도록 공용윤리위원회를 지정할 수 있다.

⑦ 그 밖에 윤리위원회 및 공용윤리위원회의 구성 및 운영 등에 필요한 사항은 보건복지부령으로 정한다.

■ 제3장 연명의료중단등결정의 이행

제15조(연명의료중단등결정 이행의 대상) 담당의사는 임종과정에 있는 환자가 다음 각 호의 어느 하나에 해당하는 경우에만 연명의료중단등결정을 이행할 수 있다.

1. 제17조에 따라 연명의료계획서, 사전연명의료의향서 또는 환자가족의 진술을 통하여 환자의 의사로 보는 의사가 연명의료중단등결정을 원하는 것이고, 임종과정에 있는 환자의 의사에도 반하지 아니하는 경우

2. 제18조에 따라 연명의료중단등결정이 있는 것으로 보는 경우

제16조(환자가 임종과정에 있는지 여부에 대한 판단) 담당의사는 환자에 대한 연명의료중단등결정을 이행하기 전에 해당 환자가 임종과정에 있는지 여부를 해당 분야의 전문의 1명과 함께 판단하고 그 결과를 보건복지부령으로 정하는 바에 따라 기록(전자문서로 된 기록을 포함한다)하여야 한다. 〈개정 2018.3.27.〉

제16조(환자가 임종과정에 있는지 여부에 대한 판단)

① 담당의사는 환자에 대한 연명의료중단등결정을 이행하기 전에 해당 환자가 임종과정에 있는지 여부를 해당 분야의 전문의 1명과 함께 판단하고 그 결과를 보건복지부령으로 정하는 바에 따라 기록(전자문서로 된 기록을 포함한다)하여야 한다. 〈개정 2018.3.27.〉

② 제1항에도 불구하고 제25조에 따른 호스피스전문기관에서 호스피스를 이용하는 말기환자가 임종과정에 있는지 여부에 대한 판단은 담당의사의 판단으로 갈음할 수 있다. 〈신설 2018.3.27.〉

[시행일 : 2019.3.28.] 제16조제2항

제17조(환자의 의사 확인)

① 연명의료중단등결정을 원하는 환자의 의사는 다음 각 호의 어느 하나의 방법으로 확인한다.

1. 의료기관에서 작성된 연명의료계획서가 있는 경우 이를 환자의 의사로 본다.

2. 담당의사가 사전연명의료의향서의 내용을 환자에게 확인하는 경우 이를 환자의 의사로 본다. 담당의사 및 해당 분야의 전문의 1명이 다음 각 목을 모두 확인한 경우에도 같다.

　　가. 환자가 사전연명의료의향서의 내용을 확인하기에 충분한 의사능력이 없다는 의학적 판단

　　나. 사전연명의료의향서가 제2조제4호의 범위에서 제12조에 따라 작성되었다는 사실

3. 제1호 또는 제2호에 해당하지 아니하고 19세 이상의 환자가 의사를 표현할 수 없는 의학적 상태인 경우 환자의 연명의료중단등결정에 관한 의사로 보기에 충분한 기간 동안 일관하여 표시된 연명의료중단등에 관한 의사에 대하여 환자가족(19세 이상인 자로서 다음 각 목의 어느 하나에 해당하는 사람을 말한다) 2명 이상의 일치하는 진술(환자가족이 1명인 경우에는 그 1명의 진술을 말한다)이 있으면 담당의사와 해당 분야의 전문의 1명의 확인을 거쳐 이를 환자의 의사로 본다. 다만, 그 진술과 배치되는 내용의 다른 환자가족의 진술 또는 보건복지부령으로 정하는 객관적인 증거가 있는 경우에는 그러하지 아니하다.

　　가. 배우자

　　나. 직계비속

다. 직계존속

라. 가목부터 다목까지에 해당하는 사람이 없는 경우 형제자매

② 담당의사는 제1항제1호 및 제2호에 따른 연명의료계획서 또는 사전연명의료의향서 확인을 위하여 관리기관에 등록 조회를 요청할 수 있다.

③ 제1항제2호나 제3호에 따라 환자의 의사를 확인한 담당의사 및 해당 분야의 전문의는 보건복지부령으로 정하는 바에 따라 확인 결과를 기록(전자문서로 된 기록을 포함한다)하여야 한다. 〈개정 2018.3.27.〉

제18조(환자의 의사를 확인할 수 없는 경우의 연명의료중단등결정)

① 제17조에 해당하지 아니하여 환자의 의사를 확인할 수 없고 환자가 의사표현을 할 수 없는 의학적 상태인 경우 다음 각 호의 어느 하나에 해당할 때에는 해당 환자를 위한 연명의료중단등결정이 있는 것으로 본다. 다만, 담당의사 또는 해당 분야 전문의 1명이 환자가 연명의료중단등결정을 원하지 아니하였다는 사실을 확인한 경우는 제외한다.

1. 미성년자인 환자의 법정대리인(친권자에 한정한다)이 연명의료중단등결정의 의사표시를 하고 담당의사와 해당 분야 전문의 1명이 확인한 경우

2. 환자가족(행방불명자 등 대통령령으로 정하는 사유에 해당하는 사람은 제외한다) 전원의 합의로 연명의료중단등결정의 의사표시를 하고 담당의사와 해당 분야 전문의 1명이 확인한 경우

② 제1항제1호·제2호에 따라 연명의료중단등결정을 확인한 담당의사 및 해당 분야의 전문의는 보건복지부령으로 정하는 바에 따라 확인 결과를 기록(전자문서로 된 기록을 포함한다)하여야 한다. 〈개정 2018.3.27.〉

제19조(연명의료중단등결정의 이행 등)

① 담당의사는 제15조 각 호의 어느 하나에 해당하는 환자에 대하여 즉시 연명의료중단등결정을 이행하여야 한다.

② 연명의료중단등결정 이행 시 통증 완화를 위한 의료행위와 영양분 공급, 물 공급, 산소의 단순 공급은 시행하지 아니하거나 중단되어서는 아니 된다.

③ 담당의사가 연명의료중단등결정의 이행을 거부할 때에는 해당 의료기관의 장은 윤리위원회의 심의를 거쳐 담당의사를 교체하여야 한다. 이 경우 의료기관의 장은 연명의료중단등결정의 이행 거부를 이유로 담당의사에게 해고나 그 밖에 불리한 처우를 하여서는 아니 된다.

④ 담당의사는 연명의료중단등결정을 이행하는 경우 그 과정 및 결과를 기록(전자문서로 된 기록을 포함한다)하여야 한다. 〈개정 2018.3.27.〉

⑤ 의료기관의 장은 제1항에 따라 연명의료중단등결정을 이행하는 경우 그 결과를 지체 없이 보건복지부령으로 정하는 바에 따라 관리기관의 장에게 통보하여야 한다.

제20조(기록의 보존) 의료기관의 장은 연명의료중단등결정 및 그 이행에 관한 다음 각 호의 기록을 연명의료중단등결정 이행 후 10년 동안 보존하여야 한다.

1. 제10조에 따라 작성된 연명의료계획서

2. 제16조에 따라 기록된 임종과정에 있는 환자 여부에 대한 담당의사와 해당 분야 전문의 1명의

　　판단 결과

3. 제17조제1항제1호 및 제2호에 따른 연명의료계획서 또는 사전연명의료의향서에 대한 담당의사 및 해당 분야 전문의의 확인 결과

4. 제17조제1항제3호에 따른 환자가족의 진술에 대한 자료·문서 및 그에 대한 담당의사와 해당 분야 전문의의 확인 결과

5. 제18조제1항제1호·제2호에 따른 의사표시에 대한 자료·문서 및 그에 대한 담당의사와 해당 분야 전문의의 확인 결과

6. 제19조제4항에 따라 기록된 연명의료중단등결정 이행의 결과

7. 그 밖에 연명의료중단등결정 및 그 이행에 관한 중요한 기록으로서 대통령령으로 정하는 사항

■ 제4장 호스피스·완화의료

제21조(호스피스사업)

① 보건복지부장관은 호스피스를 위하여 다음 각 호의 사업을 실시하여야 한다.

　1. 말기환자등의 적정한 통증관리 등 증상 조절을 위한 지침 개발 및 보급

　2. 입원형, 자문형, 가정형 호스피스의 설치 및 운영, 그 밖에 다양한 호스피스 유형의 정책개발 및 보급

　3. 호스피스의 발전을 위한 연구·개발 사업

　4. 제25조에 따른 호스피스전문기관의 육성 및 호스피스 전문 인력의 양성

　5. 말기환자등과 그 가족을 위한 호스피스 교육프로그램의 개발 및 보급

　6. 호스피스 이용 환자의 경제적 부담능력 등을 고려한 의료비 지원사업

　7. 말기환자, 호스피스의 현황과 관리실태에 관한 자료를 지속적이고 체계적으로 수집·분석하여 통계를 산출하기 위한 등록·관리·조사 사업(이하 "등록통계사업"이라 한다)

　8. 호스피스에 관한 홍보

　9. 그 밖에 보건복지부장관이 필요하다고 인정하는 사업

② 보건복지부장관은 제1항 각 호에 따른 사업을 대통령령으로 정하는 바에 따라 관계 전문기관 및 단체에 위탁할 수 있다.

제22조(자료제공의 협조 등) 보건복지부장관은 제21조제1항제7호에 따른 등록통계사업에 필요한 경우 관계 기관 또는 단체에 자료의 제출이나 의견의 진술 등을 요구할 수 있다. 이 경우 자료의 제출 등을 요구받은 자는 정당한 사유가 없으면 이에 따라야 한다.

제23조(중앙호스피스센터의 지정 등)

① 보건복지부장관은 다음 각 호의 업무를 수행하게 하기 위하여 보건복지부령으로 정하는 기준을 충족하는 「의료법」 제3조제2항제3호마목에 따른 종합병원(이하 "종합병원"이라 한다)을 중앙호스피스센터(이하 "중앙센터"라 한다)로 지정할 수 있다. 이 경우 국공립 의료기관을 우선하여 지정한다.

　1. 말기환자의 현황 및 진단·치료·관리 등에 관한 연구

　2. 호스피스사업에 대한 정보·통계의 수집·분석 및 제공

3. 호스피스사업 계획의 작성

4. 호스피스에 관한 신기술의 개발 및 보급

5. 말기환자등에 대한 호스피스 제공

6. 호스피스사업 결과의 평가 및 활용

7. 그 밖에 말기환자 관리에 필요한 사업으로서 보건복지부령으로 정하는 사업

② 보건복지부장관은 중앙센터가 제1항 각 호의 사업을 하지 아니하거나 잘못 수행한 경우에는 시정을 명할 수 있다.

③ 보건복지부장관은 중앙센터가 다음 각 호의 어느 하나에 해당하는 경우에는 그 지정을 취소할 수 있다.

1. 제1항에 따른 지정 기준에 미달한 경우

2. 제1항 각 호의 사업을 하지 아니하거나 잘못 수행한 경우

3. 제2항에 따른 시정명령을 따르지 아니한 경우

④ 제1항 및 제3항에 따른 중앙센터 지정 및 지정취소의 기준·방법·절차 및 운영에 관하여 필요한 사항은 보건복지부령으로 정한다.

제23조(중앙호스피스센터의 지정 등)

① 보건복지부장관은 다음 각 호의 업무를 수행하게 하기 위하여 보건복지부령으로 정하는 기준을 충족하는 「의료법」 제3조제2항제3호마목에 따른 종합병원(이하 "종합병원"이라 한다)을 중앙호스피스센터(이하 "중앙센터"라 한다)로 지정할 수 있다. 이 경우 국공립 의료기관을 우선하여 지정한다. 〈개정 2018.3.27.〉

1. 말기환자의 현황 및 진단·치료·관리 등에 관한 연구

2. 호스피스사업에 대한 정보·통계의 수집·분석 및 제공

3. 호스피스사업 계획의 작성

4. 호스피스에 관한 신기술의 개발 및 보급

5. 호스피스대상환자에 대한 호스피스 제공

6. 호스피스사업 결과의 평가 및 활용

7. 그 밖에 말기환자 관리에 필요한 사업으로서 보건복지부령으로 정하는 사업

② 보건복지부장관은 중앙센터가 제1항 각 호의 사업을 하지 아니하거나 잘못 수행한 경우에는 시정을 명할 수 있다.

③ 보건복지부장관은 중앙센터가 다음 각 호의 어느 하나에 해당하는 경우에는 그 지정을 취소할 수 있다.

1. 제1항에 따른 지정 기준에 미달한 경우

2. 제1항 각 호의 사업을 하지 아니하거나 잘못 수행한 경우

3. 제2항에 따른 시정명령을 따르지 아니한 경우

④ 제1항 및 제3항에 따른 중앙센터 지정 및 지정취소의 기준·방법·절차 및 운영에 관하여 필요한 사항은 보건복지부령으로 정한다.

[시행일 : 2019.3.28.] 제23조제1항제5호

제24조(권역별호스피스센터의 지정 등)

① 보건복지부장관은 다음 각 호의 업무를 수행하게 하기 위하여 보건복지부령으로 정하는 기준을 충족하는 종합병원을 권역별호스피스센터(이하 "권역별센터"라 한다)로 지정할 수 있다. 이 경우 국공립 의료기관을 우선하여 지정한다.

1. 말기환자의 현황 및 진단·치료·관리 등에 관한 연구
2. 해당 권역의 호스피스사업의 지원
3. 해당 권역의 호스피스전문기관들에 관한 의료 지원 및 평가
4. 말기환자등의 호스피스 제공
5. 해당 권역의 호스피스사업에 관련된 교육·훈련 및 지원 업무
6. 해당 권역의 호스피스에 관한 홍보
7. 말기환자 등록통계자료의 수집·분석 및 제공
8. 그 밖에 말기환자 관리에 필요한 사업으로서 보건복지부령으로 정하는 사업

② 보건복지부장관은 권역별센터가 제1항 각 호의 사업을 하지 아니하거나 잘못 수행한 경우에는 시정을 명할 수 있다.

③ 보건복지부장관은 권역별센터가 다음 각 호의 어느 하나에 해당하는 경우에는 그 지정을 취소할 수 있다.

1. 제1항에 따른 지정 기준에 미달한 경우
2. 제1항 각 호의 사업을 하지 아니하거나 잘못 수행한 경우
3. 제2항에 따른 시정명령을 따르지 아니한 경우

④ 제1항 및 제3항에 따른 권역별센터 지정 및 지정취소의 기준·방법·절차 및 운영에 관하여 필요한 사항은 보건복지부령으로 정한다.

제24조(권역별호스피스센터의 지정 등)

① 보건복지부장관은 다음 각 호의 업무를 수행하게 하기 위하여 보건복지부령으로 정하는 기준을 충족하는 종합병원을 권역별호스피스센터(이하 "권역별센터"라 한다)로 지정할 수 있다. 이 경우 국공립 의료기관을 우선하여 지정한다. 〈개정 2018.3.27.〉

1. 말기환자의 현황 및 진단·치료·관리 등에 관한 연구
2. 해당 권역의 호스피스사업의 지원
3. 해당 권역의 호스피스전문기관들에 관한 의료 지원 및 평가
4. 호스피스대상환자의 호스피스 제공
5. 해당 권역의 호스피스사업에 관련된 교육·훈련 및 지원 업무
6. 해당 권역의 호스피스에 관한 홍보
7. 말기환자 등록통계자료의 수집·분석 및 제공
8. 그 밖에 말기환자 관리에 필요한 사업으로서 보건복지부령으로 정하는 사업

② 보건복지부장관은 권역별센터가 제1항 각 호의 사업을 하지 아니하거나 잘못 수행한 경우에는 시정을 명할 수 있다.

③ 보건복지부장관은 권역별센터가 다음 각 호의 어느 하나에 해당하는 경우에는 그 지정을 취소

할 수 있다.

1. 제1항에 따른 지정 기준에 미달한 경우

2. 제1항 각 호의 사업을 하지 아니하거나 잘못 수행한 경우

3. 제2항에 따른 시정명령을 따르지 아니한 경우

④ 제1항 및 제3항에 따른 권역별센터 지정 및 지정취소의 기준·방법·절차 및 운영에 관하여 필요한 사항은 보건복지부령으로 정한다.

[시행일 : 2019.3.28.] 제24조제1항제4호

제25조(호스피스전문기관의 지정 등)

① 보건복지부장관은 말기환자등을 대상으로 호스피스전문기관을 설치·운영하려는 의료기관 중 보건복지부령으로 정하는 시설·인력·장비 등의 기준을 충족하는 의료기관을 입원형, 자문형, 가정형으로 구분하여 호스피스전문기관으로 지정할 수 있다.

② 제1항에 따라 지정을 받으려는 의료기관은 보건복지부령으로 정하는 바에 따라 보건복지부장관에게 신청하여야 한다.

③ 보건복지부장관은 제1항에 따라 지정받은 호스피스전문기관(이하 "호스피스전문기관"이라 한다)에 대하여 제29조에 따른 평가결과를 반영하여 호스피스사업에 드는 비용의 전부 또는 일부를 차등 지원할 수 있다.

④ 제1항 및 제2항에서 규정한 사항 외에 호스피스전문기관의 지정에 필요한 사항은 보건복지부령으로 정한다.

[시행일:2018.2.4.] 제25조제1항(의료기관 중 요양병원에 관한 사항에 한정한다)

제25조(호스피스전문기관의 지정 등)

① 보건복지부장관은 호스피스대상환자를 대상으로 호스피스전문기관을 설치·운영하려는 의료기관 중 보건복지부령으로 정하는 시설·인력·장비 등의 기준을 충족하는 의료기관을 입원형, 자문형, 가정형으로 구분하여 호스피스전문기관으로 지정할 수 있다. 〈개정 2018.3.27.〉

② 제1항에 따라 지정을 받으려는 의료기관은 보건복지부령으로 정하는 바에 따라 보건복지부장관에게 신청하여야 한다.

③ 보건복지부장관은 제1항에 따라 지정받은 호스피스전문기관(이하 "호스피스전문기관"이라 한다)에 대하여 제29조에 따른 평가결과를 반영하여 호스피스사업에 드는 비용의 전부 또는 일부를 차등 지원할 수 있다.

④ 제1항 및 제2항에서 규정한 사항 외에 호스피스전문기관의 지정에 필요한 사항은 보건복지부령으로 정한다.

[시행일 : 2018.2.4.] 제25조제1항(의료기관 중 요양병원에 관한 사항에 한정한다)

[시행일 : 2019.3.28.] 제25조제1항

제26조(변경·폐업 등 신고)

① 호스피스전문기관의 장은 보건복지부령으로 정하는 인력·시설·장비 등 중요한 사항을 변경하려는 경우 보건복지부장관에게 그 변경사항을 신고하여야 한다.

② 호스피스전문기관의 장은 호스피스사업을 폐업 또는 휴업하려는 경우 보건복지부장관에게 미

리 신고하여야 한다.

③ 제1항 및 제2항에 따른 신고의 절차 등에 필요한 사항은 보건복지부령으로 정한다.

제27조(의료인의 설명의무)

① 호스피스전문기관의 의료인은 말기환자등이나 그 가족 등에게 호스피스의 선택과 이용 절차에 관하여 설명하여야 한다.

② 호스피스전문기관의 의사 또는 한의사는 호스피스를 시행하기 전에 치료 방침을 말기환자등이나 그 가족에게 설명하여야 하며, 말기환자등이나 그 가족이 질병의 상태에 대하여 알고자 할 때에는 이를 설명하여야 한다.

제27조(의료인의 설명의무)

① 호스피스전문기관의 의료인은 호스피스대상환자나 그 가족 등에게 호스피스의 선택과 이용 절차에 관하여 설명하여야 한다. 〈개정 2018.3.27.〉

② 호스피스전문기관의 의사 또는 한의사는 호스피스를 시행하기 전에 치료 방침을 호스피스대상환자나 그 가족에게 설명하여야 하며, 호스피스대상환자나 그 가족이 질병의 상태에 대하여 알고자 할 때에는 이를 설명하여야 한다. 〈개정 2018.3.27.〉

[시행일 : 2019.3.28.] 제27조제1항, 제27조제2항

제28조(호스피스의 신청)

① 말기환자등이 호스피스전문기관에서 호스피스를 이용하려는 경우에는 호스피스 이용동의서(전자문서로 된 동의서를 포함한다)와 의사가 발급하는 말기환자등임을 나타내는 의사소견서(전자문서로 된 소견서를 포함한다)를 첨부하여 호스피스전문기관에 신청하여야 한다. 〈개정 2018.3.27.〉

② 말기환자등이 의사결정능력이 없을 때에는 미리 지정한 지정대리인이 신청할 수 있고 지정대리인이 없을 때에는 제17조제1항제3호 각 목의 순서대로 신청할 수 있다.

③ 말기환자등은 언제든지 직접 또는 대리인을 통하여 호스피스의 신청을 철회할 수 있다.

④ 호스피스의 신청 및 철회 등에 필요한 사항은 보건복지부령으로 정한다.

제28조(호스피스의 신청)

① 호스피스대상환자가 호스피스전문기관에서 호스피스를 이용하려는 경우에는 호스피스 이용동의서(전자문서로 된 동의서를 포함한다)와 의사가 발급하는 호스피스대상환자임을 나타내는 의사소견서(전자문서로 된 소견서를 포함한다)를 첨부하여 호스피스전문기관에 신청하여야 한다. 〈개정 2018.3.27.〉

② 호스피스대상환자가 의사결정능력이 없을 때에는 미리 지정한 지정대리인이 신청할 수 있고 지정대리인이 없을 때에는 제17조제1항제3호 각 목의 순서대로 신청할 수 있다. 〈개정 2018.3.27.〉

③ 호스피스대상환자는 언제든지 직접 또는 대리인을 통하여 호스피스의 신청을 철회할 수 있다. 〈개정 2018.3.27.〉

④ 호스피스의 신청 및 철회 등에 필요한 사항은 보건복지부령으로 정한다.

[시행일 : 2019.3.28.] 제28조

제29조(호스피스전문기관의 평가)

① 보건복지부장관은 호스피스의 질을 향상시키기 위하여 호스피스전문기관에 대하여 다음 각 호의 사항을 평가할 수 있다.

  1. 시설·인력 및 장비 등의 질과 수준

  2. 호스피스 질 관리 현황

  3. 그 밖에 보건복지부령으로 정하는 사항

② 호스피스전문기관의 평가 시기·범위·방법·절차 등에 필요한 사항은 보건복지부령으로 정한다.

③ 보건복지부장관은 제1항에 따른 평가결과를 보건복지부령으로 정하는 바에 따라 공개할 수 있으며, 지원 및 감독에 반영할 수 있다.

④ 보건복지부장관은 제1항에 따른 평가업무를 대통령령으로 정하는 바에 따라 관계 전문기관 또는 단체에 위탁할 수 있다.

제30조(호스피스전문기관의 지정 취소 등)

① 보건복지부장관은 호스피스전문기관이 다음 각 호의 어느 하나에 해당하는 경우 그 지정을 취소하거나, 6개월 이내의 기간을 정하여 호스피스 업무의 정지를 명할 수 있다. 다만, 제1호에 해당하는 경우에는 그 지정을 취소하여야 한다.

  1. 거짓이나 그 밖의 부정한 방법으로 지정을 받은 경우

  2. 제25조제1항에 따른 지정 기준에 미달한 경우

  3. 정당한 사유 없이 제29조에 따른 평가를 거부한 경우

② 제1항에 따른 호스피스전문기관 지정 취소의 기준·방법·절차 및 운영에 필요한 사항은 보건복지부령으로 정한다.

③ 제1항에 따라 지정이 취소된 호스피스전문기관은 지정이 취소된 날부터 2년 이내에는 호스피스전문기관으로 지정받을 수 없다.

■ 제5장 보칙

제31조(민감정보 및 고유식별정보의 처리) 관리기관, 등록기관, 의료기관, 중앙센터, 권역별센터, 호스피스전문기관, 담당의사 및 해당 분야 전문의는 이 법에서 정한 연명의료의 결정 및 호스피스에 관한 사무를 수행하기 위하여 불가피한 경우 「개인정보 보호법」 제23조에 따른 건강에 관한 정보 및 같은 법 제24조에 따른 고유식별정보가 포함된 자료를 처리할 수 있다. 〈개정 2018.3.27.〉
[제목개정 2018.3.27.]

제32조(정보 유출 금지) 관리기관, 등록기관, 의료기관, 중앙센터, 권역별센터 및 호스피스전문기관에 종사하거나 종사하였던 사람은 연명의료중단등결정 및 그 이행 또는 호스피스 업무상 알게 된 정보를 유출하여서는 아니 된다. 〈개정 2018.3.27.〉

제33조(기록 열람 등)

① 환자가족(이 조에서는 연령을 제한하지 아니한다)은 보건복지부령으로 정하는 바에 따라 관리기관의 장 또는 해당 의료기관의 장에게 환자의 연명의료중단등결정 또는 그 이행에 관한 기록

의 열람을 요청할 수 있으며, 이 경우 요청을 받은 자는 정당한 사유가 없으면 사본을 교부하거나 그 내용을 확인할 수 있도록 하여야 한다.

② 제1항에 따른 기록 열람의 범위와 절차 및 열람 거부 등에 관하여 필요한 사항은 보건복지부령으로 정한다.

제34조(보고 · 조사 등)

① 보건복지부장관 또는 관리기관의 장은 연명의료중단등결정의 이행 또는 호스피스 등과 관련하여 필요하다고 인정하는 경우 등록기관 또는 의료기관의 장 및 그 종사자에게 그 업무에 관하여 필요한 명령을 하거나, 보고 또는 관련 서류의 제출을 명할 수 있다.

② 보건복지부장관 또는 관리기관의 장은 제1항에 따른 관련 서류 등을 관계 공무원에게 조사하게 할 수 있다. 이 경우 조사를 담당하는 관계 공무원은 그 권한을 표시하는 증표를 지니고 이를 내보여야 한다.

③ 등록기관 또는 의료기관의 장 및 그 종사자는 제1항 및 제2항에 따른 명령 · 조사에 정당한 사유가 없으면 응하여야 한다.

제35조(청문) 보건복지부장관은 다음 각 호의 어느 하나에 해당하는 처분을 하고자 하는 경우에는 청문을 하여야 한다.

1. 제13조에 따른 등록기관의 지정 취소
2. 제30조에 따른 호스피스전문기관의 지정 취소

제36조(유사명칭의 사용금지) 이 법에 따른 관리기관, 등록기관, 중앙센터, 권역별센터 또는 호스피스전문기관이 아니면 국립연명의료관리기관, 사전연명의료의향서 등록기관, 중앙호스피스센터, 권역별호스피스센터, 호스피스전문기관 또는 이와 유사한 명칭을 사용하지 못한다. 〈개정 2018.3.27.〉

제37조(보험 등의 불이익 금지) 이 법에 따른 연명의료중단등결정 및 그 이행으로 사망한 사람과 보험금수령인 또는 연금수급자를 보험금 또는 연금급여 지급시 불리하게 대우하여서는 아니 된다.

제38조(연명의료 결정 등 비용의 부담) 제10조에 따른 연명의료계획서 작성, 제16조에 따른 임종과정에 있는 환자인지 여부에 대한 판단 및 제28조에 따른 호스피스의 신청을 위한 의사소견서 발급 및 호스피스의 이용 등에 따른 비용은 「국민건강보험법」에서 정하는 바에 따른다. 다만, 「국민건강보험법」에서 규정하지 아니한 비용은 보건복지부령으로 정하는 바에 따른다.

■ 제6장 벌칙

제39조(벌칙) 다음 각 호의 어느 하나에 해당하는 자는 3년 이하의 징역 또는 3천만원 이하의 벌금에 처한다.

1. 삭제 〈2018.3.27.〉
2. 제20조 각 호에 따른 기록을 허위로 기록한 자
3. 제32조를 위반하여 정보를 유출한 자

제40조(벌칙)

① 다음 각 호의 어느 하나에 해당하는 자는 1년 이하의 징역 또는 1천만원 이하의 벌금에 처한다.

〈개정 2018.3.27.〉

　　1. 제11조제1항을 위반하여 보건복지부장관으로부터 지정받지 아니하고 사전연명의료의향서
　　　의 등록에 관한 업무를 한 자

　　2. 임종과정에 있는 환자에 대하여 제17조에 따른 환자의 의사 또는 제18조에 따른 연명의료
　　　중단등결정에 반하여 연명의료를 시행하지 아니하거나 중단한 자

② 제20조 각 호에 따른 기록을 보존하지 아니한 자는 300만원 이하의 벌금에 처한다.

제41조(자격정지의 병과) 이 법을 위반한 자를 유기징역에 처할 경우에는 7년 이하의 자격정지를
병과할 수 있다.

제42조(양벌규정) 법인의 대표자나 법인 또는 개인의 대리인, 사용인, 그 밖의 종업원이 그 법인
또는 개인의 업무에 관하여 제39조 또는 제40조의 어느 하나에 해당하는 위반행위를 하면 그 행
위자를 벌하는 외에 그 법인 또는 개인에게도 해당 조문의 벌금형을 과(科)한다. 다만, 법인 또는
개인이 그 위반행위를 방지하기 위하여 해당 업무에 관하여 상당한 주의와 감독을 게을리하지 아
니한 경우에는 그러하지 아니하다.

제43조(과태료)

① 다음 각 호의 어느 하나에 해당하는 자에게는 500만원 이하의 과태료를 부과한다.

　　1. 제14조제1항을 위반하여 윤리위원회를 설치하지 아니한 자

　　2. 제19조제5항을 위반하여 연명의료중단등결정의 이행 결과를 관리기관의 장에게 알리지 아
　　　니한 자

② 다음 각 호의 어느 하나에 해당하는 자에게는 300만원 이하의 과태료를 부과한다.

　　1. 제11조제3항을 위반하여 업무 수행 결과를 기록·보관 또는 보고하지 아니한 자

　　2. 제34조제3항에 따른 명령에 정당한 사유 없이 응하지 아니한 자

③ 다음 각 호의 어느 하나에 해당하는 자에게는 200만원 이하의 과태료를 부과한다. 〈개정
2018.3.27.〉

　　1. 제11조제5항 및 제26조를 위반하여 폐업 또는 휴업 등의 변경 사항을 신고하지 아니한 자

　　2. 제11조제6항 및 제13조제3항에 따른 기록이관 의무를 하지 아니한 자

　　3. 제36조를 위반하여 국립연명의료관리기관, 사전연명의료의향서 등록기관, 중앙호스피스센
　　　터, 권역별호스피스센터, 호스피스전문기관 또는 이와 유사한 명칭을 사용한 자

④ 제1항부터 제3항까지의 규정에 따른 과태료는 대통령령으로 정하는 바에 따라 보건복지부장관
이 부과·징수한다.

■ **부칙** 〈제15542호, 2018.3.27.〉

이 법은 공포한 날부터 시행한다. 다만, 제2조제3호·제4호·제6호·제7호, 제16조제2항, 제23조
제1항제5호, 제24조제1항제4호, 제25조제1항, 제27조제1항 및 제2항, 제28조[제1항의 개정규정
중 "이용동의서(전자문서로 된 동의서를 포함한다)" 및 "의사소견서(전자문서로 된 소견서를 포함
한다)"에 관한 부분은 제외한다]의 개정규정은 공포 후 1년이 경과한 날부터 시행한다.

CHAPTER **02**

호스피스·완화의료 및 임종과정에 있는 환자의 연명의료결정에 관한 법률 시행령

제1조(목적) 이 영은 「호스피스·완화의료 및 임종과정에 있는 환자의 연명의료결정에 관한 법률」에서 위임된 사항과 그 시행에 필요한 사항을 규정함을 목적으로 한다.

제2조(국가호스피스연명의료위원회)

① 「호스피스·완화의료 및 임종과정에 있는 환자의 연명의료결정에 관한 법률」(이하 "법"이라 한다) 제8조제1항에 따른 국가호스피스연명의료위원회(이하 "위원회"라 한다) 위촉 위원의 임기는 3년으로 하며, 한 차례만 연임할 수 있다. 다만, 위원의 해촉(解囑) 등으로 인하여 새로 위촉된 위원의 임기는 전임 위원 임기의 남은 기간으로 한다.

② 보건복지부장관은 위원회의 위원이 다음 각 호의 어느 하나에 해당하는 경우에는 해당 위원을 해임하거나 해촉할 수 있다.

　1. 정신 장애로 인하여 직무를 수행할 수 없게 된 경우

　2. 직무와 관련된 비위 사실이 있는 경우

　3. 직무태만, 품위손상이나 그 밖의 사유로 위원으로 적합하지 아니하다고 인정되는 경우

　4. 위원 스스로 직무를 수행하는 것이 곤란하다고 의사를 밝히는 경우

③ 위원회의 위원장(이하 이 조에서 "위원장"이라 한다)은 위원회를 대표하며, 위원회의 업무를 총괄한다.

④ 위원장이 부득이한 사유로 직무를 수행할 수 없을 때에는 위원장이 지명하는 위원이 그 직무를 대행한다.

⑤ 위원회의 회의는 보건복지부장관이나 위원 3분의 1 이상이 요구할 때 또는 위원장이 필요하다고 인정할 때에 소집하고, 위원장이 그 의장이 된다.

⑥ 위원회의 회의는 재적위원 과반수의 출석으로 개의(開議)하고 출석　위원 과반수의 찬성으로 의결한다.

⑦ 위원회의 사무를 처리하기 위하여 위원회에 간사 1명을 두며, 간사는 보건복지부 소속 공무원 중에서 보건복지부장관이 지명한다.

⑧ 위원회의 회의에 참석한 위촉 위원에게는 예산의 범위에서 수당·여비와 그 밖에 필요한 경비를 지급할 수 있다.

제3조(전문위원회)

① 위원회는 위원회의 심의사항을 전문적으로 검토하기 위하어 필요한 경우 분야별 전문위원회를 둘 수 있다.

② 분야별 전문위원회는 위원장 1명을 포함하여 10명 이내의 위원으로 성별을 고려하여 구성한다.

③ 분야별 전문위원회의 위원장 및 위원은 보건복지부장관이 임명하거나 위촉한다.

제4조(운영세칙) 이 영에서 규정한 사항 외에 위원회와 분야별 전문위원회의 구성 및 운영 등에 필요한 사항은 보건복지부장관이 정한다.

제5조(국립연명의료관리기관)

① 법 제9조제1항에 따른 국립연명의료관리기관(이하 "관리기관"이라 한다)의 장은 보건복지부장관이 임명하거나 위촉한다.

② 관리기관의 장은 관리기관의 효율적 운영을 위하여 필요하다고 인정하는 경우에는 보건복지부장관이 정하는 바에 따라 연명의료, 연명의료중단등결정 및 그 이행과 관련된 분야의 전문가로 구성되는 운영위원회를 둘 수 있다.

③ 관리기관의 장은 소관 업무를 수행하기 위하여 필요하다고 인정하는 경우에는 관계 중앙행정기관의 장, 지방자치단체의 장, 「공공기관의 운영에 관한 법률」 제4조에 따른 공공기관의 장 및 보건의료 관련 기관·법인·단체·전문가에게 자료 또는 의견의 제출을 요청할 수 있다.

④ 관리기관의 장은 보건복지부장관이 정하는 바에 따라 사업운영계획, 사업추진실적, 재정운용계획 및 재정집행내역 등을 보건복지부장관에게 보고하여야 한다.

⑤ 법 제9조제2항제5호에서 "대통령령으로 정하는 업무"란 다음 각 호의 업무를 말한다.

1. 법 제9조제2항제1호부터 제4호까지의 업무수행에 필요한 정보처리시스템의 구축·운영

2. 연명의료, 연명의료중단등결정 및 그 이행과 관련하여 의료기관 개설자, 의료인 또는 의료기관 종사자에 대한 교육 및 정보제공

3. 그 밖에 제1호 및 제2호에 준하는 업무로서 연명의료, 연명의료중단등결정 및 그 이행과 관련하여 보건복지부장관이 특히 필요하다고 인정하는 업무

제6조(연명의료계획서의 작성) 법 제10조제4항제2호에서 "대통령령으로 정하는 방법"이란 녹화(錄畵)를 말한다.

제7조(사전연명의료의향서 등록기관의 지정 요건)

① 법 제11조제1항에 따른 사전연명의료의향서 등록기관(이하 "등록기관"이라 한다)의 지정 요건은 다음 각 호와 같다.

   1. 소관 업무를 독립적으로 수행할 수 있는 사무실 및 상담실을 갖출 것

   2. 소관 업무의 수행에 필요한 온라인 업무처리시스템을 갖출 것

   3. 소관 업무를 전문적으로 수행할 수 있는 1개 이상 전담부서와 2명 이상의 인력을 갖출 것

② 제1항에 따른 지정기준의 세부 내용 및 운영 등에 필요한 사항은 보건복지부장관이 정하여 고시한다.

제8조(기록의 이관)

① 등록기관의 장은 법 제13조제3항에 따라 보관하고 있는 기록을 관리기관의 장에게 이관할 때에는 등록기관의 지정이 취소된 날부터 30일 이내에 이관하여야 한다.

② 등록기관의 장은 법 제13조제3항에 따라 보관하고 있는 기록을 관리기관의 장에게 이관할 때에는 보관하고 있는 기록의 전체 목록을 작성하여 함께 제출하여야 한다.

③ 제1항 및 제2항에서 규정한 사항 외에 등록기관의 장이 보관하고 있는 기록의 이관을 위한 절차 및 방법 등에 필요한 세부 사항은 보건복지부장관이 정하여 고시한다.

제9조(환자의 의사를 확인할 수 없는 경우의 연명의료중단등결정)

① 법 제18조제1항제2호에서 "행방불명자 등 대통령령으로 정하는 사유에 해당하는 사람"이란 다음 각 호의 어느 하나에 해당하는 사람을 말한다.

  1. 경찰관서에 행방불명 사실이 신고된 날부터 3년 이상 경과한 사람

  2. 실종선고를 받은 사람

  3. 의식불명 또는 이에 준하는 사유로 자신의 의사를 표명할 수 없는 의학적 상태에 있는 사람으로서 해당 의학적 상태에 대하여 전문의 1명 이상의 진단·확인을 받은 사람

② 환자가족이 법 제18조제1항제2호에 따라 연명의료중단등결정의 의사표시를 하는 경우 그 가족 중에 제1항 각 호의 어느 하나에 해당하는 사람이 있는 경우에는 해당 사실을 증명할 수 있는 서류를 담당의사에게 제출하여야 한다.

제10조(연명의료중단등결정 관련 기록의 보존) 법 제20조제7호에서 "대통령령으로 정하는 사항"이란 법 제14조제2항제1호 또는 제2호에 따른 의료기관윤리위원회의 심의에 관련된 기록을 말한다.

제11조(호스피스·완화의료 사업의 위탁)

① 보건복지부장관은 법 제21조제2항에 따라 같은 조 제1항에 따른 사업을 다음 각 호의 어느 하나에 해당하는 전문기관 또는 단체에 위탁할 수 있다.

  1. 법 제23조제1항 각 호 외의 부분 전단에 따른 중앙호스피스센터(이하 "중앙센터")

  2. 법 제24조제1항 각 호 외의 부분 전단에 따른 권역별호스피스센터(이하 "권역별센터")

  3. 「공공기관의 운영에 관한 법률」 제4조에 따른 공공기관 중 그 설립 목적이 보건의료와 관련되는 공공기관

  4. 위탁업무 수행에 필요한 조직·인력 및 전문성 등을 갖춘 기관·단체로서 보건복지부장관이 정하여 고시하는 기관 또는 단체

② 보건복지부장관은 법 제21조제2항에 따라 위탁하려는 경우에는 그 위탁 기준·절차 및 방법 등에 관한 사항을 미리 공고하여야 한다.

③ 보건복지부장관은 법 제21조제2항에 따라 위탁한 경우에는 그 위탁 내용 및 수탁자 등에 관한 사항을 관보에 고시하고, 보건복지부의 인터넷 홈페이지에 게재하여야 한다.

④ 법 제21조제2항에 따라 위탁받은 전문기관 및 단체는 사업운영계획, 사업운영실적, 재정운영계획 및 재정운영실적 등을 보건복지부장관에게 보고하여야 한다.

⑤ 제2항부터 제4항까지의 규정에 따른 위탁 기준 등의 공고, 위탁 내용 등의 고시 및 위탁업무의 보고 등에 필요한 세부 사항은 보건복지부장관이 정하여 고시한다.

제12조(호스피스전문기관 평가업무 위탁)

① 보건복지부장관은 법 제29조제4항에 따라 법 제25조제1항에 따라 지정받은 호스피스전문기관 (이하 "호스피스전문기관"이라 한다)의 평가업무를 다음 각 호의 어느 하나에 해당하는 전문기 관 또는 단체에 위탁할 수 있다. 〈개정 2018.2.2.〉

 1. 중앙센터

 2. 「공공기관의 운영에 관한 법률」 제4조에 따른 공공기관 중 그 설립 목적이 보건의료와 관련 되는 공공기관

 3. 위탁업무 수행에 필요한 조직·인력 및 전문성 등을 갖춘 기관·단체로서 보건복지부장관 이 정하여 고시하는 기관 또는 단체

② 보건복지부장관은 법 제29조제4항에 따라 호스피스전문기관 평가업무를 위탁하는 경우 그 위 탁 기준 등의 공고, 위탁 내용 등의 고시 및 위탁업무의 보고 등에 관하여는 제11조제2항부터 제5항까지의 규정을 준용한다.

제13조(민감정보 및 고유식별정보의 처리)

① 보건복지부장관(제11조제1항 및 제12조제1항에 따라 보건복지부장관의 업무를 위탁받은 자를 포함한다), 중앙센터의 장(제3호의 사무만 해당한다), 권역별센터의 장(제5호의 사무만 해당한 다) 또는 호스피스전문기관(제6호의2의 사무만 해당한다)은 다음 각 호의 사무를 수행하기 위 하여 불가피한 경우 「개인정보 보호법」 제23조에 따른 건강에 관한 정보, 같은 법 시행령 제19 조에 따른 주민등록번호, 여권번호 또는 외국인등록번호가 포함된 자료를 처리할 수 있다. 〈개 정 2018.2.2.〉

 1. 법 제21조제1항에 따른 호스피스·완화의료를 위한 사업의 실시에 관한 사무

 2. 중앙센터의 지정에 관한 사무

 3. 법 제23조제1항제1호·제2호·제5호 및 제6호에 따른 사무

 4. 권역별센터의 지정에 관한 사무

 5. 법 제24조제1항제1호·제4호 및 제7호에 따른 사무

 6. 법 제25조제1항 및 제26조제1항에 따른 호스피스전문기관의 지정·변경에 관한 사무

 6의2. 법 제28조에 따른 호스피스·완화의료 이용의 신청 및 철회에 관한 사무

 7. 법 제29조에 따른 호스피스전문기관의 평가에 관한 사무

② 담당의사 또는 해당 분야의 전문의(제2호부터 제4호까지의 사무만 해당한다)는 다음 각 호의 사무를 수행하기 위하여 불가피한 경우 「개인정보 보호법」 제23조에 따른 건강에 관한 정보, 같은 법 시행령 제19조에 따른 주민등록번호, 여권번호 또는 외국인등록번호가 포함된 자료를 처리할 수 있다. 〈신설 2018.2.2.〉

 1. 법 제10조에 따른 연명의료계획서의 작성·변경·철회에 관한 사무

 2. 법 제16조에 따른 환자가 임종과정에 있는지 여부에 대한 판단결과의 기록에 관한 사무

 3. 법 제17조에 따른 연명의료중단등결정에 관한 환자의 의사 확인, 관리기관에 대한 등록조 회 및 환자의사 확인결과의 기록에 관한 사무

4. 법 제18조에 따른 연명의료중단등결정에 관한 의사표시의 확인 사무 및 그 확인 결과의 기록에 관한 사무

5. 법 제19조에 따른 연명의료중단등결정의 이행 등에 관한 사무

제14조(과태료) 법 제43조제1항부터 제3항까지의 규정에 따른 과태료 부과기준은 별표와 같다.

■ **부칙** 〈제28620호, 2018.2.2.〉

이 영은 2018년 2월 4일부터 시행한다.

CHAPTER **03**

호스피스·완화의료 및 임종과정에 있는 환자의 연명의료결정에 관한 법률 시행규칙

제1조(목적) 이 규칙은 「호스피스 · 완화의료 및 임종과정에 있는 환자의 연명의료결정에 관한 법률」 및 같은 법 시행령에서 위임된 사항과 그 시행에 필요한 사항을 규정함을 목적으로 한다.

제2조(말기환자의 진단 기준) 「호스피스 · 완화의료 및 임종과정에 있는 환자의 연명의료결정에 관한 법률」(이하 "법"이라 한다) 제2조제3호에 따라 담당의사와 해당 분야 전문의 1명이 말기환자 여부를 진단하는 경우에는 다음 각 호의 기준을 종합적으로 고려하여야 한다.

1. 임상적 증상
2. 다른 질병 또는 질환의 존재 여부
3. 약물 투여 또는 시술 등에 따른 개선 정도
4. 종전의 진료 경과
5. 다른 진료 방법의 가능 여부
6. 그 밖에 제1호부터 제5호까지의 규정에 준하는 것으로서 말기환자의 진단을 위하여 보건복지부장관이 특히 필요하다고 인정하는 기준

제3조(연명의료계획서)

① 법 제10조제1항에 따른 연명의료계획서는 별지 제1호서식과 같다.

② 법 제10조제3항제6호에서 "보건복지부령으로 정하는 사항"이란 법 제14조제1항에 따른 의료기관윤리위원회의 이용에 관한 사항을 말한다.

③ 법 제10조제4항제5호에서 "보건복지부령으로 정하는 사항"이란 다음 각 호의 사항을 말한다. 〈개정 2018.2.2.〉

   1. 환자의 성명 및 주민등록번호

   2. 환자가 말기환자 또는 임종과정에 있는 환자(이하 "말기환자등"이라 한다)인지 여부

   3. 연명의료계획서의 열람허용 여부

   4. 담당의사의 소속 의료기관 및 면허번호

④ 담당의사는 법 제10조제1항부터 제4항까지의 규정에 따라 연명의료계획서를 작성하거나 같은 조 제5항에 따라 연명의료계획서의 변경 또는 철회 요청을 받은 경우에는 지체 없이 소속 의료기관의 장에게 보고하여야 한다.

⑤ 법 제10조제6항에 따라 의료기관의 장이 법 제9조제1항에 따른 국립연명의료관리기관(이하 "관리기관"이라 한다)의 장에게 연명의료계획서의 등록·변경 또는 철회 결과를 통보하는 경우

에는 「호스피스·완화의료 및 임종과정에 있는 환자의 연명의료결정에 관한 법률 시행령」(이하 "영"이라 한다) 제5조제5항제1호에 따른 정보처리시스템을 통하여 할 수 있다.

제4조(등록기관의 지정 절차)

① 법 제11조제1항에 따라 사전연명의료의향서 등록기관(이하 "등록기관"이라 한다)의 지정을 받으려는 자는 별지 제2호서식의 사전연명의료의향서 등록기관 지정(변경)신청서(전자문서로 된 신청서를 포함한다)에 다음 각 호의 서류(전자문서를 포함한다)를 첨부하여 보건복지부장관에게 제출하여야 한다.

1. 법 제11조제1항 각 호에 해당하는 기관임을 증명하는 서류
2. 영 제7조제1항 각 호에 따른 지정 요건에 적합함을 증명하는 서류
3. 사업운영계획서

② 보건복지부장관은 제1항에 따른 지정 신청의 검토를 위하여 필요하다고 인정하는 경우에는 현지 확인을 할 수 있고, 관계 중앙행정기관 또는 지방자치단체의 장에게 자료 또는 의견의 제출 등을 요청할 수 있다.

③ 보건복지부장관은 법 제11조제1항에 따라 등록기관을 지정한 경우에는 별지 제3호서식의 사전연명의료의향서 등록기관 지정서를 발급하여야 하고, 보건복지부 인터넷 홈페이지에 그 지정 사실을 게재하여야 한다.

④ 법 제11조제1항에 따라 등록기관으로 지정받은 자가 다음 각 호의 어느 하나에 해당하는 사항을 변경하려는 경우에는 별지 제2호서식의 사전연명의료의향서 등록기관 지정(변경)신청서(전자문서로 된 신청서를 포함한다)에 변경사항을 확인할 수 있는 서류(전자문서를 포함한다)를 첨부하여 보건복지부장관에게 제출하여야 한다.

1. 등록기관의 명칭
2. 등록기관의 소재지
3. 등록기관의 대표자
4. 영 제7조제1항 각 호에 따른 등록기관의 지정 요건

⑤ 제1항부터 제4항까지에서 규정한 사항 외에 등록기관의 지정절차 및 지정방법 등에 필요한 세부 사항은 보건복지부장관이 정하여 고시한다.

제5조(등록기관의 업무)

① 법 제11조제2항제5호에서 "보건복지부령으로 정하는 업무"란 사전연명의료의향서의 보존 및 관리에 관한 업무를 말한다.

② 등록기관은 법 제11조제3항에 따라 관리기관의 장에게 업무 수행의 결과를 보고하는 경우에는 영 제5조제5항제1호에 따른 정보처리시스템을 통하여 보고할 수 있다.

제6조(등록기관의 폐업 등 신고)

① 법 제11조제5항에 따라 등록기관의 장이 폐업, 휴업 또는 운영 재개를 하려는 경우에는 폐업, 휴업 또는 운영 재개 예정일 10일 전까지 별지 제4호서식의 사전연명의료의향서 등록기관 폐업(휴업, 운영 재개) 신고서(전자문서로 된 신고서를 포함한다)에 다음 각 호의 구분에 따른 서류(전자문서를 포함한다)를 첨부하여 보건복지부장관에게 제출하여야 한다.

　1. 폐업 또는 휴업: 법 제11조제6항 본문에 따른 관련 기록의 이관에 관한 조치계획서

　2. 운영 재개: 영 제7조제1항 각 호에 따른 지정 요건에 적합함을 증명하는 서류

② 보건복지부장관은 법 제11조제5항에 따라 등록기관의 폐업 또는 휴업 신고를 받은 경우에는 제1항제1호에 따른 조치계획서에 따라 관련 기록이 이관되었는지 여부를 확인·점검하여야 한다.

제7조(등록기관의 기록 이관)

① 법 제11조제6항 본문에 따라 등록기관의 장이 관리기관의 장에게 이관하여야 하는 관련 기록은 사전연명의료의향서의 등록·변경 또는 철회와 관련된 모든 기록을 말한다.

② 법 제11조제6항 본문에 따라 등록기관의 장이 관리기관의 장에게 관련 기록을 이관하는 경우에는 휴업 또는 폐업 예정일 3일 전까지 이관하여야 한다.

③ 법 제11조제6항 단서에 따라 관련 기록의 직접 보관에 대한 허가를 받으려는 자는 별지 제5호서식의 관련 기록 직접 보관 허가신청서(전자문서로 된 신청서를 포함한다)에 다음 각 호의 서류(전자문서를 포함한다)를 첨부하여 관리기관의 장에게 제출하여야 한다.

　1. 관련 기록에 대한 전체 목록

　2. 관련 기록에 대한 보관계획서

④ 관리기관의 장은 제3항에 따른 허가 신청에 대하여 허가 여부를 결정한 경우에는 신청인에게 서면(전자문서를 포함한다)으로 그 결과를 알려야 한다.

⑤ 제1항부터 제4항까지에서 규정한 사항 외에 관련 기록의 이관 또는 직접 보관 허가 신청의 절차 및 방법 등에 필요한 세부 사항은 보건복지부장관이 정하여 고시한다.

제8조(사전연명의료의향서)

① 법 제12조제1항에 따른 사전연명의료의향서는 별지 제6호서식과 같다.

② 법 제12조제2항제6호에서 "보건복지부령으로 정하는 사항"이란 법 제11조제6항 및 제13조제3항에 따른 기록의 이관에 관한 사항을 말한다.

③ 법 제12조제3항제4호에서 "보건복지부령으로 정하는 사항"이란 다음 각 호의 사항을 말한다.

　1. 작성자의 성명 및 주민등록번호

　2. 작성자가 법 제12조제2항 각 호의 사항에 대한 설명을 이해하였다는 확인

　3. 사전연명의료의향서의 열람허용 여부

　4. 등록기관 및 상담자에 관한 사항

④ 법 제12조제5항 및 제7항에 따라 등록기관의 장이 관리기관의 장에게 사전연명의료의향서의 등록·변경 또는 철회 결과를 통보하는 경우에는 영 제5조제5항제1호에 따른 정보처리시스템을 통하여 할 수 있다.

제9조(의료기관윤리위원회의 등록 및 업무)

① 법 제14조제1항에 따른 의료기관윤리위원회(이하 "윤리위원회"라 한다)를 설치한 의료기관의 장은 해당 윤리위원회를 설치한 날부터 10일 이내에 보건복지부장관에게 등록하여야 한다.

② 제1항에 따라 윤리위원회를 등록하려는 의료기관은 별지 제7호서식의 의료기관윤리위원회 등록신청서(전자문서로 된 신청서를 포함한다)에 다음 각 호의 서류(전자문서를 포함한다)를 첨

부하여 보건복지부장관에게 제출하여야 한다.

  1. 윤리위원회의 위원에 관한 서류

  2. 윤리위원회의 운영계획에 관한 서류

③ 법 제14조제2항제5호에서 "보건복지부령으로 정하는 사항"이란 다음 각 호의 사항을 말한다.

  1. 연명의료중단등결정 및 그 이행에 관한 통계 분석

  2. 연명의료중단등결정 및 그 이행에 관한 평가 및 개선방안 마련

  3. 그 밖에 연명의료중단등결정과 그 이행의 적절한 운영을 위하여 보건복지부장관이 특히 필요하다고 인정하는 사항

④ 제1항에도 불구하고 법 제14조제5항에 따라 윤리위원회 업무의 수행에 대한 위탁 협약을 맺은 의료기관은 별지 제7호서식의 의료기관윤리위원회 등록신청서(전자문서로 된 신청서를 포함한다)에 위탁 협약서(전자문서를 포함한다)를 첨부하여 보건복지부장관에게 제출하여야 한다. 이 경우 해당 위탁 협약서에는 다음 각 호의 사항이 포함되어야 한다.

  1. 위탁 내용

  2. 위탁 기간

  3. 위탁 비용

  4. 위탁에 따른 권리 · 의무 등에 관한 사항

  5. 위탁의 종료 · 해지 등에 관한 사항

  6. 그 밖에 윤리위원회의 업무 성격을 고려하여 보건복지부장관이 특히 필요하다고 인정하는 사항

제10조(윤리위원회)

① 윤리위원회는 위원장 1명을 포함하여 5명 이상 20명 이하의 위원으로 구성한다.

② 윤리위원회 위원의 임기는 2년으로 한다.

③ 윤리위원회는 재적위원 과반수의 출석으로 개의(開議)하고, 출석위원 과반수의 찬성으로 의결한다. 다만, 법 제14조제2항제1호 및 제2호에 따른 심의 안건은 재적위원 과반수의 찬성으로 의결한다.

④ 의료기관의 장은 윤리위원회의 효율적 업무 수행을 위하여 필요하다고 인정하는 경우에는 윤리위원회를 지원하는 전담기구 또는 전담인력을 둘 수 있다.

⑤ 제1항부터 제4항까지에서 규정한 사항 외에 윤리위원회의 구성 및 운영 등에 필요한 세부 사항은 보건복지부장관이 정한다.

제11조(공용윤리위원회)

① 보건복지부장관은 법 제14조제6항에 따라 윤리위원회 중에서 공용윤리위원회를 지정할 수 있다. 이 경우 해당 윤리위원회의 위원 구성, 운영 실태 및 업무 성과 등을 종합적으로 고려하여야 한다.

② 보건복지부장관은 법 제14조제6항에 따라 공용윤리위원회를 지정한 경우에는 별지 제8호서식의 공용윤리위원회 지정서를 발급하여야 한다.

③ 공용윤리위원회의 위원장은 소관 업무의 추진을 위하여 필요하다고 인정하는 경우에는 보건의

료 관계 기관·단체·전문가 등에게 자료 또는 의견의 제출 등을 요청할 수 있다.

④ 공용윤리위원회의 위원장은 매년 업무추신현황 및 운영실적 등을 다음 해 1월 31일까지 보건 복지부장관에게 보고하여야 한다.

⑤ 제1항부터 제4항까지에서 규정한 사항 외에 공용윤리위원회의 구성 및 운영 등에 필요한 세부 사항은 보건복지부장관이 정한다.

제12조(임종과정에 대한 판단 및 기록)

법 제16조에 따라 환자가 임종과정에 있는지 여부를 판단한 담당의사는 별지 제9호서식에 따라 그 판단 결과를 기록하여야 한다.

제13조(환자의 의사 확인)

① 법 제17조제1항제3호 각 목 외의 부분 본문에 따라 담당의사와 해당 분야의 전문의가 환자의 의사를 확인하는 경우에는 해당 환자의 가족관계증명서를 확인하여야 한다.

② 법 제17조제3항에 따른 연명의료중단등결정에 관한 환자의사 확인 결과는 다음 각 호의 구분에 따라 기록한다.

1. 법 제17조제1항제2호의 경우: 별지 제10호서식에 따라 기록할 것
2. 법 제17조제1항제3호의 경우: 별지 제11호서식에 따라 기록할 것

③ 법 제17조제1항제3호 각 목 외의 부분 단서에서 "보건복지부령으로 정하는 객관적인 증거가 있는 경우"란 환자 본인이 직접 작성한 문서, 녹음물, 녹화물 또는 이에 준하는 기록물에서 본인이 연명의료중단등결정에 관한 의사를 직접적으로 표명하는 경우를 말한다.

제14조(환자의 의사를 확인할 수 없는 경우의 연명의료중단등결정 확인 결과 기록)

① 법 제18조제1항 각 호 외의 부분 본문에 따라 담당의사 또는 해당 분야의 전문의가 환자의 연명의료중단등결정을 확인하는 경우에는 해당 환자의 가족관계증명서를 확인하여야 한다.

② 법 제18조제1항제1호 및 제2호에 따라 연명의료중단등결정을 확인한 담당의사 및 해당 분야 전문의는 별지 제12호서식에 따라 그 확인 결과를 기록하여야 한다.

제15조(연명의료중단등결정의 이행)

① 법 제19조제4항에 따라 연명의료중단등결정을 이행한 담당의사는 별지 제13호서식에 따라 그 과정 및 결과를 기록하여야 한다.

② 의료기관의 장이 법 제19조제5항에 따라 관리기관의 장에게 연명의료중단등결정 이행 결과를 통보하는 경우에는 영 제5조제5항제1호에 따른 정보처리시스템을 통하여 할 수 있다.

제16조(중앙호스피스센터의 지정기준)

① 법 제23조제1항 각 호 외의 부분 전단에서 "보건복지부령으로 정하는 기준"이란 다음 각 호의 기준을 말한다.

1. 법 제25조제1항에 따른 호스피스전문기관(이하 "호스피스전문기관"이라 한다)의 지정을 받을 것
2. 다른 병동과 물리적으로 구분되는 호스피스·완화의료(이하 "호스피스"라 한다) 병동을 갖출 것
3. 소관 업무 수행에 필요한 독립된 사무실·연구실 및 회의실을 갖출 것
4. 소관 업무 수행에 필요한 독립된 온라인정보시스템을 갖출 것

5. 소관 업무를 전문적으로 수행할 수 있는 1개 이상의 전담부서와 10명 이상의 전담인력을 갖출 것

② 제1항에 따른 지정기준의 세부 내용 및 운영 등에 필요한 사항은 보건복지부장관이 정하여 고시한다.

제17조(중앙호스피스센터의 지정 및 지정 취소)

① 법 제23조제1항에 따른 중앙호스피스센터(이하 "중앙센터"라 한다)의 지정을 받으려는 자는 별지 제14호서식의 중앙호스피스센터(권역별호스피스센터) 지정신청서(전자문서로 된 신청서를 포함한다)에 다음 각 호의 서류(전자문서를 포함한다)를 첨부하여 보건복지부장관에게 제출하여야 한다.

1. 호스피스전문기관 지정서 사본
2. 제16조제1항에 따른 지정기준에 적합함을 증명하는 서류
3. 사업운영계획서 및 재정운용계획서

② 보건복지부장관은 제1항에 따른 지정 신청의 검토를 위하여 필요하다고 인정하는 경우에는 현지 확인을 할 수 있고, 관계 중앙행정기관 또는 지방자치단체의 장에게 자료 또는 의견의 제출 등을 요청할 수 있다.

③ 보건복지부장관은 법 제23조제1항에 따라 중앙센터를 지정한 경우에는 별지 제15호서식의 중앙호스피스센터(권역별호스피스센터) 지정서를 발급한다.

④ 보건복지부장관은 법 제23조제3항에 따라 중앙센터의 지정을 취소하려는 경우에는 그 사유를 명시하여 문서(전자문서를 포함한다)로 통지하여야 한다.

⑤ 제1항부터 제4항까지에서 규정한 사항 외에 중앙센터의 지정 또는 지정 취소의 방법 및 절차 등에 필요한 세부 사항은 보건복지부장관이 정하여 고시한다.

제18조(중앙호스피스센터의 운영)

① 중앙센터의 장은 소관 업무의 수행을 위하여 필요하다고 인정하는 경우에는 지방자치단체의 장 또는 보건의료 관계 기관·단체·전문가 등에게 자료 또는 의견의 제출 등을 요청할 수 있다.

② 중앙센터의 장은 소관 업무의 원활한 수행을 위하여 보건복지부장관이 정하는 바에 따라 법 제24조제1항에 따른 권역별호스피스센터(이하 "권역별센터"라 한다) 및 호스피스전문기관 등과 필요한 협조체계를 구축·운영하여야 한다.

③ 중앙센터의 장은 매년 사업운영계획, 사업운영실적, 재정운용계획 및 재정집행내역 등을 보건복지부장관에게 보고하여야 한다.

④ 제1항부터 제3항까지에서 규정한 사항 외에 중앙센터의 운영에 필요한 세부 사항은 보건복지부장관이 정하여 고시한다.

제19조(권역별호스피스센터의 지정 및 운영 등)

① 법 제24조제1항 각 호 외의 부분 전단에 따른 권역별센터의 지정기준에 관하여는 제16조를 준용한다. 이 경우 제16조제1항제5호에 따른 "10명 이상의 전담인력"은 "4명 이상의 전담인력"으로 본다.

② 보건복지부장관은 법 제24조제1항에 따라 권역별센터를 지정할 경우에는 특별시·광역시·특별자치시·도·특별자치도(이하 "시·도"라 한다)별로 1개의 권역별센터를 지정한다. 다만, 해당 시·도의 의료자원 분포 및 주민 수 등을 고려하여 2개 이상의 시·도를 통합하여 1개의 권역별센터를 지정하거나 1개 시·도에 2개 이상의 권역별센터를 지정할 수 있다.

③ 권역별센터의 지정 또는 지정 취소의 절차 및 방법 등에 관하여는 제17조를 준용하고, 권역별센터의 운영에 관하여는 제18조를 준용한다.

제20조(호스피스전문기관의 지정)

① 법 제25조제1항에 따른 호스피스전문기관의 지정기준은 별표 1과 같다.

② 법 제25조제2항에 따라 호스피스전문기관으로 지정받으려는 자는 별지 제16호서식의 호스피스전문기관 지정신청서(전자문서로 된 신청서를 포함한다)에 다음 각 호의 서류(전자문서를 포함한다)를 첨부하여 보건복지부장관에게 신청하여야 한다.

  1. 의료기관 개설신고증명서 또는 개설허가증 사본

  2. 별표 1에 따른 지정기준에 적합함을 증명하는 서류

  3. 사업운영계획서

  4. 최근 6개월 간 호스피스 진료실적보고서(진료실적이 있는 경우만 해당한다)

  5. 「의료법 시행규칙」 제64조의5에 따른 의료기관 인증서 사본(인증을 받은 경우만 해당한다)

③ 보건복지부장관은 제1항에 따른 지정 신청의 검토를 위하여 필요하다고 인정하는 경우에는 현지 확인을 할 수 있고, 지방자치단체의 장에게 필요한 협조를 요청할 수 있다.

④ 보건복지부장관은 법 제25조제1항에 따라 호스피스전문기관을 지정한 경우에는 별지 제17호서식의 호스피스전문기관 지정서를 발급하고 그 지정 사실을 보건복지부 인터넷 홈페이지에 게재하여야 한다.

⑤ 제1항부터 제4항까지에서 규정한 사항 외에 호스피스전문기관의 지정절차 및 지정방법 등에 필요한 세부 사항은 보건복지부장관이 정하여 고시한다.

[시행일:2018.2.4.] 제20조(요양병원만 해당한다)

제21조(호스피스전문기관의 변경 신고 등)

① 법 제26조제1항에 따라 호스피스전문기관이 다음 각 호의 사항을 변경하려는 경우에는 별지 제18호서식의 호스피스전문기관 변경신고서(전자문서로 된 신고서를 포함한다)에 해당 변경 사항을 확인할 수 있는 서류(전자문서를 포함한다)를 첨부하여 보건복지부장관에게 제출하여야 한다.

  1. 호스피스전문기관의 소재지

  2. 호스피스전문기관의 대표자

  3. 별표 1에 따른 인력 및 시설(입원실·임종실·상담실·가족실 및 목욕실만 해당한다)

  4. 별표 1에 따른 호스피스 병동 전체의 병상 수 또는 입원실의 병상 수

② 법 제26조제2항에 따라 호스피스전문기관의 장이 폐업 또는 휴업하려는 경우에는 별지 제19호서식의 호스피스전문기관 휴업·폐업 신고서(전자문서로 된 신고서를 포함한다)에 다음 각 호의 서류(전자문서를 포함한다)를 첨부하여 보건복지부장관에게 제출하여야 한다.

  1. 호스피스전문기관 지정서

  2. 해당 호스피스전문기관의 입원환자에 대한 조치계획서

③ 제1항 및 제2항에서 규정한 사항 외에 호스피스전문기관의 변경 또는 폐업·휴업 신고의 절차 및 방법 등에 필요한 세부 사항은 보건복지부장관이 정하여 고시한다.

제22조(호스피스의 신청 및 철회)

① 법 제28조제1항에 따른 호스피스 이용동의서는 별지 제20호서식과 같다.

② 법 제28조제2항에 따라 지정대리인이 호스피스 이용을 신청하는 경우에는 대리권의 지정에 관한 증명서류를, 법 제17조제1항제3호에 따른 사람이 신청하는 경우에는 가족관계증명서를 호스피스전문기관에 각각 제출하여야 한다.

③ 법 제28조제3항에 따라 말기환자등이 호스피스의 신청을 철회하는 경우에는 서면 또는 구두로 할 수 있다. 다만, 대리인을 통하여 철회하는 경우에는 철회에 관한 서면과 대리권을 수여하였음을 증명하는 서류를 함께 제출하여야 한다.

④ 제1항부터 제3항까지에서 규정한 사항 외에 호스피스 신청 및 철회의 방법·절차 등에 필요한 세부 사항은 보건복지부장관이 정하여 고시한다.

제23조(호스피스전문기관의 평가)

① 법 제29조제1항에 따른 호스피스전문기관 평가는 다음 각 호의 구분에 따라 실시한다.

  1. 평가 시기: 매년 정기적으로 실시할 것. 다만, 보건복지부장관이 필요하다고 인정하는 경우에는 수시 평가를 실시할 수 있다.

  2. 평가 방법: 서면조사 및 현지조사의 방법으로 실시할 것. 다만, 보건복지부장관이 필요하다고 인정하는 경우에는 설문조사 또는 온라인조사의 방법을 병행하여 실시할 수 있다.

  3. 평가 일정: 평가 실시 30일 전에 미리 통보할 것. 다만, 보건복지부장관은 평가 일정의 변경이 필요한 경우에는 평가 대상 호스피스전문기관과 협의하여 그 일정을 변경할 수 있다.

② 법 제29조제1항제3호에서 "보건복지부령으로 정하는 사항"이란 다음 각 호의 사항을 말한다.

  1. 법 제25조제3항에 따라 지원받은 예산 집행의 적절성

  2. 법 제27조에 따른 설명의무 이행의 적절성

  3. 그 밖에 호스피스전문기관의 업무 평가를 위하여 보건복지부장관이 특히 필요하다고 인정하는 사항

③ 보건복지부장관은 호스피스전문기관 평가를 위하여 필요하다고 인정하는 경우에는 보건의료 관계 기관·단체·전문가 등에게 자료 또는 의견의 제출 등을 요청할 수 있다.

④ 보건복지부장관은 법 제29조제3항에 따라 호스피스전문기관에 대한 평가결과를 공개하는 경우에는 보건복지부 인터넷 홈페이지와 보건복지부장관이 지정하는 인터넷 홈페이지에 게재하여야 한다.

제24조(호스피스전문기관 지정 취소)

① 법 제30조제1항에 따른 호스피스전문기관의 지정 취소 및 업무 정지의 세부 기준은 별표 2와 같다.

② 보건복지부장관은 법 제30조제1항에 따라 호스피스전문기관의 지정을 취소하거나 업무 정지

를 명한 경우에는 보건복지부 인터넷 홈페이지와 보건복지부장관이 지정하는 인터넷 홈페이지에 그 내용을 게재하여야 한다.

③ 법 제30조제1항에 따라 지정 취소 또는 업무 정지를 받은 호스피스전문기관은 지정 취소 또는 업무 정지를 받은 날부터 7일 이내에 호스피스전문기관 지정서를 보건복지부장관에게 반납하여야 한다.

제25조(기록 열람 등)

① 법 제33조제1항 전단에 따라 환자가족이 연명의료중단등결정 또는 이행에 관한 기록의 열람을 요청하는 경우에는 별지 제21호서식의 기록열람 신청서(전자문서로 된 신청서를 포함한다)에 다음 각 호의 서류(전자문서를 포함한다)를 첨부하여 관리기관 또는 해당 의료기관의 장에게 제출하여야 한다.

  1. 열람을 요청하는 사람의 신분증 사본
  2. 가족관계증명서

② 법 제33조제1항 후단에 따라 관리기관 또는 해당 의료기관의 장이 기록의 열람을 거부하는 경우에는 그 거부사유를 기재한 서면(전자문서를 포함한다)으로 하여야 한다.

③ 제1항 및 제2항에서 규정한 사항 외에 환자의 연명의료중단등결정 또는 그 이행에 관한 기록의 열람 또는 열람 거부의 절차·방법 등에 필요한 세부 사항은 보건복지부장관이 정하여 고시한다.

■ 부칙 〈제552호, 2018.2.2.〉

이 규칙은 2018년 2월 4일부터 시행한다.

_찾아보기

편저자 소개

이무식

계명대학교 의과대학을 졸업하였으며, 계명대학교 동산의료원에서 인턴 및 레지던트 과정을 수료하고, 예방의학과 전문의 및 직업환경의학과 전문의를 취득하였다. 동 대학원에서 의학석·박사를 취득하였고, 미국 메이요클리닉에서 연수하였다. 현재 건양대학교 의과대학 예방의학교실 교수, 건양대학교병원 직업환경의학과장, 건양대학교 보건복지대학원장, 오스트리아 다뉴브대 명예교수(ehrenprofessor), 한국농촌의학지역보건학회장 등으로 봉사하고 있다. 대통령표창 및 국무총리표창을 수여받았다.

장주동

사회복지사, 장례지도사, 토목기사, ICARA SBIRT CERTIFICATION, Lifestyle Medicine and Health Promotion Certification Program Step Ⅰ, 보육교사 등 다양한 자격과 역할로 사회봉사활동에 참여하고 있다. 삼육대학교 신학석사, 삼육대학교 보건학 석사, 동신대학교 사회복지학 석사, 건양대학교 보건학 박사 등을 취득하였으며, 현재 사단법인 세계보건교육협회장, 건양대학교 외래교수, 조선대학교 일반대학원 외래교수, 광주광역시 두암종합사회복지관장으로 봉사하고 있다. 광주광역시장 표창, 정읍시장 표창, 국회의원 표창, 2018년 자랑스런 대한민국 시민대상 등을 수여받았다.

이동준

사회복지사, 아동보육교사 등 다양한 사회복지 분야의 자격을 취득하고, 사회복지 분야에 열심히 증진하고 있는 젊은이다. 성균관대학교 산업협력단 연구원 및 중독재활복지학회 연구원으로 봉사하고 있으며, 현재 성균관대학교 사회복지학과 석사과정에 있다.

보건의료 · 복지현장에서의 임상 생사학

우리가 꼭 알아야 할 죽음에 관한 모든 것

발행일 | 2018년 6월 15일

발행인 | 모흥숙
발행처 | 내하출판사

편저 | 이무식 · 장주동 · 이동준

주소 | 서울 용산구 한강대로 104 라길 3
전화 | 02) 775-3241~5
팩스 | 02) 775-3246

E-mail | naeha@naeha.co.kr
Homepage | www.naeha.co.kr

ISBN | 978-89-5717-483-8
정가 | 20,000원

이 도서의 국립중앙도서관 출판예정도서목록(CIP)은 서지정보유통지원시스템 홈페이지(http://seoji.nl.go.kr)와
국가자료공동목록시스템(http://www.nl.go.kr/kolisnet)에서 이용하실 수 있습니다.(CIP제어번호: CIP2018016936)